JN232649

真理を求める人間
アロステリックタンパク質の発見から認知神経科学へ

ジャン=ピエール・シャンジュー
浜名優美
木村宣子　訳
山本規雄

産業図書

Jean-Pierre CHANGEUX : L' HOMME DE VERITE

Copyright © 2002 by the President and Fellows of Harvard College
© Editions Odile Jacob, 2002

This book is published in Japan by arrangement with ODILE JACOB
through le Bureau des Copyrights Français, Tokyo.

目　次

序　真理の生理学に向けて？ …………………………………………… 1

第 1 章　考える物質 ……………………………………………………… 9
　1.　脳の基本的な構成要素 …………………………………………… 11
　　　ニューロンとグリア ……………………………………………… 12
　　　電気信号 …………………………………………………………… 13
　　　化学信号 …………………………………………………………… 18
　　　分子から超巨大分子へ …………………………………………… 21
　　　脳の自発的な活動 ………………………………………………… 25
　　　ニューロンの可塑性 ……………………………………………… 27
　2.　脳はいかにしてつくられるか …………………………………… 29
　　　階層構造 …………………………………………………………… 30
　　　平行現象 …………………………………………………………… 32
　　　統合 ………………………………………………………………… 32
　3.　「動機付けがある開放系の」自己組織化システム …………… 33
　4.　多様な進化の総合 ………………………………………………… 35
　　　物質から意識的な思考へ ………………………………………… 38

第 2 章　認知作用と知識の選択 ………………………………………… 41
　1.　動機付けと報酬 …………………………………………………… 43
　　　渇き ………………………………………………………………… 44
　　　自己刺激、薬物依存、「精神的報酬」 ………………………… 45
　　　報酬の先取りと間違いの処理 …………………………………… 48

2. 心的対象 …………………………………………………… 49
　　　　神経意味論 ………………………………………………… 50
　　　　同期化 ……………………………………………………… 55
　　　　自発的な賦活 ……………………………………………… 60
　　3. 認知作用 …………………………………………………… 61
　　　　前‐表象 …………………………………………………… 61
　　　　現実世界との衝突 ………………………………………… 63
　　　　評価 ………………………………………………………… 63
　　4. テストと限界 ……………………………………………… 65

第3章　意識状態 ………………………………………………… 73
　　1. 哲学的諸問題 ……………………………………………… 75
　　2. 意識環境 …………………………………………………… 78
　　3. 意識と無意識 ……………………………………………… 83
　　4. 精神的総合 ………………………………………………… 85
　　5. 制御すること、テストすること、計画を立てること … 87
　　6. ニューロン「自我」 ……………………………………… 88
　　7. ニューロン「作業空間」 ………………………………… 90
　　8. 実験的予言 ………………………………………………… 98
　　　　解剖学 ……………………………………………………… 98
　　　　磁気共鳴画像法と意識状態 ……………………………… 99
　　　　意識の化学 ………………………………………………… 102
　　　　幻覚と記憶の想起 ………………………………………… 104
　　9. 意識のメロディー ………………………………………… 109

第4章　知識と社会生活 ………………………………………… 115
　　1. 記号の三角形 ……………………………………………… 117
　　2. 統辞法と理解 ……………………………………………… 124
　　3. 知識の共有 ………………………………………………… 128
　　　　推論的コミュニケーション ……………………………… 130
　　　　推論的コミュニケーションにおけるミラーニューロンと相互性 …… 133

	他者の意図を認識すること——「心の理論」…………………	135
4.	象徴化と報酬の分配…………………………………………………	141
5.	言葉のはたらきと社会的意識………………………………………	145
	子どもにおける音の産出と知覚……………………………	146
	言葉の理解と産出……………………………………………	148
	推論的コミュニケーションの発達と「社会的意識」……	152
6.	後発生的規則の概念と文化的伝達…………………………………	155

第5章　遺伝子から脳へ……………………………………………… 161
1. ゲノムの複雑性と脳の組織化……………………………………… 162
2. 遺伝子の節約……………………………………………………… 167
3. 遺伝子調節の非線形ネットワーク………………………………… 171
    チューリングモデル……………………………………………… 171
    境界の問題………………………………………………………… 174
    勾配の解読………………………………………………………… 176
    神経発生…………………………………………………………… 182
4. 遺伝子と認知——豊かだが複雑な関係…………………………… 184

第6章　ニューロンの後発生説と文化的進化……………………… 191
1. 脳の可変性………………………………………………………… 192
2. シナプスの形成…………………………………………………… 195
3. 退行現象…………………………………………………………… 198
4. 発芽と再生………………………………………………………… 201
5. 胚の夢想…………………………………………………………… 202
6. シナプスの選択的安定化………………………………………… 204
7. 後発生説と知の獲得……………………………………………… 207
8. 「ニューロンのハビトゥス」……………………………………… 214

第7章　真理を求める科学研究……………………………………… 217
1. 「野生の思考」……………………………………………………… 220
2. アゴラ……………………………………………………………… 227

3. 習得から選択へ………………………………………………………… 235
　　4. 客観的認識と神話的思考……………………………………………… 239

第8章　科学は人間中心主義の一つなのだろうか………………………… 243
　　1. 科学的モデルの「器用仕事」………………………………………… 244
　　　　科学における文化とサブカルチャー………………………………… 245
　　　　モデルの必要性………………………………………………………… 247
　　　　モデルの限界…………………………………………………………… 254
　　2. 実験……………………………………………………………………… 256
　　3. 真理と科学共同体……………………………………………………… 260
　　　　個人の弱さ、ネットワークの力……………………………………… 261
　　　　科学の論争と知識の普遍性…………………………………………… 264
　　　　工学の飛躍的進歩……………………………………………………… 266
　　4. 科学と良き人生………………………………………………………… 268

結　論………………………………………………………………………………… 275
注……………………………………………………………………………………… 277
参考文献……………………………………………………………………………… 305
訳者あとがき………………………………………………………………………… 335
人名索引……………………………………………………………………………… 341
事項索引……………………………………………………………………………… 347

序

真理の生理学に向けて？

　最近の数十年の間に、脳の科学は目覚ましい進歩を達成した。2002年2月にはヒトゲノムの完全な配列に関する最初のデータが発表された。私たちの身体の構成、そしてもちろん脳の構成に組み込まれる分子全体の構造が間もなく分かるはずである。これと並行して、磁気共鳴画像法というさまざまな方法の注目に値する発展に支援された認知科学が、私たちの脳の高次機能の客観的な研究に近づき、私たちの主観性についても窓を開けている。人間の本質が何であるかを定義し、理解するためには、このような知識だけで十分であるだろうか。この次元の科学的な事実から私たちヒトという人間性に署名する装置全体を演繹することができるだろうか。人間の脳およびその機能をめぐる生命科学、人間諸科学と社会諸科学の種々のアプローチに直面する批判的考察が必要になる。

　1998年に、ハーバード大学の「精神、脳、行動」という領域横断的研究プログラムの担当者は、共通の主題をめぐって自然科学、人間科学、文学研究の専門家を一堂に集めることができる一連の講演をするように私に依頼してきた。アン・ハリントンとプログラム組織委員会の選択は、もしそういうものがあるとして連合的な学問、すなわち神経科学を対象とするものであった。初めに選ばれたタイトルは「真、善、美についての神経生物学者の見解」であった――のちにこの「見解」という語は「挑発」となった。講演が行なわれた後、一冊の本にするにはこのプロジェクト全体はあまりにも野心的であるように見えた。結局、真理の問題が取り上げられることになった。

　最初に、真理とは何か。この問いは西欧哲学のなかにある一番古いものの一つである。プラトンはすでに問題にしている。永遠の真理が存在するのか、そ

れとも反対に、人間はすべてのものの尺度であるのか、と。『百科全書』の「真理」という項目を開いてみよう。ディドロとダランベールは、単純な、しかも常識的な答えを提案している。そこでは真理はまったく自然に「事物が何であるかということと私たちの判断の一致」として定義されている。換言すれば、私たちの思考とその対象の間に妥当性があるとき、何かが真実であるということである。ラテン語で Adæquatio rei et intellectus〔事物と意識の一致〕。外の対象と私たちの思考の一致だけではなく、もう一つの思考と私たちの思考のそれぞれの内部的な妥当性もあるのである。アリストテレスは真と偽が存在するのは言説のなかにであるということをすでに強調していた。

しかしながら、私たちが見ているものに一致しているが、いっそう注意深い検討によって偽であることが明らかにされた文言や理論がどれほど多いことか！ 見かけにもかかわらず、もちろん太陽は地球の周りを回っていないのだ。そしてよく組み立てられた言説がいかに多く、しかもその真理が疑わしく見えることか！ 占星術、ホメオパシー、「奇跡」あるいは超自然「現象」の話題にいかに多くの信頼が寄せられていることか。「信仰」と「確立された真理」とのあいだ、意見と科学的な知識のあいだの境界線はどこにあるのか。科学研究者が産み出す真理を特徴づけるのは何なのか。非科学的でありうるような真理が存在するのか。

これらの指摘は別の問いを提起する。思い違い、錯覚、想像の産物、あるいは精神錯乱とは別に、意識的な偽造が、一言で言えば、嘘が存在しうるのだ。嘘をついている者は、嘘をついていることを知っているし、必ずしも言説を受けとる者ではない。詐欺はどのように確証すべきなのか。嘘をつく能力はなぜ人類特有の特徴であるのか。これは真理を確立しようとする私たちの素質の反対物ではないのか。真理を確立しようとする素質は、犬や猿には不可能なことである。

何世紀もの考察のあと、すでに語られてきたこと、時には大変上手にすでに言われたことを繰り返さないで、今日この問いにいかにして接近すべきなのか。神経科学は私たちに非常に新しい豊富な観察と特異な仮説をいくつも提供しているのだから、新しい議論の源泉を神経科学に求めないでいられようか。

生理学と哲学を関連づけるということは新しいことではない。結局、デモクリトスからエンペドクレスまで、古代ギリシャの最初の哲学者たちは、唯一物

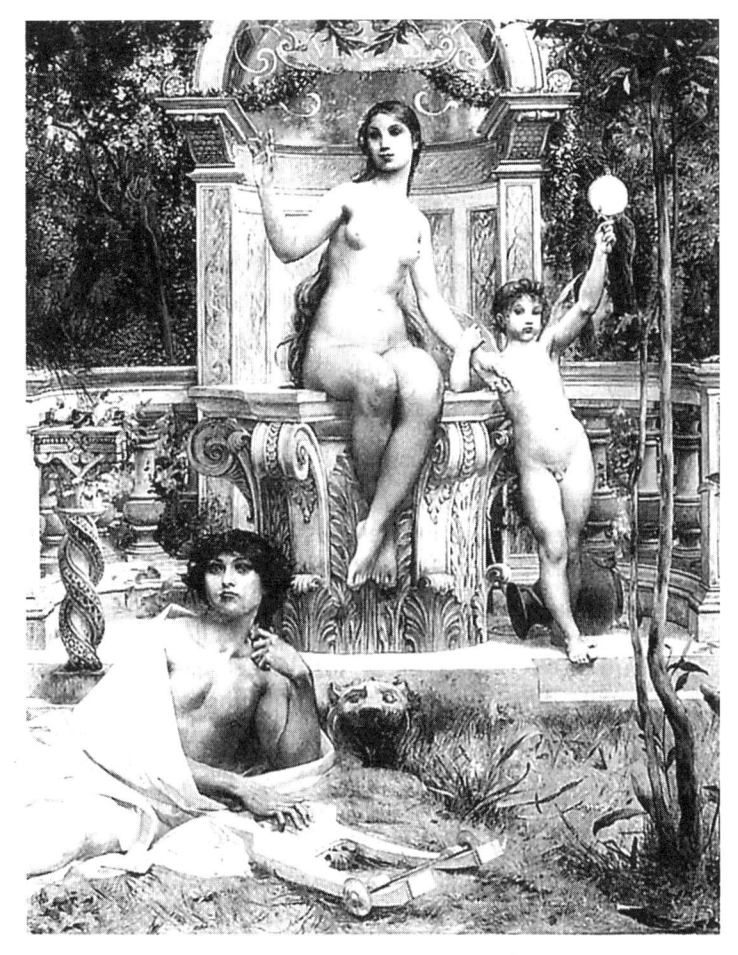

図1 真理のアレゴリー（部分）
リュック＝オリヴィエ・メルソン（1846-1920）。パリ、オルセー美術館。
無知の泉の縁石に座っている「真理」の姿は、科学、技芸、文芸に霊感を与える女性である。

質的な原理だけをすべての事物の原理と見なしていた。私たちにより近いところでは、スピノザはすでに「人間は自分の脳の配置に従って事物を判断する」と書いていた。アンリ・ベルグソンは脳に関する私たちの知識が哲学に積極的な影響を与えることがあることを示唆するところまで行った。

　デカルトを読み直してみれば、デカルトは、私の考えでは、今日「神経科学」

と呼ばれるものと哲学の千年来の結合における先駆者の位置を占めている。『方法序説』(1637)の第四部で、デカルトは私たちの思考の真理を問題にしている。彼は次のように書いている。「睡眠中に思い描く夢想が、覚醒時に抱く思考の真理性を決して疑わせるはずがないということがきわめて容易に知られる。〔中略〕なぜなら結局、起きているにせよ、眠っているにせよ、私たちは理性の明証性によってしか納得させられることはないからである。」彼が真理の基準とする明証性はそこに由来するのだろうか。

『人間論』の挿絵は、デカルト自身の手になるものと思われるが、「動物精気が入ってゆくことができる小さな管」の「形象」(図2)は、目覚めているとき、眠っているとき、夢見ているときで異なっている。これらのかたちを、「理性的な魂は、この機械に結びつけられて魂がなんらかの物体を想像したり感じたりするとただちに考えるようになる[1]。」デカルトは、メルセンヌ神父からガリレイの裁判について知らされていたが、決してガリレイのような展望の果てまで行こうとはしない。

実際、困難は、イデオロギー的ではない。それはプロジェクトそのものにかかっている。つまり、可能であれば因果関係から、私たちの脳の解剖学的組織と脳の活動状態を知識の獲得とその真理の評価にほかならない認知作用に関連づけることである。この意欲的なプロジェクトに再度取り組むことは、私には今日正当なことであるように見える。確かに、私たちが持っている科学的なデータはまだ限定されている。にもかかわらず、脳について行なわれている研究と、脳研究の基礎となっている理論的仮説は、少なくとも、思考と真理の生理学の問題を新しい用語で定式化することを可能にしていることには変わりない。

一時的な必要によって人が知っている私たちの知の状態でこれらの関係そのものを解き明かすことは、実際、人間の思考の主要な課題の一つになる。

挑発だろうか。たぶんそうではない。結局のところ、知識欲が人間性のまさしくその中心にあることについて疑うというようなことを誰も考えないとしたら、もっと良くそれを知ろうとすること、そしてもっと良くそれを理解しようとすることが問題になる瞬間からなぜ一つの例外を作らなければならないのだろうか。私の考えでは、最も成果のあがっている文化の生産物においても標本化しようとするこのプロジェクトは、すべてのイデオロギー的論争の外に位

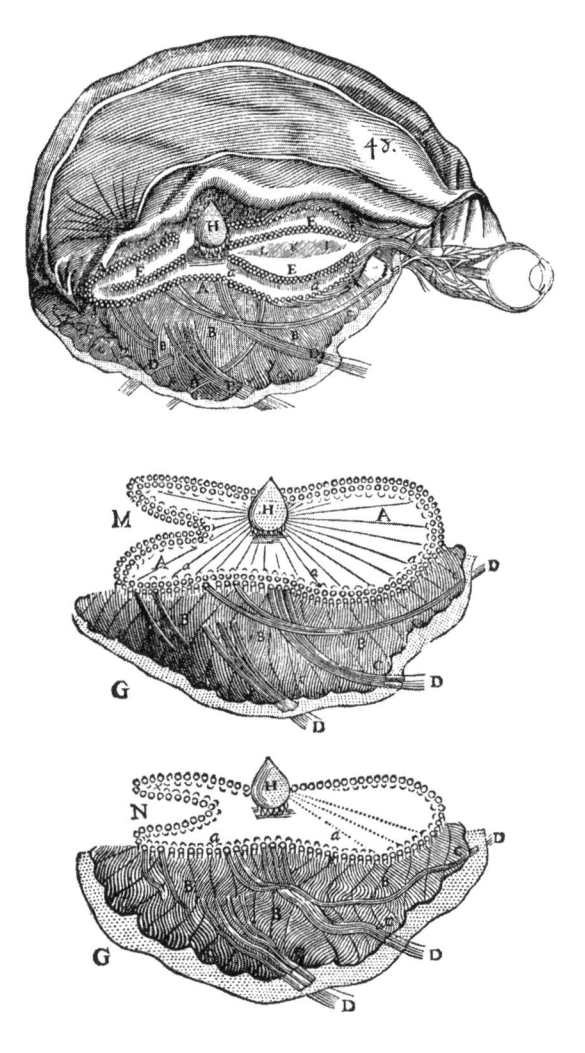

図2　『人間論』第2版における脳の表象
　これらの図はデカルトが書いたものらしい。これらは脳全体（上）、目覚めている男の脳（M）、眠っていて、しかも眠っている間に夢を見ている男の脳（N）を表す。
　松果腺（H）に向かって一点に集まる「小さな管」の「かたち」は、被験者が目覚めているか、眠っているかによって異なる。

置することになるだろう。すべての幻想に、またすべての原理主義にドアを開ける、人間存在という神秘的な例外を称揚するだけにとどまるよりむしろ、人間の起源および人間の能力について関心を持つことは、人間の名誉のためである・・・

　謙虚でありつづけることにしよう。ヘラクレイトスは次のように言っていた。「現実について、私たちは絶対的に本当であるものは何もつかんでいない、しかしただ私たちの身体の瞬時の配置に応じて、また私たちに到達するかあるいは私たちに衝撃を与える影響に応じて、たまたま到来するものだけをとらえているのである。」私たちが脳のなかで組み立てる表象は、あとで見るように、物理的な対象であり、外の世界と私たち自身の内部の世界の「縮小モデル」である。それらは世界の現実の完全な記述であるとか、世界の現実をすべて極め尽くすものであると言うことはできない。科学的な知識のどんな進歩にとってもつねに不確実性という余白が存在するだろうし、再び問題化するということがあるだろう。これはそのことをもっと詳しく知ることを放棄する理由になるだろうか。

　私たちが、実際に私たちの科学的な知識に依拠しながら数世紀前から築き上げてきた大いに洗練された世界は、現実には、外界の出来事や対象と私たちの脳によって作り出される内的な状態である思考の対象とのあいだに存在しうる照応関係や「一致」を物語っている。このような一致はどのようにして可能であるのか。それはどのように築かれるのか。それはどのように検証されるのか。それはどのように進化するのか。これらの問いこそは本書『真理を求める人間』が取り組みにあたって役立とうとしている問題である。

　本書のこのフランス語版はオディル・ジャコブの熱意、批判的な論評と友情がなければ日の目を見ることはなかっただろう。彼女にここで心から感謝申し上げたい。

　本書はマルク・キルシュの卓越した翻訳の作業に大いにお世話になったし、また彼の哲学的な批判の適切さに負うところが大きい。またジャン＝リュック・フィデルの編集上の精確さに負うところも大きい。エリザベス・クノル（ハーバード大学出版局）、アン・ハリントン、アンヌ・ファゴ＝ラルジュー、スチュアート・エデルステイン、アンリ・コルン、クリスチャン・ジャックマン、ピエー

ル゠マリー・レド、シルヴィ・グラノンは、このテキストの最初の草稿を読んでくださり、彼らの批評を私にお知らせくださった。彼らに対して私は大いに感謝している。最後に、私はウッズ・ホール海洋生物学研究所（マサチューセッツ）の責任者、とりわけジェラルド・ワイスマン教授には、2000 年夏と 2001 年夏の間に研究所の非常に豊かな蔵書を私が自由に使えるように配慮してくださったことに感謝申し上げる。

第1章

考える物質

　ガストン・バシュラールは「科学にはそれに値する哲学がない」と『合理的唯物論』の序文で宣言した[1]。「伝統的な文化においては観念論哲学が優位に立っているので、物質的な審級が哲学者の側から十分な注意を払われなかったことに驚く必要はない[2]。」実際、哲学者たちは物質に関わるものすべてを極度に単純化しているし、「彼らは唯物論を物質という一般的な素朴な概念、実験的な練り上げを行なわない概念でひとまとめに括っている。そのようにして彼らは物質一般について論じる時間そのもののなかで物質の複数性についての有効な論証的科学を無視する権利を自分に与えている[3]。」要するに、彼らは「物質なき唯物論[4]」を考え出し、「時代遅れの現象に逆らって自己を鍛えている[5]。」したがって、「決定的に基礎を築く」ということをつねに気遣いながらも、彼ら哲学者は特に化学が、つまりバシュラールによるあの「未来の科学」が私たちに明らかにするものを理解することに失敗することしかできないのである。つまりラヴォアジエからメンデレーエフ、そして化学元素の周期律まで、またベルトロの有機化学から現代の生物化学および分子生物学まで、物質というものはもはやそのような単純な実体ではないし、いくつかの外的な原理に還元されうる実体ではない。また「定義されないし、定義し得ないし、位置づけられない非合理的なたまり場[6]」ではないし、ある種の伝統が想像してきたような「反―形式[7]」でも「単純な観念[8]」でもない。反対に、「現代の科学は人間を新たな世界に入れさせるのである[9]。」

　そのような状況は、化学よりも物理学においてはるかに目覚ましいものがある。古代のデモクリトスの原理にとっては、原子は私たちの感覚が直観的に把握する物質的対象の基礎構成要素のようなものであるが、近代においてはこ

のような考え方のあとに、物質の量子的な考え方が起こってきた。それは合理的な力学の法則に従う粒子の放射でも集合でもない。ラザフォード〔1871-1937〕とボーア〔1885-1962〕の原子は、粒子の固定的な幾何学的組み立てとして考えられた物質をもはや構成していない。今日では、粒子はむしろ統計的な観点から見て多少なりとも安定した単位から構成される巨視的な現象として考えられている。私たちは、観念論哲学者たちからあまりにも安易に標的とされていたかつての「素朴な唯物論」とは距離を取ることにした。私たちは「学識ある唯物論」の時代に入ったのであり、今後は、このことをもとにして、議論をしなければならない。

　現代の物理学と化学は、実際に、絶えざる変化の世界、つまり進歩的合理主義の勝利した世界をなしている。数々の謎と問題が存続し、解決策とやり直しが増え、論争と問題提起が増加するとしても、そのことで、特にヴォルテールが「考える物質[10]」と名付けていたものに私たちが関心を持つことを思いとどまらせるはずがない。それどころか反対である。なぜなら脳の化学はこの点に関してほとんど曖昧さがなくなっているからである。脳の化学は、無機的な物質と同じ要素から構成されている。そしてそれらの要素は有機的な分子を構成するような仕方で組み立てられている。それでも、この段階では、そのことは思考の起源について相変わらず明らかにするものではない。

　すでに18世紀において、同じ問題から出発したディドロは、『ダランベールの夢』において、彼が「分子」と名付けたものから出発して「ネットワーク」の形成が、ある作用と反作用の起源に「感受性のある物質の組織」を産み出しうると想像していた[11]。そういうわけでこの先駆的な「学識ある唯物論」は、私たちの脳の機能や感覚や思考は物質の「組織化の産物」であろうという考えに道を開いていたのだ。したがって、ディドロが「感受性のある分子」と呼ぶのは、物理的対象の性質を理解することによってであり、分子の部位と分子同士の関係、ならびに分子が一つの全体性に統合されていることなどをすべて、脳の高次機能の統一性と個人によって脳の高次機能が多様であることの二つの点から同時に説明することが可能になるはずである。物質の定義そのものの中に組織化の能力を含めることは、おそらく学識ある唯物論の条件である。

　今日私たちは神経科学の時代に生きている。神経科学は脳の組織構造を物理的対象として研究することをめざしている。第一のアプローチは、脳を領域に

切り分けることである。ここでいう領域は、「器官[12]」であることもあるし、「領野[13]」であることもあるし、認知モジュール[14]や機能の集合であることもあるし、さらには作業空間[15]であることもある。残っているのは原子のレベルから認知構造への移行だが、これは単純でもないし直接的でもない。ところで脳の組織構造において本質的であるもの、そしてそれゆえにその認知構造の生成を説明することができるもの、ならびに私たちが「考える」と呼ぶものだけでなく、「知覚する」とか「感情や感動を感じる」と呼ぶものの生きた体験、それは細胞や分子のネットワークの構成[16]であり、その構成に投資する活動である。そのような神経構造は種の進化のあいだに発達してきたのであり、胚形成と生後の発達のあいだにしかるべき部位に配置される。実際、知識を獲得し、知識を記憶すること、そしてその知識の正しさを検証すること、要するに私たちが日々味わっているような知的生活ならびに感情生活を持つことを私たちに可能にする細胞と分子のシステムと特性とともに、ヒトの脳の人間性を刻印する種に固有な特徴はこの神経構造に根拠を置いている。以上が、ここで私が証明したいと思っていることである。

　ガストン・バシュラールが「科学にはそれに値する哲学がない」ことを指摘したとき、それは「討議されたこともない確信に培われた哲学の後景はしばしば学者の夜の逃げ場」であり、「学者は自分自身の科学について洞察力のある哲学を必ずしも表明しない[17]」ということを観察させるためであった。結局、私たちが脳および脳の機能の起源と発達過程について、またそのことによって思考の起源、発達過程について知っていることから着想を得る唯物論をよりよく定式化しようと試みることはたぶん私たちの仕事なのだ。

1.　脳の基本的な構成要素

　まず初めに細胞と、細胞が産生し、細胞同士および細胞の延長において広がってゆく基本的な信号とともに、脳の基礎となる構成要素を提示しておきたいと思う。これらについては詳しくは『ニューロン人間』〔新谷昌宏訳、みすず書房〕において提示しておいたので、ここでは簡潔に要約することにしよう。

ニューロンとグリア

　スペインの神経解剖組織学者サンティアゴ・ラモン・イ・カハルの1909年の基本的な著作『ヒトと脊椎動物の神経系の組織学』が脳組織の構造についての私たちの知識の「バイブル」となって以来、私たちは、神経細胞またはニューロンが、軸索、樹状突起といった神経細胞の突起の全体およびそれらの複合的な枝分かれに至るまで、「統一性」と「独立性」を同時に示していることを知っている。換言すれば、ニューロンは、生体の他のタイプの細胞とは異なって、しっかりと定義された「分節」を示す不連続のネットワークつまりシナプスを形成している。このシナプスは数多くの他の細胞と固定的に安定したつながりを築いている。ヒトの脳のなかには、およそ1000億のニューロンがあり、ニューロン同士の結合は10億の100万倍のオーダーである。

　ニューロンは、その形態学的な側面に基づいてはっきりとしたカテゴリーに分類される。ミミズやハエやナメクジのような単純な神経系においては、それぞれの神経細胞は安定的に、しかもある個体から別の個体へと再生可能なかたちで、個別に同定されうる。こうして、線虫 *Caenorhabditis elegans* の場合、正確には同定可能な神経細胞は302個――つまり身体の細胞全体のほぼ3分の1――であることがわかった。高等脊椎動物の場合には状況は異なる。高等脊椎動物では、はっきりと区別のつく神経細胞のタイプが1000個以上もあるらしい[18]。類人猿とヒトの帯状皮質にのみある紡錘形ニューロンという最近発見されたカテゴリーを除いて、それらは、全体としては、ネズミからヒトまで同じものである[19]。ヒトの脳の特別な場合には、非常に多くのニューロンと、そのニューロンの樹状の可変性が、ある個体と別の個体のあいだでの正確なニューロンの標定にあたって障害となる。それぞれ個々のニューロンは、一定のカテゴリーにおいて、はっきりと区別される遺伝子の集合――地図――を表現している[20]し、個々のニューロンは特殊な連結と、ニューロンの「特異性[21]」を定義する生理学的な特性を示していると言うことさえできるかもしれない。言い換えれば、ニューロンは確かに私たちの脳の本質的構成要素であるが、私たちの脳は、一個の同じ脳の内部においても二つの別の脳のあいだでも、個別に捉えられた細胞のなかで大変な多様性と可変性を示すのである（図3）。

そのうえ、脳のニューロン・ネットワークは、細胞の大きなかたまりのなかで捉えられる。その細胞はニューロンではなく、ニューロンを密度の濃い組織の中に差し込む。それらはグリア細胞である。さまざまなタイプのグリア細胞は脳の正常な働きに必要なサポートの役割と栄養を与える役割を果たしている。実は、シナプスの連結の緊密性はグリア細胞の数の多さと両立しているらしい。脳の病的な状態においてグリア細胞の機能の重要性およびグリア細胞の強い関与の重要性がわかっているにもかかわらず、グリア細胞は、一般には、ニューロン・ネットワークのモデルにおいては十分に考慮されていない。

電気信号

哲学者と言語学者はしばしば、脳の基本的構成要素が果たす役割、つまり脳の生理学的な活動を無視している。彼らは脳をニューロンと神経からなるコンパクトで不変の寄せ集めに還元してしまい、ニューロン・ネットワークを動員し、解剖学と行動のあいだに批判的な関係を築く信号にはあまり注意を払わない。ところが、神経細胞と神経繊維は、電気信号であると同時に化学信号でもあるものを産生し、それらの信号に感受性を示し、反応する特性を持っている。

18世紀末のルイジ・ガルヴァーニと19世紀末のエミール・デュ・ボワ＝レーモンに刺激されて、生理学者は電気信号に関心を持つようになった[22]。実際、脳の全体的な電気的活動を脳波計という技術を用いて容易に記録することができる。そのような電気的現象は、神経細胞とそのシナプスのレベルで起こる基本的な微細な信号の総和から生じると人々は一致して言っている。基礎となる刺激または神経インパルスは、オール・オア・ナッシングタイプであり、その持続時間は1000分の1秒のオーダーであり、波長は毎秒0.1から100メートルまでの幅のある速度で伝わってゆくが、つねに音速の速さ以下である。今日では、この基本的な信号――すなわち活動電位の分子メカニズムがわかっている。電流は、細胞膜を通して、電荷を運ぶ粒子のカテゴリーからカリウム、ナトリウム、カルシウム、塩化物などのイオンへと移行することによって産み出される。これらのイオンは私たちの日常の食物の一部である。私たち生体のすべての細胞において、これらのイオンは細胞膜の部分ごとに不均等なかたちで分配されている。この細胞膜に属する特殊化した分子や、電圧に高い感度を示

14

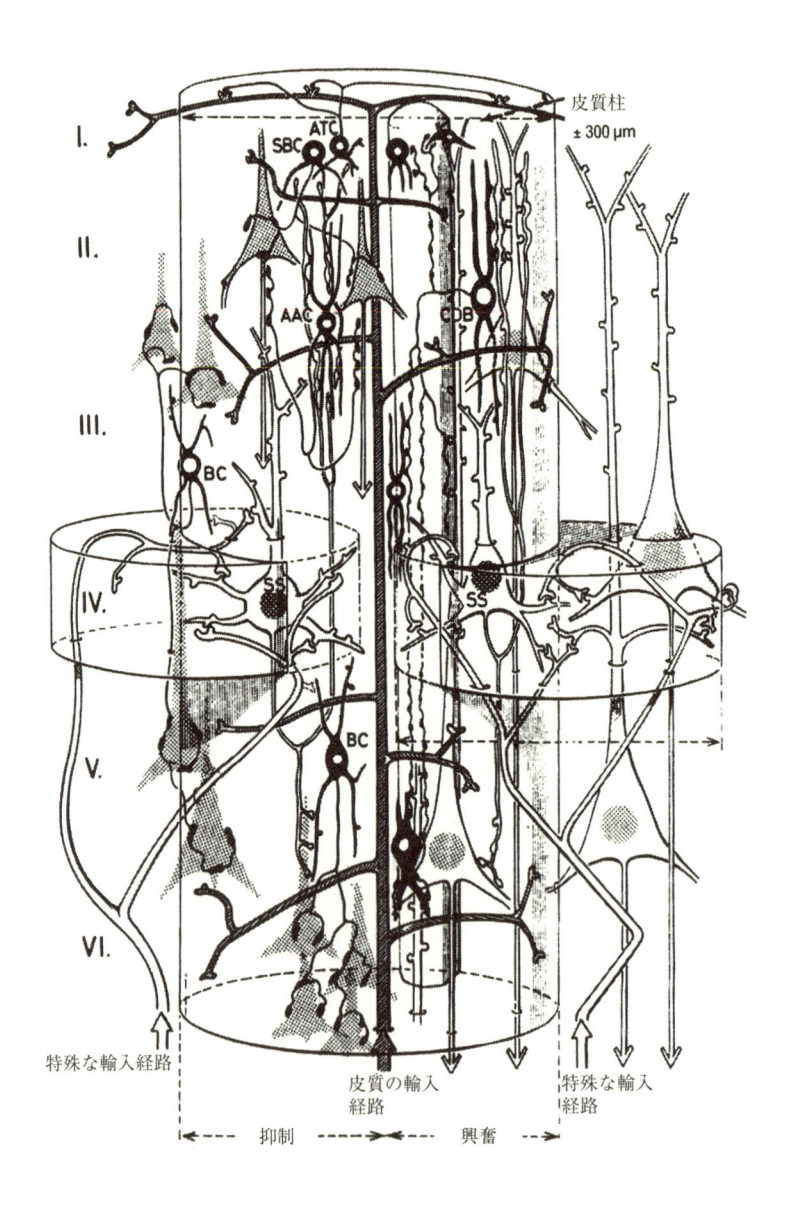

I.
II.
III.
IV.
V.
VI.

ATC
SBC
AAC
CDB
BC
SS
SS
BC

皮質柱
±300μm

特殊な輸入経路　　皮質の輸入経路　　特殊な輸入経路

←--- 抑制 ---→←--- 興奮 ---→

左頁の図。 皮質柱にあるさまざまなカテゴリーのニューロンの図式的表示（直径約 0.4mm）。三角形の細胞体、頂端の樹状突起、大脳皮質（右側の部分）から出ている長い軸索で認識可能なピラミッド細胞や放電叉ニューロンが認められる。しかし同じように、形態の多様性を示す抑制性ニューロンも認められる（左側の、SS、SBC、AAC、CDB、BC）。またその軸索は大脳皮質からは出ていない。図の中心線において、大脳皮質の他のピラミッド細胞から発して入ってきて、皮質のあらゆるレベルに分化してゆく最初の軸索を見分けることができる。右や左にジグザグに進み、第4層のレベルで止まる入力軸索は、視床の中継核に由来する。ヒトの大脳皮質には100億から300億のニューロンがあり、ニューロン同士のシナプス連結の緊密性（図でたくさん目に見える）は、mm^3 につき60億のオーダーである。つまり皮質の全体に対しては 10^{15} のオーダーである（M. Arbib, P. Erdi, and J. Szentagothai 1998, *Neural Organization*, Cambridge, Mass., MIT Press, 1998 による）。

すタンパク質チャネルは、膜を通してイオンが通過する際に直接的な役割を果たす。

最近、いくつかのタンパク質チャネルが分子レベルで同定されてきたし、それらは、それぞれのタイプのイオンにとって選択的な障害を含む微細なトンネルによって端から端まで貫通されていることが知られている[23]。このチャネルを通ってイオンが通過することで電流がつくり出されるのであり、その極性は輸送されるイオンの正または負の負荷によって、また細胞の内部と外部におけるイオンの相対的な濃度によって決まる。たとえば、プラスイオンの入力は興奮効果をもたらし、神経インパルスを産み出すが、一方、マイナスイオンの入力は一般的には抑制的である。たとえば、ある電界効果によって、この分子－チャネルが開いたり閉じたりする力学は、神経信号の伝達と伝播の速度に還元することができない拘束を産み出す（図3および図4）。

常識と伝統的なイメージを信用するならば、「精神」は、物質のあらゆる法則に挑戦する速さで「観念」を伝達するはずである。ところが実際には、驚くべき現象であるが、ほとんど反対のことが生じている。つまり脳は遅い、いくつかの基本的な物理現象と比べても非常に遅いのである。実際、ヒトを含む、あらゆる生物有機体の神経系は、電気的信号を光の速度よりもはるかに遅い速度で伝える。このことは、神経信号は物質界の基本的力に属する電磁波を利用していないということを意味する。この物理的制限は、種の進化を通して、原始的な生物体が私たちに残した遺産なのである。この点に関しては、ヒト、魚またはミミズのあいだにほとんど差はない。

情報処理システムの性能は、つねに最も弱い、すなわち最も遅いリンクの性

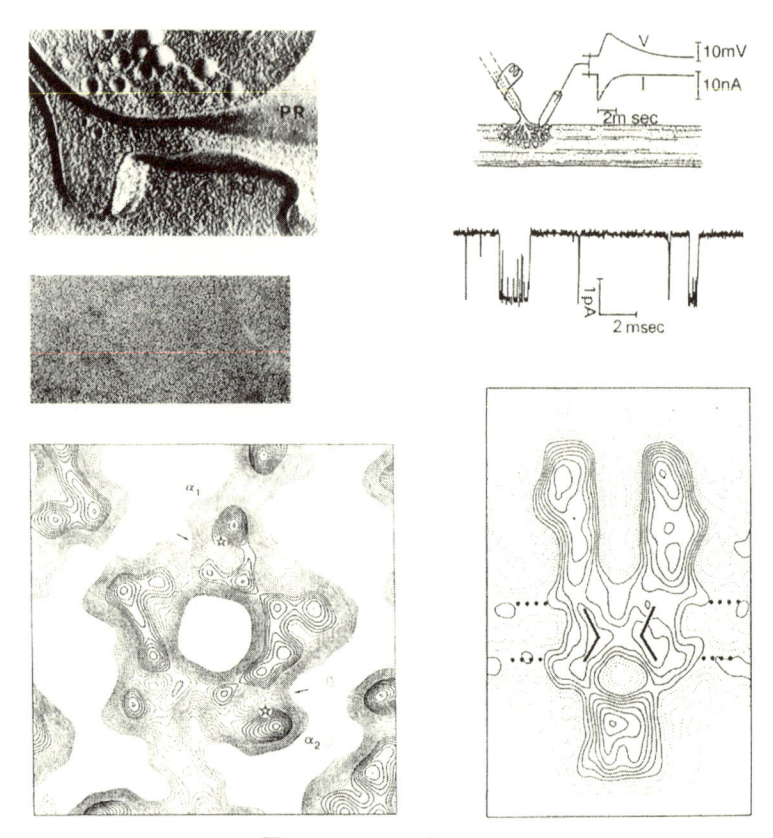

図3　ニューロンとシナプス

化学シナプスの基本的働き。

　左上の図。神経終末（神経伝達物質のつまった小水疱がある）と次の細胞の膜とを分ける空間を示すシナプスの電子顕微鏡検査。細胞膜は平らにされると（すぐ下の図）、粒子の散らし模様を目立たせる。それぞれの粒子は受容体の分子1個を表している（ジャン・カルトーのスライド）。

　右上の図。神経伝達物質に対する（神経—筋肉の接続点である）興奮性シナプスの反応。ここではアセチルコリン。Na^+やK^+といったイオンによって輸送される電流の変化（I）が見られる（del Castillo and Katz、1957による）。

　その下の図。アセチルコリン受容体のただ一つの分子のイオンチャネルが開いたことを記録したもの。唯一のチャネルの平均的な開口時間は、およそ生理学的な信号の持続の大きさである（1千から2千分の1秒）（Neher and Sakmann、1976による）。

　下の図。シビレエイの電気器官のアセチルコリンの受容体分子、正面と側面（Toyoshima and Unwin、1988）。大きさの尺度はシナプスが100万分の1メートル、受容体が100億分の1メートル。

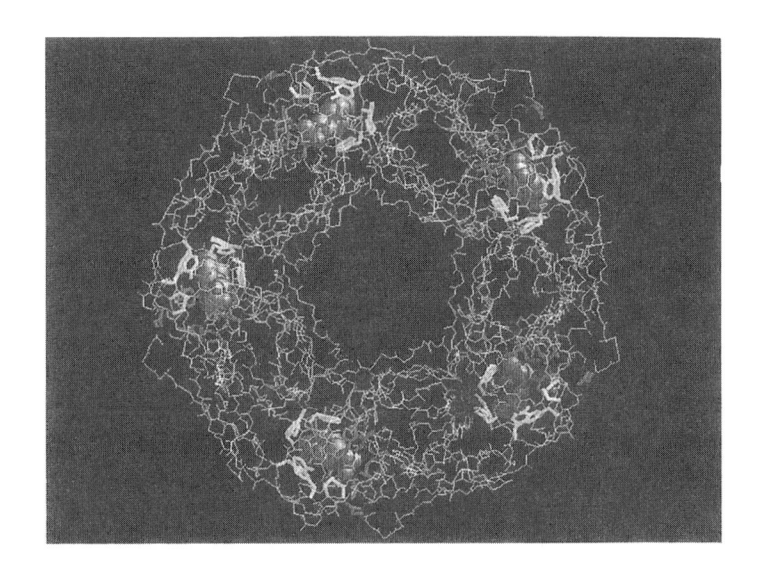

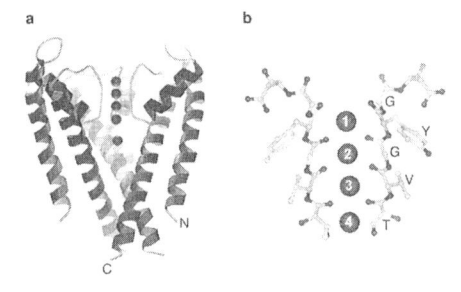

図4 分子レベルから原子レベルまでの受容体とイオンチャネル

X線の回折という方法によって神経系の働きにとって重要な生物学的高分子の原子構造が見えるようになる。

上:淡水の軟体動物リムネの分子の結晶学的構造。アセチルコリンと連結し、アセチルコリンの受容体のシナプス領域と相同である。サブユニットのあいだで境界領域にある神経伝達物質の連結部位の位置はボールで示されている。ボール1個は原子1個を表す。K. Brejc, W. van Dijk, R. Klaassen, M. Schuurmans, J. Van der Oost, A. B. Smit and T. K. Sixma (*Nature*, 411, 2001, p.261-268)。

下:バクテリアのカリウムイオン (K^+) に透過性を持つチャネルの結晶学的構造。このチャネルの生理学的特性はハエとヒトのカリウムチャネルの特性に非常に近い。

(左) 細胞膜の脂質層のまんなかにある分子の全体的構造。

(右) イオンが細胞膜通過の際に、ここでは4個のカリウムイオン(黒いボール)によって占められたイオンチャネルの細部。J. Morais-Cabral, Y. Zhon, R. McKinnon, 《Energetic optimization of ion conduction rate by the K^+ selectivity filter》, *Nature*, 414, 2001, p.37-42

能に依存する。「思考」は、それに与えられる活発さにもかかわらず、この規則をまぬがれることはない。つまり、ニューロンと初歩的なニューロン・ネットワークのレベルから認知レベルに至るまで、情報処理は、時間というさまざまな領域のなかで展開する。その時間というのは1000分の1秒から1000分の数100秒までであり、これは「心理的時間」と名付けられる。それは非常に短く見える。私たちの脳の性能の控え目なコピーを表していると考えられるコンピュータやインターネットが、情報をはるかに速い速度で処理していることを知っているならば、実はそれは非常に長いのである。高温超電導に関する最近の発見は、今よりも1000倍以上も速いコンピュータをつくることを可能にするはずである。こうして、私たちの脳は、物質界において使用可能な力の全体を最適に用いてはいないのである。脳は、生物の進化を通して生き延びてきたバクテリア——タンパク質チャネル——と同じような原始的な生物体から遺産を継承したパーツを用いてなんとかやりくりしているのである。脳の弱点は脳の力となっているのだろうか。

化学信号

　存在するなかで最も単純な装置である電気信号は、時に「電気シナプス」と呼ばれる専門的な構造のレベルで神経細胞を分ける空間を越えることができる。その神経細胞の膜は、電気信号が直接伝わるのに十分であるように狭く並置されている。電気の接続は信号を非常に速く伝え、神経活動という大きなレベルでの同期化に貢献することができる。20世紀前半において、ジョン・エックルス〔1903 - 1997〕のような著名な生理学者は、こうして、脳における生理学的な信号の伝達は厳密に言えば電気的なものであると考えていた。電気的な興奮は、一種の「起爆装置」の働きによって、シナプスのレベルで、細胞の放電を起こすのに十分であると考えられていた[24]。しかしながら、薬学と生化学の研究は、この考え方に根本的に修正を加えることになっていった。薬学および生化学は、クロード・ベルナールの研究、とりわけ1857年のコレージュ・ド・フランスの「有毒物と薬物」に関する授業の伝統に結びついていた。初めは神経と筋肉のあいだの接合部のような周辺的なシナプスについての研究であり、次に中央シナプスについての研究である。

脳の中で、多くのシナプスにおいて、電気的なコミュニケーションが存在しているならば、化学が電気の中継をしている。実際、シナプスの間隙を越えることができる信号として用いられるのは、単純な化学物質、つまり神経伝達物質である。したがって、脳は、電気的な機械のようなものとして働くと同時に、化学的な機械のようなものとしても働いている。そのうえ、この点に関する脳の豊かさ、および脳のコミュニケーションに用いられる分子の多様性は、かつて考えられていたよりもはるかに大きいのである。1930年代には、いくつかの神経伝達物質についてしか語られていなかったし、特にその中の一つ、アセチルコリンについてしか語られていなかった。アセチルコリンの役割は、第一に、たとえば心臓の場合のように、運動神経と骨格筋の接合部において明らかにされていた。次に、その他の神経系におけるアセチルコリンの働きが速やかに発見されていった。最近の発見は、ニューロン同士の化学的コミュニケーションに関わる分子の重要な多様性があることを明らかにしている。こうして今では古典的な数十種類の神経伝達物質を列挙することができる。化学的メッセンジャーの役割を果たすペプチドの数はさらにずっと多い。一個の同じ神経細胞が、いくつもの神経伝達物質と同期することもあるし、放出することもある[25]。

　神経伝達物質は神経末端において同期化され、ストックされる。二つのニューロンを分ける空間に放出された神経伝達物質は、シナプスの間隙に拡散し、1000分の1秒の単位で隣の細胞に到達する。そこで、神経伝達物質は変換プロセスを始動させる。つまり、化学信号から新しい電気（または化学）信号への変換プロセスであるが、これは1000分の数秒の単位から数秒までの時間の間隔で起こる（図3）。時には、神経伝達物質はシナプスからあふれる。神経伝達物質はより大きな距離にまで拡散し、ニューロンの広大な集団に達する。そういうわけで、神経伝達物質は、覚醒とか睡眠とかの現象や精神的努力や感動の場合に、脳のレベルで生じるような、規模の大きな生理学的プロセスに協力することがある。

　神経伝達物質は、その標的細胞のレベルでは、専門分子によって認識される。1905年から、イギリスの薬学者ジョン・ニューポート・ラングレイはその専門分子を「受容物質」すなわち受容体（レセプター）と名付けた（図3および図4）。しかしながらこの受容体は半世紀以上ものあいだ謎のままであった。

実際、受容体の生理学的、薬学的働きが重要であることはわかっていたにもかかわらず、それを生化学的な領域で分離抽出することは困難であった。その主な理由は、受容体の量が少ないことと、受容体にレッテルを貼らなければならないという困難があったからである。今日、この神経伝達物質の受容体は同定されている。私たちの遺伝子の5パーセントは受容体の産生に当てられている。問題は細胞膜のタンパク質であり、これは分子スイッチとして働く[26]。その意味で、神経伝達物質の受容体は、化学信号の認識と変換を確保しているから、ニューロン同士のコミュニケーションにおいて中心的な役割を果たしている。この膜タンパク質は、神経伝達物質や神経ペプチドや、特殊な固着部位に宿ることになる薬物や麻薬のような芳香物質あるいはすべての物質を選択的に認識する能力を持っている（図4、上）。一般的になったイメージで言えば、はっきりと限定された鍵は「認識する」が、ほかの鍵は認識しない錠前のイメージである。受容体は神経伝達物質の連絡を生物学的活動に変換する。つまりイオンチャネルを開くか、酵素反応を賦活する。この「分子の錠前」は細胞膜を通過する。一方では、それはシナプスの間隙に通じているが、他方では細胞質に通じている（図3）。それははっきりとした分子の活動状態、つまり「活性」か「不活性」かの状態で存在しうるのであり、「オール・オア・ナッシング」タイプに基づいて、ある分子の形態から別の形態へと可逆的に変わることがありうるのである。「鍵」——神経伝達物質——と錠前の構造——受容体——の性質に応じて、いくつかの受容体の反応は興奮性（電気信号の放出を促進する）か、抑制性（この場合には興奮を抑える）かのどちらかである。受容体が一つのイオンチャネルと結びついているとき、興奮か抑制かの反応の性質は、チャネルの選択性、イオンの負荷、イオン輸送の方向によって決まる。

　これらの受容体は数多くの向精神性物質の標的である。いくつかの物質は薬として日常的に用いられている。たとえば、精神安定の効果のあるベンゾジアゼピン系薬剤の場合である。これは特定の神経伝達物質、ガンマアミノ酸（GABA）の受容体を賦活する。ガンマアミノ酸の受容体は負の電荷を持つ塩化物イオンの透過チャネルと結びついている。塩化物イオン輸送の賦活は、ニューロンのレベルでの抑制を強める。それは、もっと大きな脳のレベルでは、不安という主観的な状態をコントロールすることを可能にする。

　このような分子の統合子は、こうして、シナプスのサイバネティックスにお

いて本質的な役割を果たしている。現実には、分子の統合子ははるかに大きなタンパク質の集合に属しているし、タンパク質の集合は細胞質酵素や、遺伝子レベルでの転写（あるいは「転写因子」）、イオンチャネル、信号伝導の多様性を規制するタンパク質の因子を集めたものである。これらの分子は、運搬者である部位が多様であるところから、アロステリックタンパク質と名付けられた[27]。アロステリックな錠前は、最も単純な細胞から最も複雑なニューロンの集合まで信号伝導経路の複雑なネットワークにおいて、重大な結節点となっている。この経路は、神経伝達物質の受容体とイオンチャネル以上に、かなり多くの専門分子、つまり生合成酵素、分解酵素、トランスポーター……などを動員する。これらすべての分子は、生体の形態と機能の安定の維持に協力する。これをクロード・ベルナールは「ホメオスターシス」と呼んでいた。

分子から超巨大分子へ

いささか論争的な著作である『寓話とカタストロフィー』において、数学者ルネ・トムはフランシス・クリックとの議論に言及しているが、その議論の際に有名な生物学者クリックは細菌を「酵素の囊」と呼んだらしい。それが本当かどうかはともかくとして、この逸話はルネ・トムに現代生物学の本質的な理論的問題は分子（または巨大分子）レベルと高次のレベル（細胞、生体）のあいだの接続を形式化することであるということを強調する機会を与えた。その接続方法は、主として「位相的な性格を持つ」「グローバルな拘束の直観を得るというやり方」であり、生体の調節に、つまり生体のホメオスターシスに貢献するのである。事実、神経細胞は必要な「接続」を確立することを可能にする位相的特徴を示している。

第一に、ニューロンは、細胞体、樹状突起、軸索、シナプスによって定義される位相を持つ安定した形態を保存するという特性によって特徴づけられる。この形態は、主として、「細胞骨格」と呼ばれる比較的固い、管と繊維からなる複合的な集合によるものである。たとえば微小管は穴であり、一個のタンパク質、チューブリンと、連合タンパク質の集合の超巨大分子の組み合わせの結果である（図6）。この固い管は細胞の形態を決める主要因子であり、ニューロンの本体とその延長の末端のあいだで速やかな移動を確保する「分子モー

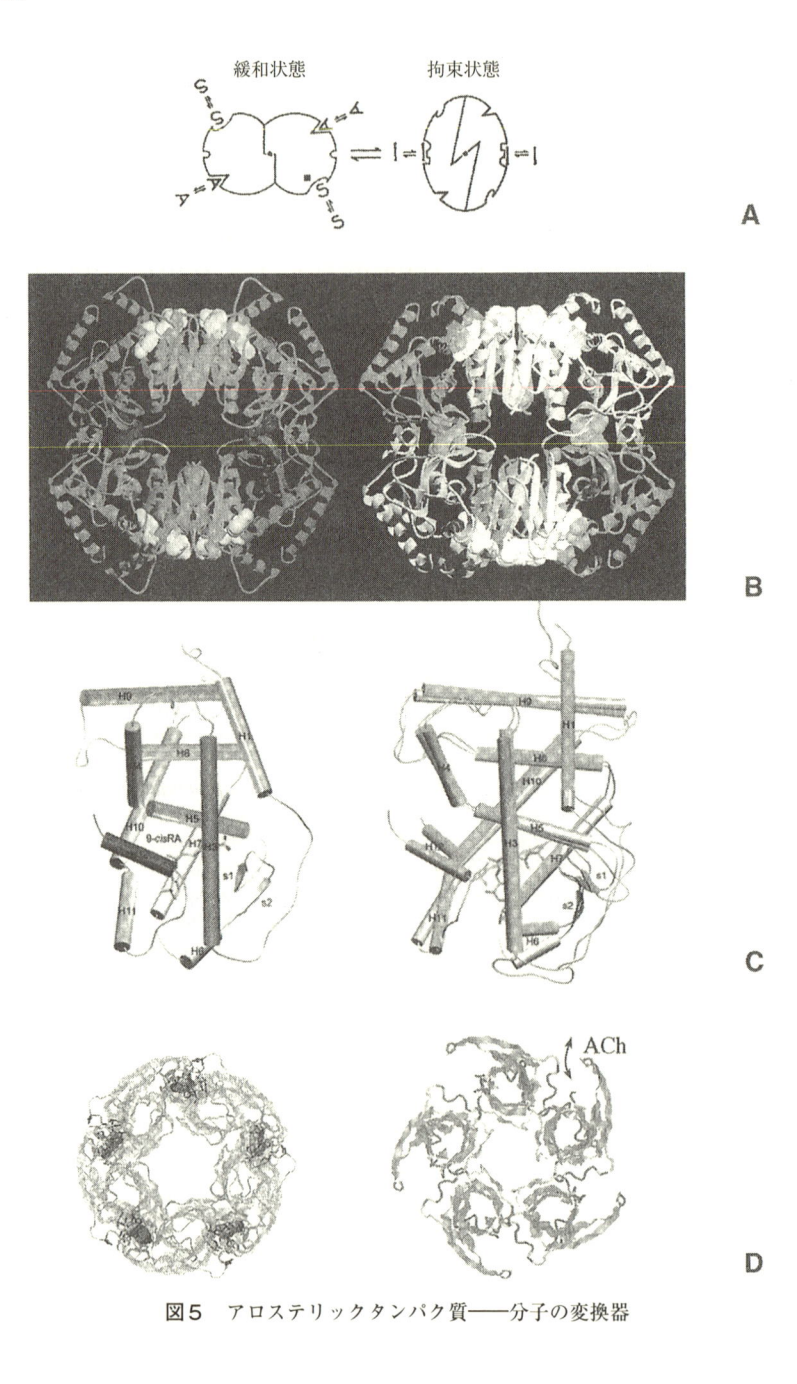

図5 アロステリックタンパク質——分子の変換器

この図は生体が周囲の条件に反応する効果を調節することができる分子の切り換えの一般的なメカニズムを示す。上から下へ

A　モノー、ワイマン、シャンジューのモデル（1965）。タンパク質は、一方は活性、他方は不活性という対称的な（ここでは二つのサブユニット）「結晶の」ミクロ集合を形成すると考えられているタンパク質の二つの異なる構造のあいだで均衡がとれている（J.-P. Changeux、1964、博士論文による）。

B　細菌酵素の一つ、乳酸デヒドロゲナーゼの分子の緩和状態（左）と拘束状態（右）（S. Iwata, K. Kamata, S. Yoshida, T. Minowa, T. Ohta, 1994 による）。

C　分化の強力な化学信号であるレチノイン酸の核受容体（RXR）として働く転写因子の断片の束縛状態（左）と自由な状態（右）（P. F. Egea and coll., 2000 による）。

D　リムネ（図4）のアセチルコリンと結びつくタンパク質について構造的なデータをもとに築かれたアセチルコリンの受容体のアロステリック変換についてのまだ仮説的なモデル（J. Grutter, J.-P. Changeux, 2001 による）。

ター」の循環経路としても役立っている。細胞骨格の他の線維（フィラメント）は非常に数が多く、構成は多様である。そのなかのあるものは、線維束にまとめ、細胞内の運動や神経末端のレベルにも介入するタンパク質と並んで、アクチンのような収縮性タンパク質を含んでいる。

　この超巨大分子の構造は安定した骨格を形成し、細胞本体と軸索および樹状突起の末端とのあいだの物質輸送の責任者でもある。したがってニューロンは一つの構造と、特殊タンパク質によってはっきりと定義された集合の組み立てに依拠する内部輸送のシステムを持っている[28]（図6）。

　神経細胞の表面、たとえば神経伝達物質の受容体の配列を検査してみれば、その風景はタンパク質の嚢を想起させるものではない。それはむしろ雑多なものの寄せ集めのようなものに似ているかもしれない。事実、さまざまな神経伝達物質の特殊な受容体は、対応する神経伝達物質が神経端末によって放出される部位にまとめられている。こうした集合の構造は、樹状突起、細胞体、軸索によって、またイオンチャネルと放出部位の分布によって、かなり大きく変化することがある。細胞骨格は、ニューロンの表面の特定の部位にこうした膜分子が位置を定め、維持する際に重要な役割を果たしている。超巨大分子の集合はこうして、神経細胞の「化学的組成」の獲得と維持において重要な機能を持ち、またそのことによって、一定のニューロン・ネットワークの構造を築いて維持する能力の「化学的組成」の獲得と維持において重要な機能を持つ。基本的な化学成分から超巨大分子の集まりに至るまで、神経細胞はつくられる。神

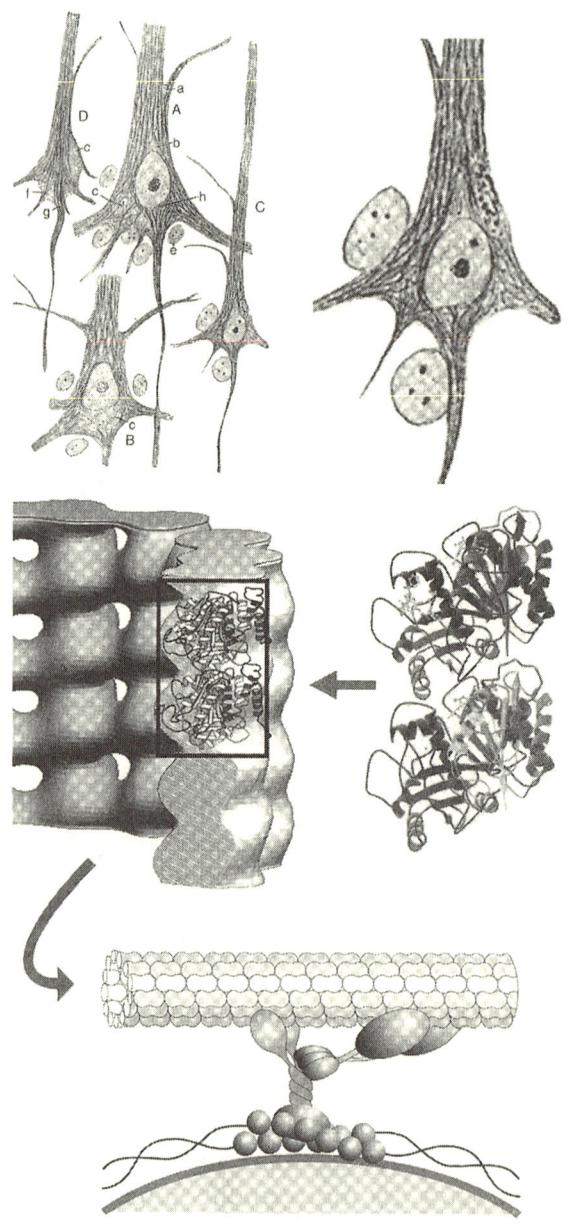

図6　微小管形成によって示される分子レベルから超巨大分子への移行とニューロン内の分子牽引過程への介入

上：還元銀硝酸塩で染色したあとラモン・イ・カハルが描いたヒトの脳のピラミッド細胞と細胞骨格（S. Ramón y Cajal, 1909, *Histologie du système nerveux de l' homme et des vertébrés*, Maloine, Paris）。
下：チューブリンの集合体が微小管になり、細胞間輸送に介入する「分子モーター」が始動する（Nicolas le Novere, Institut Pasteur. および英国、ケンブリッジの Linda Amos and Dennis Bray による）。

経細胞の物質は、少しずつ、あるレベルから別のレベルへ、つまり分子のレベルから高次の認知レベルまで、組織されるのである。

脳の自発的な活動

奇妙なことに、神経科学は、数十年にわたって、暗黙のうちに経験哲学に深い影響を受けてきた。それは、感覚器官の刺激と生体の運動反応とを結ぶ神経の進路の同定につながった反射弓に関する初期の研究においてすでに存在していた。パブロフは条件反射を生み出した。以前に、中立的なかたちで、食べ物の提示に連動した音を単に聞いただけで胃液の分泌が生じるということである。こうして、パブロフは、条件反射をつくるためには、脳は「他の神経活動全体から解放されていなければならない」と主張した。最近まで、標準的な電気生理学的な記録は、たいていは、麻酔をかけられた動物の場合、外部世界からの刺激によって誘発された反応、言い換えれば挑発された反応であった。

このモデルは、今日では確かに素朴で、あまりにも単純すぎると思われる。実際には、脳は、外部世界の刻印を受動的に受け取るのではなく、何らかの情報を絶えず外部世界に向けて投影する自動システムとして自然に行動するのである[29]。ベルグソンは、彼なりのやり方で、まったく異なる文脈において、また経験的な証拠に頼ることができないまま、すでに同じことを述べていた。脳の自発的な内在的活動は、脳の主要要素の一つである[30]。それは神経細胞によって自発的に産生される活動電位によって示される。その電気インパルスは、環境とともに相互作用によって誘発されるインパルスと異なるものではない。その電気インパルスの生成に関わっている分子のメカニズムは知られている。自発的な活動電位は分子振動計と呼ばれる特別な装置によって産生される。その装置は少なくとも、対立するが、緊密に対をなす二個のタンパク質ーチャネル

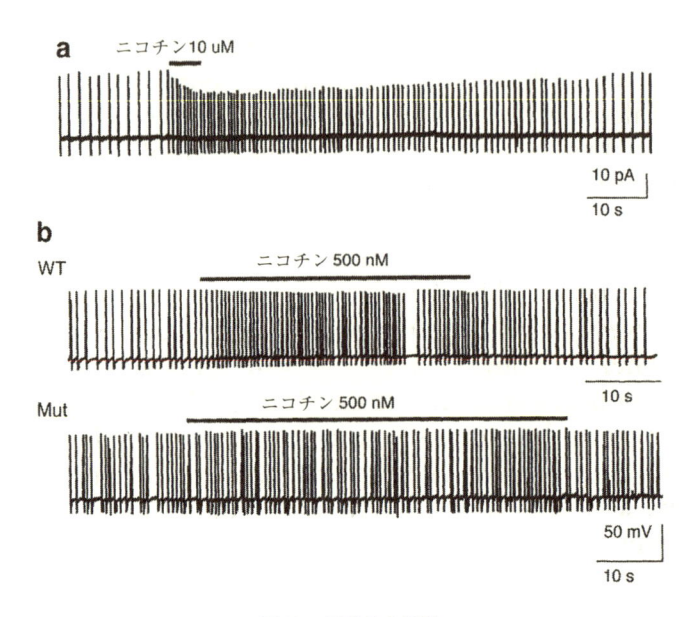

図7 自発的な活動

ただ一つの神経細胞の自発的な活動は脳の一片の上に記録される。薬物依存現象において介入するために知られている黒質と腹側被蓋領野のドーパミン性ニューロンのことである。その頻度は、喫煙者に強力な依存状態をつくり出す薬物であるニコチンによって増える。ニコチンは神経伝達物質の類似物であるが、神経伝達物質であるアセチルコリンの受容体とつながりがある。アセチルコリンの受容体のサブユニットのために体の自由がきかなくなった突然変異マウス（Mut）の場合、ニコチンは効果がなくなった。マウスはニコチンを自己管理することがもはやできないのである（Picciotto and al., 1998）。

でつくられている[31]。この分子振動計は、ある一定の閾値からは、自発的な放電を始める神経膜の電位の緩慢な変動に責任がある。いずれにしても、ニューロンは、インパルスの自然発生器として行動するのであり、私としては繰り返し言っておくが、このような内在的活動は、分子レベルでは比較的単純な物理化学的メカニズムによって全面的に説明できるのである。

自発的な電気活動は神経系の胚の発達段階の早期に現れる[32]。それは胚の運動に責任を持っていて、胚の運動は、ニワトリの場合孵化の3日半後に卵のなかで観察され[33]、培養中の胚のニューロンのなかで継続する。ヒトの胎児の場合、心臓は受精後3ないし4週間で鼓動を打ち始める。ほぼ10週で、胎児は動き始めるが、母親が初めて胎児の動きを感じるのはそれより7週間後のこと

である。胎児の場合、電気的活動は2か月経たないうちに記録されうる[34]。オーソドックスな方法では、大人の場合、この電気的活動は、複雑な脳波のかたちで記録されるが、脳波は覚醒状態と睡眠中では異なる[35]。これから見てゆくように、このような自発的活動が脳の発達に固有ないくつものメカニズムにおいて、また、一般的には、知識の獲得および知識の真理性の検証においても中心的な役割を果たしていることはもっともなことであると思える。

ニューロンの可塑性

　最後に、きわめて本質的なのだが、脳の基本的なもう一つの特徴に言及しておきたい。つまり脳の可塑性[36]である。この用語は、ニューロンとそのシナプスがその活動状態に応じて特性を変える一般的な能力を指している。この基本的な特性は素朴な印象に反対するものであるが、素朴な印象では脳は、もっぱら「車輪と歯車」で構成される厳密な自動機械のようなものである。もっとも、この可塑性は、胚の発達の早い時期にすでに見られる。たとえば、胚の細胞分割の結果できる数多くの神経細胞は、大人のニューロンになる前に死んでしまうし、この細胞の死は神経の活動によって遅れることもあるし、促進されることもある。同様に、のちに見るように、シナプスは、発達してゆくうちに増大し、分割される。しかしシナプスもまた、除去されることがあるし、そのあとで、発芽によって再生されることさえある。もっとも、こうした現象は継続してゆくのだが、大人の場合にはその規模は小さい。活動によってこのシナプスの安定化に貢献するメカニズムのなかで、神経の成長を刺激する化学信号は、たとえば、神経活動の影響を受けて解放される可能性がある。そのうえ、信号を伝達すべきシナプスのスイッチの効力は、神経伝達物質の放出のレベルにおいても、受容体のレベルにおいても変化することがある。たとえば、一個の神経伝達物質がその受容体と短い時間接触しているとき、神経伝達物質はまずは進化を活動分子状態に向けて、つまり信号の伝達に介入する状態に向けて始動させる。もしその接触が長引けば、受容体は自然に「感度の悪い」不活性の方へ傾く（図8）。その反対のこともまた起こりうる。適応というこの細胞の能力は、受容体の分子の内在的な物理化学的特性によって決まる。受容体と細胞骨格との関係と並んで、すでに言及した受容体の超巨大分子の組み立ては、細胞の活

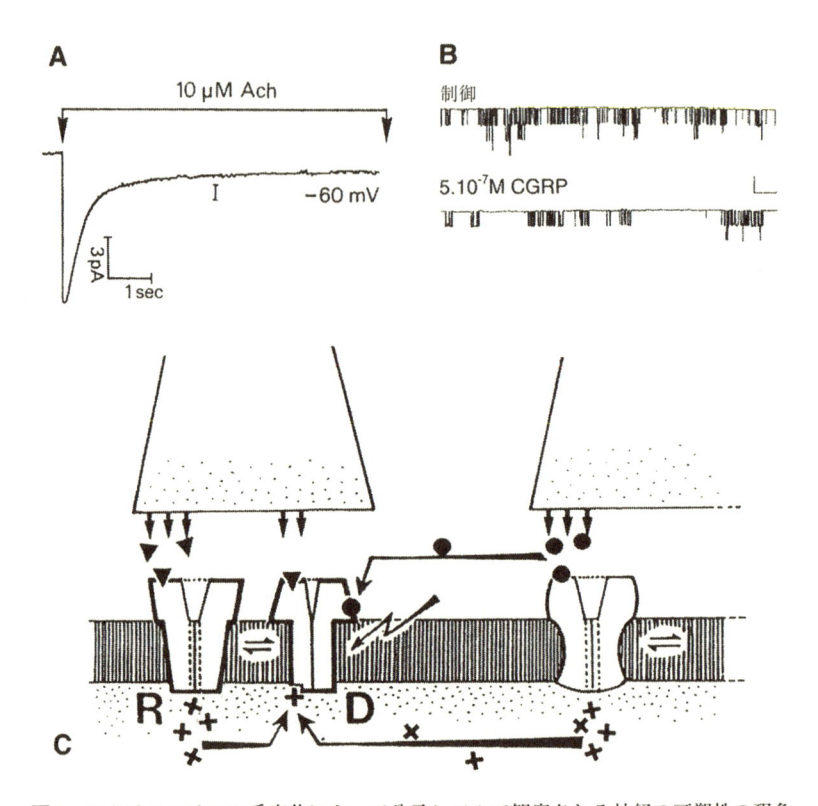

図8 アセチルコリンの受容体によって分子レベルで観察される神経の可塑性の現象

電気インパルスの素早い反復が起こるかあるいは神経伝達物質（ここではアセチルコリン、Ach）の適用が長引くと、秒から分の時間単位で神経伝達物質に反応の差の低下が起こる（A）。「感度低下」と呼ばれるこのような自己調節現象もまた、神経伝達物質の異なる物質、たとえば神経ペプチド、ここではカルシトニン関連タンパク（CGRP）によって誘発されることがある。特殊受容体に作用する CGRP は、アセチルコリンの受容体の賦活状態と不活性の感度低下状態のあいだの平衡を変える。そのことはチャネルの開放の頻度の減少によって示される（B）(C. Mulle, P. Benoit, C. Pinset, M. Roa, J.-P. Changeux, 1988, *Proc. Nat. Acad. Sc.* USA, 85, 5728-5732)。(C) 学習の図式的モデルのかたちでここでは描かれている受容体のあいだの可塑性現象。この場合には左のシナプスの受容体は、右のシナプスから発信される信号と自分自身のシナプスから発信される信号のあいだの時間的一致を「読んでいる」(Heidmann and Changeux, 1982, *C. R. Acad. Sc. Série III.*, *Sc. Vie*, 295, 665-670)。

動状態に応じて変化することもありうる。

　したがって通常の可塑性は、神経系における情報伝達のさまざまなメカニズムがそれ自体自発的および／または誘発される活動によって規制されているという事実の結果であり、そのメカニズムは媒介者である。蓄積の特性であると同時に自己組織化の能力でもある機能的な柔軟性をニューロン・ネットワークに授けるのはこのような特性である。たとえば、知識の獲得に介入する情報の蓄積に関連のある脳の機能をモデル化しようとするどんな試みも、細胞と分子のレベルにおける可塑性というこの基本的なプロセスを考慮に入れなければならないだろう。

2. 脳はいかにしてつくられるか

　人が大聖堂をどのように建設したのかをきちんと理解するためには、使われた石の一つひとつの細部にわたる記述を行なうだけでは十分ではない。石相互の関係を表すものが必要であるし、柱や丸天井や三角小間の全体的構成プランの表現も必要である。ある機能を、そして最終的には、ある行動を、最近数十年のあいだに調べ上げられた脳の基本的構成要素をもとにして「再構成」しようとするためには、私たちとしてはヒトの脳を特徴づけるニューロン・ネットワークの一般的な構造を決定する組織化の規則を理解しておかなければならない。

　ニューロンと肝臓や皮膚の細胞を区別する最も著しい特性は、ニューロンはそのパートナーとなるものとの安定した、しかもはっきりとした多数の接触を築き上げる能力を持っていることである。実際、神経細胞が相互に築き上げる関係は単純に偶然によるものではない。反対に、樹状突起と軸索の多数の分岐と枝分かれを通してニューロン同士で収束と分散が行なわれる特性は、ニューロンの連結の長さがきわめてさまざまであることと並んで、脳のなかのはっきりと区別される領野の差異化と多様化に貢献している。二つの主要な組織化のカテゴリーが互いに入り組んでいる。階層的に組織された構造は徐々に、垂直に接合されたネットワークに発展してゆく。これと並行して、地図と道が、より包括的な、大規模な相互連結システムと協力して水平的に増えてゆく。階層

的であり、かつ平行的なネットワークが緊密に関わり合っているこの組織構造は、確認するだけでは十分ではない「複雑性」を呈している。私たちの任務は、私たちの「知識の器官」の構造と機能を理解するために、この複雑性を解読しようとするところにある。

階層構造

階層構造という概念はアリストテレスにまでさかのぼるが、それを精神の「能力」に適用した近代的な考え方を表明したのはカントである。ドイツの偉大な哲学者は精神の能力を三つに分けて考えた。第一は感性である。これは外界の「感覚的印象」を受け取る感覚器官の能力によって決まる。第二は悟性である。これは概念の能力であって、この能力によって感覚的要素の統合が可能になる。第三は理性である。これはさまざまな原理を含むものであり、これによって私たちはいろいろなものを知り、悟性によって自然に産み出された概念を支配する。

こうした機能的レベルは、情報処理を行なう機械を記述するためにふつうに援用されるレベルとは一致しない[37]。実際には、私たちは、コンピュータの理論（組織のプランおよび意図）と並んで、ハードウエア、ソフトウエア、そして入力と出力のあいだの関係（あるいは継続する活動）を決めるアルゴリズムを区別している。それらは分子から複雑なニューロン・ネットワークに至るさまざまな次元の尺度にも一致しない。実際、脳とは何かということを理解するために私たちとしてまずアプローチしなければならない組織構造レベルは、解剖学的なものであると同時に機能的なものである。つまりそれは解剖学と機能とのあいだの因果関係を明らかにすることができるものでなければならない[38]。

この点に関して、視覚システムの機能的組織構造はすぐれた一例を示している。つまりそれは網膜から前頭前野皮質に至る、14の重層的なレベルに支えられている。少なくとも６つのレベルは大脳皮質（サルの場合）の視覚領第32野のなかに位置していて、外界における立体物の理解から知覚や意識的な操作に至るまで、立体物の形、色、動きを同時に処理することに貢献している[39]（図９）。たとえば、ある視覚対象の知覚の際にこのシステムが下から上へ（ボ

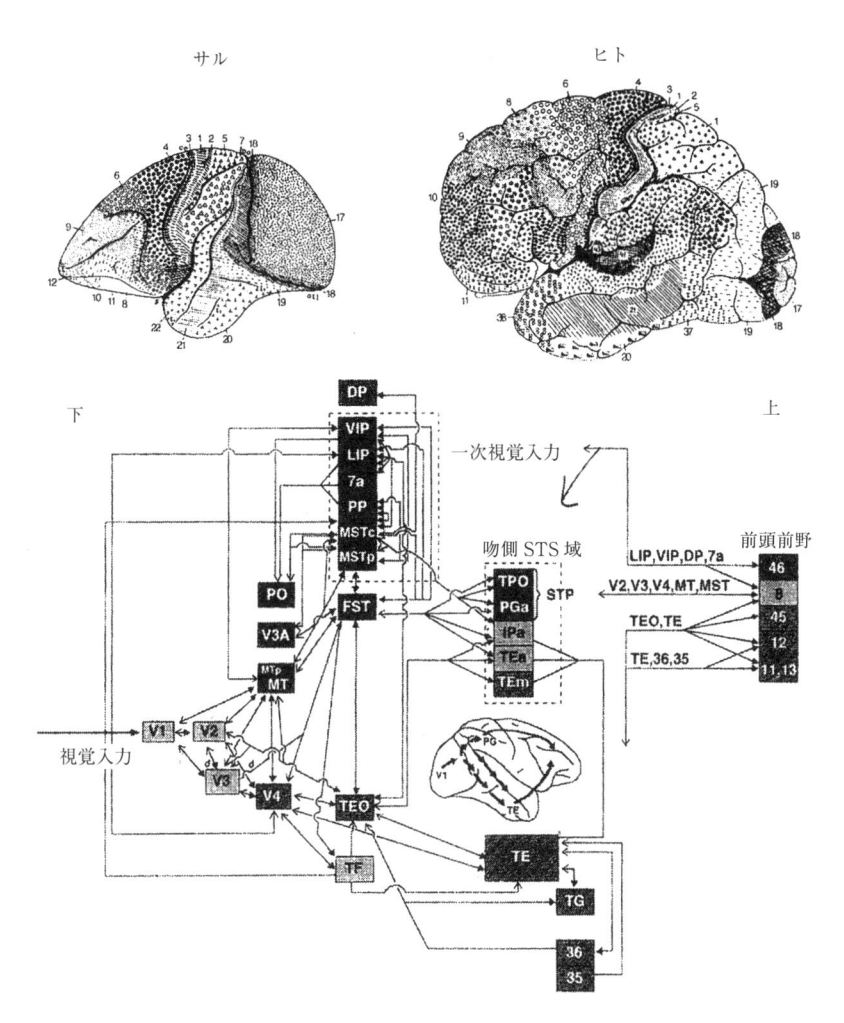

図 9　大脳皮質の階層的組織構造および平行的組織構造

上：マカクサル（左）からヒト（右）への大脳皮質の拡大と皮質領野の増大。前頭前野の皮質領野（10、11、44、45）および頭頂 - 側頭領域（37-43）の数が認知機能と言語の使用の発達に関連して目を見張るばかりに増大する（Brodman, 1909 による）。

下：マカクサルにおいて階層レベル（左から右へ）と平行レベル（上から下へ）で視覚の認識に携わる領域のあいだの接続性の分配。図は視覚認識の処理の二つの経路、背側部の「場」（PG から Pre へ）と腹側部の「何」（V、TE、Pre）も示している（Koch, 1998 による）。C. Koch,《The neuroanatomy of consciousness》, *Advances in Neurology*, 77, 1998, p.229-243.

トムアップ）機能するだけでなく、その対象のイメージの記憶を思い起こす際には上から下へ（トップダウン）機能することができるという事実はさらに注目すべきことである。

　平行現象

　階層レベルでの垂直的階層のほかに、平行的な組織構造が水平に発達する。大脳皮質が単調なマントではなく、「器官」と名付けられる領域のモザイクであり、それぞれの領域は生得的、本質的、そして還元できない能力の中枢であるという考えはフランツ・ヨーゼフ・ガルによるものである。このような考え方は今日では単純すぎると見えるとしても、脊椎動物の大脳皮質の解剖学による注意深い検討は、確かに、それぞれの種に固有な、そして特別な機能を持っている皮質領野の分布が存在していることを明らかにしている。階層レベルの数が脊椎動物の進化のあいだに増えているので、それぞれのレベルに平行な地図の数もまた増大し、そのために神経表現の全体の数も増えている（図9）。たとえば視覚の場合、網膜の表現の数は原始的な哺乳類では3または4を越えない。霊長類と肉食動物ではその数は15から20のあいだである。マカクサルではその数は32に達し、ヒトの場合にはその数はもっと多くなるかもしれない[40]。サルからヒトへ移行するとき、前頭葉のなかにあって解剖学的にはっきりと区別される領野の数は、目を見張るばかりに増大する（第5章図44参照）。この領域は脳の一部であって、ヒトの先祖において例外的なほど速い速度で発達する[41]。のちに見るように、この領域は認知作用において本質的な役割を果たしている。

　統合

　ガルの機能局在および生得的な考え方は最近になって認知心理学——今では器官の代わりに「モジュール」について語っている——と磁気共鳴画像法によって当世風にもう一度見直されてきた。しかしながら、ガルが考えていたのとは反対に、脳のさまざまな領野は、彼が思っていたほど厳密な機能的自律性を持っていない。同じく、カントの階層レベル（感性、悟性、理性）は、解剖学的ま

たは機能的観点からすると完全に独立した単位に対応しているわけではない。その反対に、すでにオーギュスト・コントが『実証哲学講義』において主張していたように、脳の「高次社会機能」が保証されるためには、さまざまな統合のメカニズムがこれらのさまざまな「領域」を結んでいるはずである。ニューロン構造のいくつかの専門的装置はこの機能的統合について説明することができるかもしれない。神経細胞同士の相互作用の中で、近接する細胞の側面連結のほかに、すでに 1930 年代からもっと長い距離の相互連結が観察されている。何人かの著者はこれに関して、反響回路[42]を指摘してきたし、最近では、フィードバック・ループやリエントラント連結が指摘されている[43]。これらの連結は重なり合ったレベルのあいだでは垂直的に働くが、地図のあいだでは水平的にも働く。たとえば視覚皮質では、サルの皮質の視覚領第 32 野のあいだで 305 種類の経路ができる。このことは連結可能なものの全体の 40 パーセントしか実際には表していない[44]。

　第 3 章で研究することになる他の専門的な構造の構成要素が存在する。それらは脳全体のスケールで言えば局在的な処理をまとめることができる大規模な統合プロセスに介入するわけで、たとえば、同一の半球または別の半球のはっきりと区別される皮質領野間の水平的連結による[45]か、または化学信号を長距離拡散させることによって行なわれるのである[46]。

　結局、ネットワークの構造の単純な規則によって信号処理のきわめて多様な構造と統合能力を同時につくり出すことができ、また上から下へ（トップダウン）と下から上へ（ボトムアップ）の脳の局在的活動を総合することができるのである。したがって、脳のニューロン構造のこのような統合構成要素は、認知機能を「再構成」しようとする場合には考慮に入れなければならない。しかしあらゆる点でヒトの脳に似た機械をつくるためにそれだけで十分だろうか。この問題はもっとずっと複雑である。

3.「動機付けがある開放系の」自己組織化システム

　人工ニューロンシステムについては、それが「開かれている」とか「動機付けがある」ということは滅多に言わない。「開かれている」という単語は、こ

こでは心理学的であると同時に熱力学的な、二つの意味で理解されなければならない。まず初めに、今日では、脳は、その内部の状態が無視される黒い箱としてはもはや考えられることはない。次に、脳は自発的な重要な活動の中枢であるという事実は、それだからと言って、脳が熱力学の平衡の条件の中で機能する独立した自立的なシステムをつくっているということを意味しない。反対に、脳は、エネルギーと情報を外界と絶えず交換しているのである。その結果、脳は、たとえば平衡からかなり遠い条件の中で安定化する振動のいくつかのシェーマのように、特別な種類の熱力学的状態を発達させることができる。感覚器官を通して、また運動作用を経て、環境と信号との相互交換は、物理的に安定した内的状態の実現に貢献することができるのであり、この物理的に安定した内的状態はイリヤ・プリゴジンが外界に対して開かれた「散逸構造」として定義しているものに属している[47]。こうした散逸状態と脳の高次機能——特に意識——との関係は、非常に遠いものであるように見えることがある。しかしながら、のちに見るように（第3章）、脳がその環境に対して絶えず「開放」されているために、意識的な知覚によって必要とされ、またそれゆえに「意識の現象学」について哲学的な考察と自然な関係を築き上げる[48]、全体的な状態に近づくことができるようになる。

　神経系の「開放」のほかに、脳は、私が脳の「動機付け」と名付けたものによって特徴づけられる。脳は、外界からやってくる情報を受動的に処理する機械として機能するのではない。脳は、反対の方向に、つまり自らが外界に投影する表象を産み出すものとしても働く。ニューロンの専門化された集合体の自発的な活動は、物理的、社会的、文化的な環境を絶えず探索し、テストし、反応をとらえ、その反応を脳が記憶の中に持っているものと突き合わせるような行動を生物に取らせる。したがって、脳は驚くべき「自己賦活」能力を発達させ[49]、それによって自己組織化を発達させる。私が「動機付け」という用語をニューロン・ネットワークに適用するのはこの意味においてである。動機付けがある開放系システムとしての脳は、組織化された探索様態で絶えず機能している。それこそは『思考と運動』のベルグソンを思い起こさせる可能性のあるものである。しかし、ここでは、何らかの唯心論的形而上学への参照はまったく行なわれていない。開放系と動機付けというこれらの特性は、ニューロン・ネットワークの物質的構成と機能の仕方にはっきりと属している。

4. 多様な進化の総合

　古代ギリシャの哲学者たちは外界と生物との関係において「すべて遺伝的なもの」か「すべて後天的なものか」という二者択一を逃れる方法をすでに思いついていた。解決策は、学習過程において拘束と制限を維持しながらも、偶然による変異性を導入することによって遺伝的な決定論の硬直を破ることであった。デモクリトスおよび原子論者以前に、エンペドクレスは、まだ隠喩的であったとはいえ、生物進化について現在の私たちが持っている考え方を驚くべき仕方で予示する生物の「発生」を想像していた。エンペドクレスにとって、世界を構成する「要素」は、引き付け合う力と反発する力が偶然に混じり合い、互いに交換し合うのである。怪物は「偶然の出会いで」「部分的要素」が組み立てられることによって形成される。あるものは抵抗し、その他のものは消滅する。こうして「人間という種が生まれた」。現代的な用語で言えば、変異と淘汰による発生について語っているのであろう[50]。ディドロはこの考え方を反復したのである。

　しかしながら、ダーウィン以前にジャン＝バティスト・ラマルクによって考えられた生物界の変移という考え方の枠の中で、このような自然淘汰による進化の理論が生物学的に認めることのできる言い方でチャールズ・ダーウィンによって表明されるまで、ほぼ2千年が必要であった。ダーウィン理論の基礎の一つは、遺伝的性質を持つ自然発生的な変異という概念である。この変異は、集団を構成する個体のレベルで自然発生的に、しかも偶然に——盲目的に——出現し、ただちに子孫によって伝えられてゆく。もう一つの基礎は、「生存競争」から生じる自然淘汰というものである。個体の遺伝的構成がある特定の環境の中で生き残り、再生産されるに至る個体しか増えることができず、種を永続させることはできない。

　ダーウィン以後、淘汰による進化という概念は、たちまちにして、「後発生説の」プロセスにまで拡大されていった。後発生説は、生物のなかで、特に脳において関係がありうる。たとえば、淘汰による進化という概念は、イギリスの神経学者ジョン・ヒューリングズ・ジャクソンにとって、私たちの脳を占

める階層的組織構造のさまざまなレベルの発達を説明するモデルをつくるのに役立った[51]。イッポリト・テーヌは、『知性論』(1870) において、「イメージ」は意識の分野で生じることができ、試行錯誤を経て競争関係に入り、最も適切なものだけが存続するに至ると主張していた。これはまさしく偶然による変異性ということであり、また私たちを取り囲む世界の表象を獲得し、獲得した表象を豊かにすることができるような世界を表象するべく変異するイメージの能力を評価する脳の能力ということであろう。

1970年代に、ジャック・モノーは、ダーウィンのモデルを文化の進化や観念の進化にまで広げることを示唆していた[52]。このような見方もまた、カール・ポパー[53]やフィリップ・キャンベルによって展開されてきたが、そのことには本書の最終章の方で触れることにしよう。この仮説とは、脳の内部的表現、その外在化、そして社会集団の中で個人個人の脳のあいだでそれらの表現を共有すること、またそれらの表現を脳ではないメモリーの中にストックすることが文化的進化の始まりにあるだろうというものである。

世界を正確に、またますます客観的に表現するために、人間の脳は、一つひとつの進化が変異と淘汰というプロセスを含む、互いに重なり合ったさまざまな進化の総合を内蔵し、実行する。遺伝子レベルでの種の進化は、速度の速いさまざまな後発生的進化によって続けられ、拡大されるが、この進化は短期的には遺伝物質の重要な変化をもたらさない。

このような命題の集合は、理論の領域でも実験の領域でも厳しい拘束を必要とする。まず初めに、ニューロン・ネットワークははっきりと区別される機能の組織構造レベルで組織されるということを認めることは、たとえば、進化論的観点から脳の解剖学や比較生理学に頼ることで、明白にされるはずだという理論的立場となる。偶然による変異、評価、淘汰、そして増幅という概念は、分子から認知までのそれぞれの組織構造レベルにおいても定義され、具体化されなければならない。

このような方法を進める主な野心は、構造と機能のあいだに適切な因果関係を築くこと、そしてそのような関係がいかにして発達してきたのかを理解することである。主たる困難はこの関係が示す文脈化の性格から生じるのであり、脳の階層的、平行的組織構造そのものはきわめて複雑に相互に入り組んでいるので、特に因果関係が脳の階層的、平行的組織構造において緊密に重なり合っ

ているという事実による[54]。

　その結果、システムの「交換用部品」のどれか一つがシステムの他の要素と、またもっと一般的には個体が、相互に伝達し、社会集団の中で相互作用を及ぼす手段と結ぶ関係を分析することがなければ、分子レベルから認知の次元や社会的段階に至るまで、このシステムの「交換用部品」のどれか一つの機能的意味を理解することはできない。

　このようなタイプの拘束をもっと正確に形容するためには、「関与特性」という概念を生体のあらゆる次元に広げ、一般化することが有益であると思われた。これはかなり思弁的なやり方であり、生体のあいだに介在するコミュニケーションのプロセスと生体の内部に、特に発達途中に存在するコミュニケーションのプロセスとのあいだで可能なアナロジーに基づいている。関与特性という概念は、ダン・スペルベルとディアドリ・ウィルソンによって言語学に導入されたものであり、ここでは失礼を顧みず、この概念を遺伝子発現のメカニズムとニューロン・ネットワークの発達にまで広げることにする[55]。あとでもう一度触れることにするが、もともとは、情報処理の古典的な連鎖とは異なる言語学的コミュニケーション様式についての議論であった。そして言語学的なコミュニケーション様式においては、話し手のあいだの意図的な文脈は優勢な役割を果たす。たとえば、「お元気ですか」という表現は、単に一つのメッセージを単純に伝達するものとしてだけ解釈されるのではなく、反対に「人生の一断面」に属する暗黙のさまざまな仮説を言外にほのめかしてもいるのであり、その人生の一断面について人は理解し合うか、または理解し合わなければならない。すでに存在する前提をもとにして推論されることがない新しい情報が導入されるとき、新しい情報が文脈と相互作用を起こし、影響増大効果を示す場合にはスペルベルとウィルソンはその新しい情報を「関与特性」と名付ける。意味の観点からこの影響増大効果が重要であればあるほど、ますます関与特性が高くなる。

　アナロジーによって、階層化された文脈的相互作用というこの概念をある遺伝子発現の場合や、またはインタラクティブなネットワークの中にある一個のニューロンの活性状態にまで広げることもできるかもしれない。遺伝子発現のネットワークやニューロン・ネットワークに一個の新しい要素を注入すると、さまざまな劇的な結果が生じることがあり、それらの結果は、ある文脈と別の

文脈では異なることもありうる局所的な修正を加えるとか、単独の部品をシステムに単に追加することとは確かに異なる。一個の遺伝子の作用は影響増大効果を及ぼすことがあるかもしれない。この効果が表現型に（あるいはネットワークの機能に）影響をもたらせばもたらすほど、関与特性の度合いはますます高くなる。したがって、私たちの身体、そして特に私たちの脳の構成要素を知ることについての還元主義的なアプローチは、システム全体を理解するために必要な段階となる。しかしこうした考察は、効果的な機能的システムおよび自立的な組織の再構成（または総合）に不可欠な「関与的な」相互作用の記述によって必然的に補われなければならないことを示唆している。

物質から意識的な思考へ

　ニューロン、ニューロン同士の連結、ニューロンが産生し、伝播させる信号、ニューロンの可塑性といった脳の構成要素、ならびに動機付けがある開放系システム内でのこれらの構成要素の構造と進化の力学は、結局は、分子の用語で記述されうるはずである。言い換えれば、物理学と化学の言葉遣いは、ルドルフ・カルナップが「科学の普遍言語」と見ていたものだが、脳の高次機能を、そして特に知識の獲得を説明できる高次機能を記述するのに十分であるかもしれない。ただし、すでにディドロが強調したことがあるように、脳の高次機能の組織化がそのような記述ではっきりと説明されるとするならばという条件付きである。ヴォルテールの用語に従って、段階を追って、「考える物質」になるために、さまざまであると同時にはっきりと定められた集合体に自発的に組織されること、それがおそらく物質の最も特徴的な特性の一つである。

　世界を理解することができるという私たちの脳が持っている能力によってしばしば持ち出されるパラドクスには、進化の理論によって答えることができるように私には思える。アインシュタインは、世界が人間によって理解可能であり、人間は世界の諸法則を知ることができるという単純な事実を、多くの物理学者と同じように、「神秘的なもの」と思っていた。実際には、問題設定は逆の方向で立てられなければならない。種の進化のあいだに、私たちよりも前の種の脳に今までよりも広く、しかも精密に、ヒトの脳に至るまで、世界を探索することを可能にした平凡な力学を理解することなのである。最も初歩的なレ

ベルでは、バクテリアやゾウリムシのような単細胞生物は、その形態を維持し、再生産する「散逸構造」である。イギリスの著名な動物学者 J・Z・ヤングは、クロード・ベルナールの考察を引き継いで、生物は「恒常系」であるということをすでに示唆していた。そのためには、ヤングによれば、生物は自己の生き残りに適合した環境の「表現」を内に持っていなければならない。細胞レベルでは、環境の中にある基本的な化学物質の捕獲と代謝に必要な分子構造ということになろう。多細胞の、高等生物になると、生体の内的機能の調節や、外界の表現や、相互の「一致」などに専門化された器官が分化してくる。つまり神経系である。

　進化とともに、神経系の組織構造は、階層的であると同時に平行的な様態で、ますます複雑なものになる。神経系の探索能力や表現能力もまた進化し、物理的、生物学的な環境から社会的、文化的な環境まで広がってゆく。これと並行して、ネットワークの可塑性、学習能力が増大する。ハエが想像する世界は、ネズミやサルやヒトが想像する世界とは異なる。生得的な素質は今後は、世界を理解する脳の能力と、世界に対して働きかけ、一つの文化を創り出し、それを普及させ、世代から世代へと伝えてゆく人間の能力を増大させる順応性によって豊かになってゆく。こうして人間集団の中で異なる経験と文化を持つ「個体」が多様化してゆく。

　1809 年の『動物哲学』において、ラマルクは、ある種の動物と人間に与えられている特異な能力をすでに見分けていて、それを「内的感情」と名付ける。その特性と機能は意識空間に与えられる類のものである。つまり主観性と、この主観性に関連づけられる表現の内的な新世界のことである。それぞれの「人」の内的世界の特異性にもかかわらず、脳はさまざまな知識を産み出し、「普遍的な」思考を練り上げ、その思考は言語を通して社会のレベルに伝えられる。

　まず初めに個体の生き残りのために用いられる脳の機能は、成長してゆく世界の表現において「正確さ」に配慮しながら、社会集団の生き残りにまで拡大される。文化的な進化は、生物学的な進化の後を引き継いだのだが、最終的には、進化の中で科学的思考と真理の探究を生み出す。真理の探究は現代社会にとってきわめて重要なものとなった。したがって、世界を理解し、世界を支配する脳の能力の「神秘」は、何らかの「高等な」機関のレベルに探し求めるべきではなくて、脳の起源のきわめて具体的なレベルに、脳の進化および脳の探

索活動のレベルに探し求めるべきなのである。もちろんそれには間違いもあるだろうが、私たちは成功も経験している。

第2章

認知作用と知識の選択

　ヘルダーは『言語起源論』(1772)で、言語は appetitus noscendi と彼が名付けた知識欲という根本的な認知特性に由来すると説明している。彼によると、この本能は人間に特有なものではないが、人間において特に発達しているもののようである。これは「建築の原理」と少し似ている。私はこのことに言及したとき、脳は、知識を獲得し、世界を探求し、世界をカテゴリーに分類する生得の性質を備えた、動機付けられたニューロンシステムであるとした。遺伝子レベルの進化やニューロン・ネットワークの可塑性からして、ヒトの脳は、知識を獲得しようとする素質を発達させてきたようである。それは、私たちの近い祖先が持っている生まれつきの基本的な行動や知識によって構成された最初の知識に加わるものである。しかしながら、この観点では、この問題は外界の行為や対象と、脳が覚醒している状態の中で生み出される、内的な、思考対象とのあいだに対応関係を必ず生じさせる。スピノザが書いているように、「真の観念は対象と一致するにちがいないし、真の観念とは対象についての観念である。」このことは明白であるようだ。対象すなわち外界の現実と観念の一致とはどういう意味なのかという問題の方がより困難である。この一致はどのようにして確認されるのだろうか。またどのようにして、それを有効と認めるのか。

　最初の答えは、私たちの脳は、思考の対象、つまり「信念」——アングロサクソンの人々がこの語を用いる意味で——を生み出すということである。またこの信念というのは、合同、形の類似といったバートランド・ラッセルの用語を用いれば、対象と信念の間に「構造的同形」が見られるときの、まさにそれである。真の信念というのは、まさに手に手袋がぴったり合うように、事実に

ぴったり合うということである。この隠喩は単純だが、神経生物学者にとっては、あまり本当らしくないし、いずれにしても不十分である。科学的な質問は次のようになる。精神的な対象が外界の対象を物質的に参照しているとはどういうことなのか。私たちの脳と「外界の」現実とのあいだの適切な因果関係はどのように立証されるのか。どんな特殊なメカニズムによって私たちは「現実」や私たちが記憶する知識の有効性を判断することができるのか。

　このような質問の多くは、すでに16世紀末、比較心理学という文脈で議論の対象になってきた[1]。ダーウィンや彼のライバルたちは、当時の主流であるイギリスの連合主義心理学にふさわしい経験主義の伝統に反する彼らの見解を通そうと試みた。ダーウィンは、遺伝的に伝えられ、自然淘汰に委ねられる、それぞれの種に特有な、「本能的な行動」を強調した。しかしながらこの考え方は、「学習行動」という問題を残したままであった。こうして、二つの大きな考え方が発展したが、それらは学習のさまざまな理論と実験的なアプローチに依拠するものであり、どちらも相変わらず驚くほど現代的である。一方は、犬の唾液分泌の条件付けについてのパブロフの実験によって明らかにされた伝統的な条件付けという「経験主義の」理論であり、他方は、E・L・ソーンダイクの猫についての研究をめぐる、操作的な条件付けである[2]。パブロフの実験では、外界によって生じた二つの出来事、つまり無制約の刺激（肉片を見せることによって自然に引き起こされた唾液分泌）と、条件付けられた刺激（肉を見せることと結びついているベルの音）から、動物の脳においては、その行動とは関係なく、「受動的」な関係があることが確証された。このパラダイムは、海ナメクジやアメフラシやラットやハツカネズミなどのさまざまな動物をモデルとした多くの心理学研究や実践行動の研究にヒントを与えた[3]。ソーンダイクのパラダイムは、「連合主義者」とも呼ばれる経験主義者の持つ概念と対照をなしている。彼は、自発的な行動、環境に対する生物の行動、そして一定の出来事とのあいだに因果関係が存在すると仮定した。組織や行動の強化は、外界から受け取った「報酬」に従うが、除去や再指導は「罰」にあたる。試行錯誤によるこのような学習は、環境との能動的な相互作用を利用して、本能的な衝動、あるいは種固有の内発的な「反射作用」の大きなリストを元に発達した。さらにソーンダイクは、後発生説による発達の過程で起こる安定した選択的行動に依拠している（第6章を参照）[4]。

私がここで示したいテーゼは、知識の獲得というより一般的な問題に関係している。テーゼはソーンダイクの概念を、私が「選択による学習[5]」と呼ぶことにする神経的基盤の部分にまで広げる。それを彼自身、認知課題レベルで「ニューロン結合間での生存競争」とすでに名付けていた[6]。私は初めに、知識の獲得へと駆り立てる「本能的な」装置を対象とする実験データの全体を研究するつもりである。そして、渇き、自己刺激、薬物依存という三つの例を通して行なうつもりである。私たちはまた、サルにおける認知学習期間中の間違いの処理にも取り組む予定である。それは、環境に対する動機付けと、環境から受けた報酬との重要な区別をすることにつながるだろう。第二段階では、私は、知識のニューロン的表象という難しい問題に取り組む予定である。私たちは、意味論の神経的基盤について何を知っているだろうか。次に私はまだきわめて思弁的ないくつかの仮説を検討する予定である。それは、幼児の最初の発達段階で行なわれるきわめて重要な、個体によって実現される認知作用から知識の獲得が結果として出てくるその手順を対象とするものである（図10）。

1. 動機付けと報酬

人間における appetitus noscendi（知識欲）の神経的基盤を探すのは時期尚早であるように思われる。しかし、人間は、この重要な素質を説明するためにモデルとして役に立つ他の種の行動を共有している。

人間や動物は、生き延びるために必要な基本的な栄養欲求を、つまり、食べること、飲むこと、生殖のために性的なパートナーを探すことを満たすように定められている環境を自発的に探求するという行動を示す。時には、彼らはより好ましい環境を探し求めるために移住する。彼らは絶えず生理的状態や個人の歴史に関連する環境に影響を及ぼす原因となる内的な衝動の源である。ニコラス・ティンベルゲンは、ピーター・マーラーやシャルル・ガリステルやその他の者たちのような動物行動学者や自然行動の専門家と並んで、多くの種類の動物における学習本能を記述している[7]。

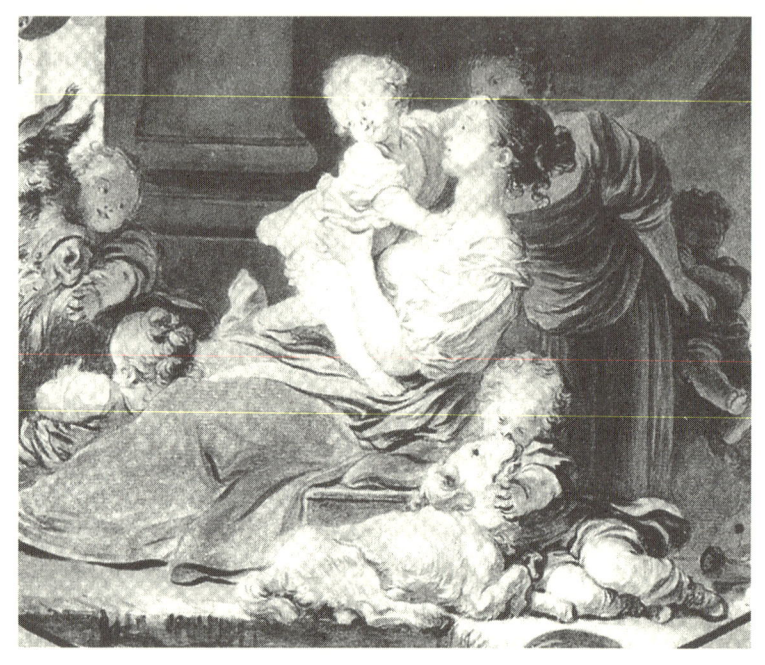

図10 ジャン・オノレ・フラゴナール『幸福な受胎能力』(部分)、コニャック・ジェ美術館、パリ。
このデッサンは子どもたちとその母親および家族環境の「認知作用」を幸福にとらえている。

渇き

　脱水症状の場合、人間も動物も積極的に水を探し始める。彼らは自分が記憶している水源の方へ向かうが、新たな水源を発見するために周囲を探すこともある。初期の動機付けは、水の供給を増大させることである。水に辿り着くために、生体は水を発見したり、飲んだりするための原因となる主観的な感覚を抱くにちがいない。この感覚が渇きである。血清の浸透圧は、のどの渇きを引き起こすのにきわめて重要な決定因子である。渇きの出現を説明するホメオスターシスのメカニズムは、第三脳室前壁に位置する感覚受容器と、脳特有の構造を含むものである。脳の構造の賦活と渇きの出現との間には、相関関係がある[8]。しかし、のどの渇いた動物——あるいは人間——が二、三分の間十分に

飲んだときには、のどの渇きや水を飲みたいという気持ちは消え失せる。飲んだ水が生体の通常の浸透の均衡を回復させる前に満足感が生じるのである。他の研究では、水を飲みたいという気持ちによって動員されるニューロンの経路は、素早い満足の経路とは別のものであることが確認されている。渇きは、脳で予め決定されている空腹、性行動、移住のような、基本的な生命維持行動に関わりを持つニューロンのメカニズムの数多くの事例の一つである[9]。

自己刺激、薬物依存、「精神的報酬」

　一般的には、報酬のメカニズムは、欲望や反発といった「内部の」反応を刺激する外界からのシグナルによって処理される。すでに脳のなかに築かれているいくつかのニューロン回路は、環境から受けた刺激のタイプに応じて積極的、または消極的な感覚をほぼ自動的に決定している。

　1953年に、J・オールズと彼の同僚たちは、自由に動き回るラットの脳のさまざまな部分に、ペダルを踏むと自身に刺激が送られる電極を埋め込んだ。ペダルを踏んだとき、放電が起きて電流が脳に送られる[10]。一般に、ラットはレバーを発見し、いったん最初の刺激を受けると、一時間に何千回も、何時間もの間レバーを押し続ける。ラットは固有の行動をし続ける「虜」になってしまう（図11）。そのような自制心の喪失は、依存に似ている。脳のいくつもの領域が動物を自己刺激に導くことができる。この報酬系は、神経伝達物質、つまりドーパミンを合成したり、発散したりする、中脳のニューロン回路とおよそ一致している。その細胞体は脳幹にあって、脳幹のさまざまな領域に投射される。そして特に灰白質の中心にある、大脳の基底にある灰白質の核、つまり側坐核（nucleus accumbens）や、脳皮の前方領野、つまり前前頭皮質に投射される。

　電気刺激によってオールズが観察した行動に類似した自己刺激行動は、モルヒネやコカイン、ニコチンのような化学物質によって明らかになった（図11）。このような強制的な行動は、薬物依存を連想させる。実際、今日では、薬物濫用による依存や中毒は側坐核における脳幹のドーパミン性ニューロンの放出を媒介としたドーパミンの放出を刺激する薬物の能力に依存していることが認められている。依存を生み出す薬物によってドーパミンを放出する刺激は、

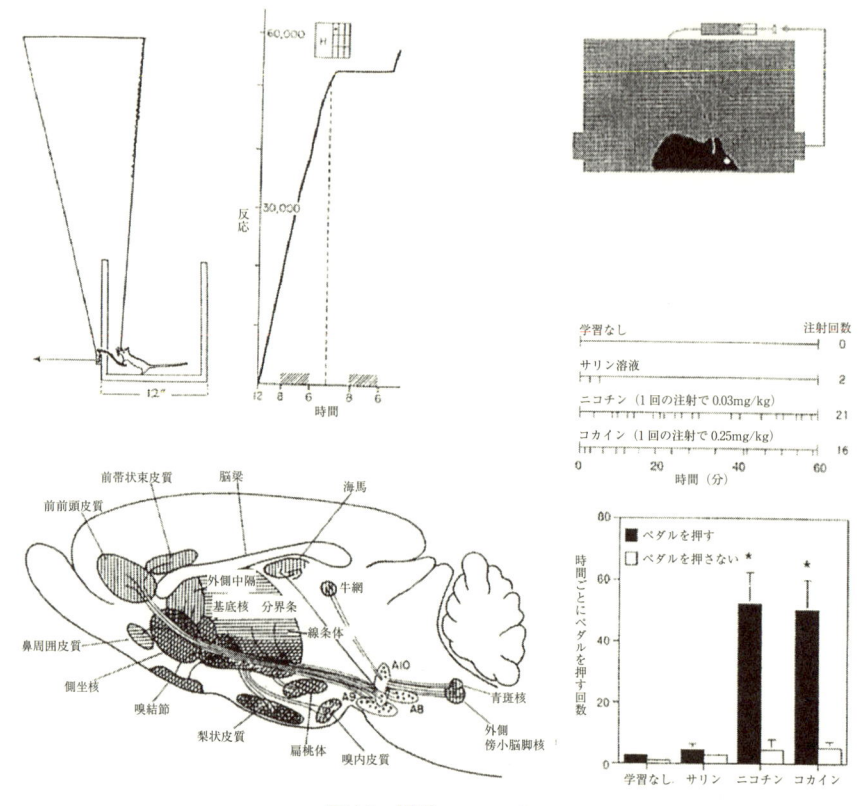

図11　報酬ニューロン

上：ラットとハツカネズミの場合のコカインまたはニコチンの電気的自己刺激と化学的自己管理。実験動物には電気的刺激を与える電極が埋め込まれているか（左）、コカインまたはニコチンの溶液を入れた注射器につながっている静脈カテーテルが埋め込まれている（右）。いずれの場合にも実験動物は籠の中に置かれたペダルを自発的に押すことによって自己管理システムを活性化する（J. Olds, 1958,《Self-stimulation of the brain》, *Science*, 127, p. 315-324 および E. Merlo Pich, C. Chiamulera et L. Carboni, 1999,《Molecular mechanisms of the positive renforcing effect of nicotine》, *Behav. Pharmacol.*, 10, p. 587-596 による）。

下（左）：特に、報酬プロセスに介在するドーパミン性ニューロン・システム（J. Cooper, F. Bloom et R. Roth, *The Biochemical Basis of Neuropharmacology*, New York, Oxford University Press, 1986 による）。

「被殻」(shell)と呼ばれる側坐核の特定の領域にはっきりと局在している。ドーパミンのきわめて重要な機能は、(扁桃体と大脳辺縁系が繋がっているために)興奮と関係している。一方、「核」(core)は、運動制御に直接関わっている[11]。側坐核は、いわば動機付けと行動の間の境界面のようなものである。それは、放出されたドーパミンを探知したり、また外界と脳の選択的な接触を調整するというきわめて重要な役割を演じる。

　コカインやアンフェタミンのような薬物(しばしば「報酬」を受ける物質と見なされる)の精神刺激効果の詳しい分析は、扇動や「動機付け」や欲望といった欲求行動と、薬物使用に結びついた快楽の原因となる行動との区別に神経化学的な基礎をもたらした。しばしば、私たちは、絶えず快楽の増大を探し求める快楽主義者という頑固なイメージの中毒にかかってきたにちがいない。この見方はおそらく不正確である。実際には、動機付けを対象とするとき、薬物の強迫的使用の発端は、少なくとも部分的には、違うかもしれない。

　依存を生み出す薬物は、一般的に内生的な神経伝達物質の構造に似た化学構造を持っているし、たいていは神経伝達物質の受容体とつながりがある。薬物は、強化プロセスに関わっている神経伝達物質に取って代わるかのように行動する。長期間にわたって定期的に繰り返されると、薬物が生体内にあることで脳の回路にそれに「適応した」変化が生じる。その場合には脳の回路は薬物があるときにしか正常に機能しない。それに反して、薬物不在の場合には、ニューロンの痕跡が残り、薬物摂取を急激に中断しようとすると、深刻な変調をきたす。これは「禁断症状」と呼ばれるもので、不快感や苦痛であり、もっと一般的には、いても立ってもいられない精神状態、鬱状態、過敏性、不安といったネガティブな情動のかたちで現れる。動物モデルについて行なわれた実験的研究によって、これらの症状は「快楽主義の」性質というよりも「動機付けに関する」性質のものであることが示されている。症状は、自己刺激の障害や、自然な報酬の強化という特性の持続的な減少と関係がある。予想通り、側坐核の被殻にドーパミン伝達の減少が観察された。この動機付けシステムの生化学的な変調が起こると、薬物摂取のコントロールができなくなったり、強迫的な使用や依存につながる。薬物を継続的に消費——濫用——していると、無害な気晴らし程度の使用から苦痛の悪循環へと段階的に移行することになる。したがって禁断症状の消極的な影響は、ただ単に快楽がないことによるものではな

く、激しい渇きや飢えが引き起こすものに似た苦痛によるものである。これは、薬物を求めるための動機や抑えきれない欲望を生み出す[12]。動機付けがある状態は、特に、私たちの脳の特殊な回路を動員するが、それだけをもっぱら行なうのではなく、そのために生体と外界との相互作用の調整をしているドーパミン性ニューロンを動員するのである。

　フランスの哲学者ジョルジュ・カンギレームは、病理的なケースについて行なわれた研究によって、このようなやり方が陥りやすい間違いを警戒しながらも、いかにして「正常」と呼ばれるものを理解することができるようになるかを示した。薬物の使用によってもたらされる苦痛と中毒の悪循環のいくつかの側面は、薬物に身を投じていない強化の状況でも同様に認められる可能性がある[13]。自制心をなくす行動のリストを挙げれば長くなる。つまり、遊び、過食症、スポーツ、性行為、金欲はそのうちのいくつかの例でしかない。とりわけ、ドーパミン性ニューロンの機能変調は、これらの強迫的な行動におそらく寄与している。その行動の化学的痕跡は、電子スロットマシンを扱う被験者の磁気共鳴画像法によって視覚化されるようになる。被験者が金を手に入れたとき、中脳や前頭皮質（背側前頭皮質、腹側前頭皮質、眼窩前頭皮質）のニューロン賦活と並んで、ドーパミンの放出が線条体（側坐核を含む）で観察されるだろう[14]。これは一般的に、知識を得るという喜びの探求や科学的な研究と同様ではないのだろうか。

報酬の先取りと間違いの処理

　人間は報酬をもらう喜びを動物と共有している。それゆえに、両者ともに報酬を予測したり、確かな方法で報酬に達する条件を探し求めることを学んでいる。たとえ、さまざまな状況で、報酬が遅れるということがあったとしても、報酬を先取りするこの能力は、知識を獲得する素質という重要な領分を表しているように私には思われる。この報酬の先取りは、サルの脳幹でのドーパミン・ニューロンレベルで電気生理学的な方法によって記録されている。最初の結果として、訓練された動物が、中が見えない箱の中に隠しておいたピーナッツをつかまえるときに、その動物が指で食物を識別した瞬間に、ドーパミン性ニューロンの活動が増大する。ニューロンの活動開始は、報酬と同時に起こる。実験

の第二段階。箱の蓋が開いたときには、そのすぐ後で食物に近づいていけるということを、サルはすぐに覚える。サルが食物をつかむ前に、蓋が開く瞬間に、ドーパミン性ニューロンの活動が活発になる。ドーパミン性ニューロンの賦活は、もはや報酬と同時に起こるのではなく、学習の結果、報酬を予測することによって起こるのである[15]。しかし、もし当てにしていた報酬が得られなかったら、どういうことが起こるのだろうか。その場合には、ニューロンの活動は突然、衰えてくる。この予測の誤差が変調をきたすのだ。サルは、「もっともらしい仮説」を生み出すことにも、また仮説の有効性の試験にも関わりのある中脳のドーパミン性ニューロンを含む、ニューロンシステムを持っていると言えよう。

　側坐核の他に、ドーパミン性ニューロンの神経分布の主な標的は前頭前野皮質（とりわけその正中部位）である。ここは、のちに見るように、行動を計画することに直接関係している。この役割をテストするために、別の実験用動物ラットにいつもとは少し違う処理を施した。パブロフの鈴の音のような中立的な刺激をなんの条件もついていない刺激（食物のような）と関連させる代わりに、ラットの脚に苦痛を伴う放電を行なった。この異例で思いがけない状況は、それでもラットの正中前頭前野皮質にドーパミン放出の激しい増大を引き起こした。もしドーパミンが報酬の先取りや間違いの処理に貢献するのであれば、ドーパミンはまた、新しい条件で高次皮質構造の適応に介在する可能性がある。要するに、（とりわけ）ドーパミン性ニューロンは、すでに知られている状況の場合に私たちの動機付けを行なうだけでなく、新しい状況から生じた問題の解決や新しい状況を引き受ける新しい概念を作り上げる手助けをする。

2. 心的対象

　ルートヴィヒ・ウィトゲンシュタインは『哲学探究』において、言語が異なっているにも関わらず、どのようにして人間は互いに理解し合えるのかを問題にした。共通の表象や意味が私たちのなかに作られるのは確からしい。ウィトゲンシュタインによると、自分とは別の人物が一つの表象を持っているか否かを知るための決定的な基準は、「その人物が語っていることと行なっている

こと」である。外界のある対象を指示する内的な表象は、定義からして、その表象を持つどんな個人においても、世界に対する同一の行動結果——あるいは活動——の原因であるにちがいない[16]。したがって表象は行動（および内的な精神状態）に対する原因となる活動によって定義されるだろう。何人かの著者は、外界のいかなる対象も、どんな形であれ、私たちのなかに決して存在したことはないか、または再‐現されることは決してないと強調することで、表象という概念そのものに異議を唱えた。彼らは、共通の意味や知識一般のなかには、科学的な説明が永久にできない何か非物質的なものがあるようだと主張している。

　私はここでこれとは反対のテーゼを弁護する。つまり、個人が同じように行動するようになるとウィトゲンシュタインの言う「共通の要素」を脳のなかに特定することができるにちがいないというテーゼである。あとの章（第6章）で、私はニューロン同士の連結が、本物の双生児のケースでさえ、ある脳と別の脳では著しく異なることがあるということについて、もう一度議論をしようと思っている。この異なった連結システムは、入力と出力のあいだに同じ関係を生み出すことがあるか、あるいは、さらに世界に対して同じ行動を取ることになることがある。したがって、非常に可変的な個人の脳のなかで、同じ意味や同じ知識に対して、共通の地図作製法や共有される「定数」がどのようにして確定されるのかという問題が生じる。まず初めに、神経生物学のデータを探すべきである。そのデータは、どのようにしてそのような定数が確定されるのかということを私たちが理解するのに役立つ。

神経意味論

　意味論のニューロン的痕跡を明らかにすることができたのは、脳の損傷の分析と最近の磁気共鳴画像法の研究である。対象認識障害の研究は、19世紀後半、ハインリッヒ・リサウアー（1890）やジークムント・フロイト（1891）の研究によって始まった。彼らは、目に見えている対象を知覚したり、識別する能力を失った患者のケースを記述し、分類しようとした。これらの患者は「精神的盲目」や「失認証」に苦しむ人々である。より私たちに近い、最新の研究はこの問題について行なわれてきた[17]。これらの研究は、莫大な数の患者や非常に

第2章　認知作用と知識の選択　　　　　　　　　　51

さまざまな脳の損傷の観察に基づいている。対象認識における障害はいくつもの種類に分類される。まず第一には、視覚対象の認識は、感覚の処理（感度、形態の認識、色の知覚）に悪影響を与える脳の損傷によって悪化することがある。他の損傷は、対象の知覚に悪影響を与えかねない。その場合には、患者は、いつもとは違う角度から提示された、不完全なデッサンや輪郭などを認識することができない。最後に、障害の三つ目のタイプは、対象の方向と特に関係している。いつも見慣れている対象がまるで新しいものであるかのように知覚されるのだ。ある患者は、分類の一定のレベルで細かい区分をする能力をなくさずに維持している（たとえば、三つの異なった動物のなかから哺乳類の絵を認識する）。しかし、もう少し特殊な属性を識別することはできなくなっている（たとえば、その動物が見知らぬものであったり、危険なものであったりするかどうか）。さらに驚くべきこととして、また非常に関心があることとして、ある患者は、一定のカテゴリーの対象に対しては認識障害を示すことがあるが、他のカテゴリーの対象に対してはそのようなことがない。言い換えれば、大脳皮質のいくつかの領域は、異なった対象の認識を専門としているらしいということである。

　ニールセンは、1930年代に、生物に限定され、他の対象の認識には悪影響を与えない視覚認識の障害に罹った患者の奇妙なケースを報告した最初の人である。彼の患者のうちの一人は、動物を認識することに非常に困難を覚えた。たとえばその患者は、リスの絵とネコの絵を混同してしまった。彼にとっては、どちらにも髭があるために、両者ともネコになってしまうのである。それと同時に、その患者はさまざまな木や花や流れる対象を認識するのにはいかなる困難もなかった。それ以来、動物や食物、植物の認識障害を示すが、無生物の対象には障害を示さない莫大な数の患者が発見されてきた[18]。

　しかしながら、このデータの解析には慎重を要する。認識の障害とは、対象の特別な意味によるものではなく、対象に近づく際の感覚の様態によるものであると主張することができる。たとえば、ある動物の場合、その絵を見たときや、その名前を聞いたときや、その名前を読んだときである。磁気共鳴画像法は、この難題に対する最初の答えをもたらした。この問題は、共通の意味を対象とする人々が、見る、読む、聞くといった意味へと接近する脳の経路と領域とを区別することにある。こうして、磁気共鳴画像法についてのいくつもの独立し

た研究によって、それぞれの様態に固有な経路を区別することができるようになった。それらの経路は、それぞれ、脳の別々の領野——たとえば、言葉を聞く、イメージを見る——を動員し、聞こえたり読んだりした言葉やイメージに同時に共通する意味論的ネットワークを動員する。ある特定の意味論的ネットワークは、アクセスの様態がどうであれ、左上・後頭回、中・下側頭皮質、そして下前頭回に共通の意味に対して特定の意味論的カテゴリーによって賦活されることを磁気共鳴画像法ははっきりと示している[19]（図12）。

　こうして、さまざまな意味論的カテゴリーは、脳のさまざまな構造を動員しているらしい。さらに、機能的磁気共鳴画像法による脳の検査中に、たとえば道具、家、動物、顔の絵を被験者に提示することによって、そのことを検証することができる。被験者にある絵を見るように要求し、記憶化の際にその絵を利用したり、それを名付けるように要求すると[20]、いくつかの共通の皮質構造が、任務がなんであれ、同じ対象に対して賦活されることが確認されるが、後側頭葉にある領野は道具や動物や顔の絵によって賦活に差があることが確認される。刺激が、同じ対象の絵であれ、書かれた名前であれ、被験者が異なっていても、同じ領野が賦活される。

　これは予備的な観察でしかなく、これに関係する位相幾何学やプロセスの力学のより詳細な研究を必要とする。そのうえ、それらの解釈はまだ議論されているところである。しかしながら、この神経心理学の研究は、いくつかの点に集中している。一方では、知識は、脳のいくつもの領域に配置されたニューロンをまとめるネットワークという形態でストックされるらしい。他方では、この領域の配分は、偶然ではなく、感覚および運動系の組織構造や、表現された意味に差異を産み出す貢献をすることを反映しているらしい[21]。結局、より単純な活動の区分を発見したわけであるが、ある種の霊長類においてはその区分はとてもよく似ている。サルは、他のたくさんの種類の動物と同じように、果物を石やヘビから上手に区別することが「できる」。したがって、この大脳皮質のはっきりとした領域の区別は、進化や遺伝子の長い歴史から生まれたものであるようだ。

　したがって、われわれは「意味」を司る神経基盤のもっともらしい図式を素描しようとすることができる。「黄色のルノー」のようなある複雑な意味のそれぞれのニューロン的表象が、「いわゆる教皇ニューロン」といった高い地位

a 左　　　　　　　　右
外側紡錘状回（A > T）

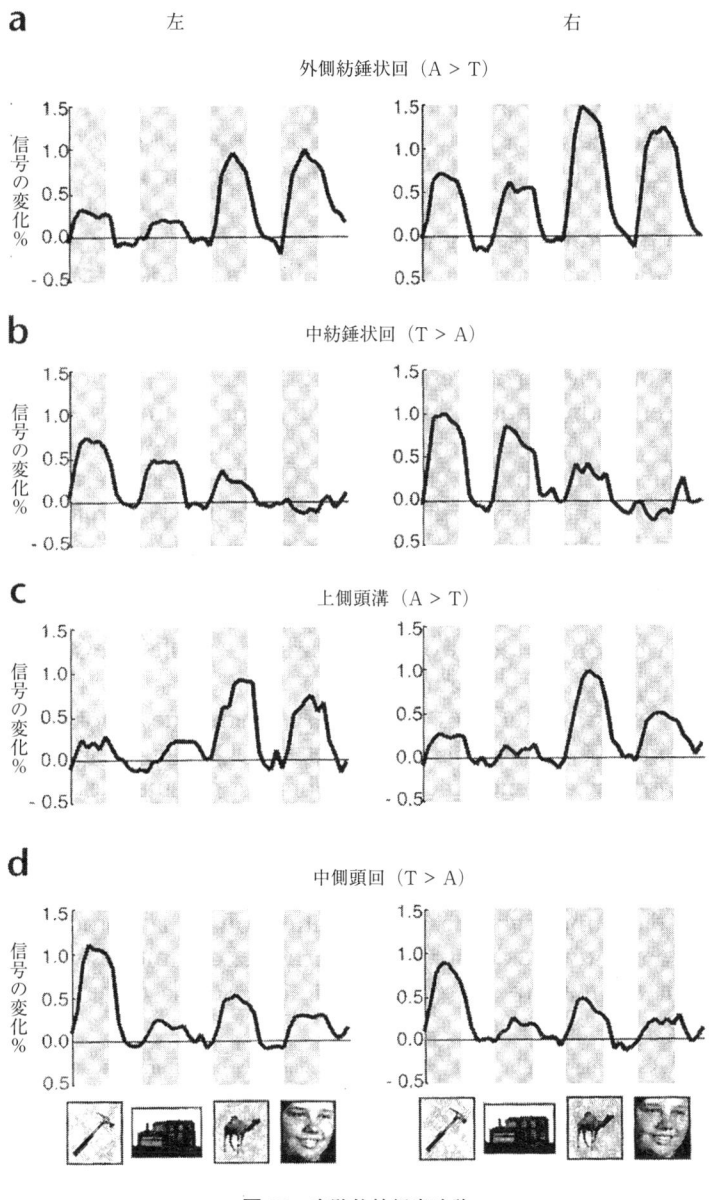

b
中紡錘状回（T > A）

c
上側頭溝（A > T）

d
中側頭回（T > A）

図12　実験的神経意味論

道具、動物、顔は、知覚実験、記憶化（遅延反応）、名前に対する反応の際に、脳の皮質（ここでは側頭皮質）にさまざまな活動分布を起こす。
上：動物や道具や顔や家を見たり、組み合わせたり、名付けたりするときに得られた脳の画像。
下：外側紡錘状回（a）、中紡錘状回（b）、上側頭溝（c）、中側頭回（d）レベルでの賦活の差分解析（L. Chao, J. V. Haxby, A. Martin, 1999,《Attribute-based neural substrates in temporal cortex for percepting of knowing about objects》, Nature Neuroscience, 2, 1999, p. 913-919, fig. 1 et 2 による）。

にある唯一のニューロンによって保持されているような単純なモデルは、一般には、見捨てられる。動員されたニューロンの一つひとつが、固有な「特異性」を持つことがあることを知ったうえで、一般的に認められている図式は、ニューロン集団の動員という図式である。感覚地図、運動地図、連合地図、その他のなかにあるニューロンの集合は、ドナルド・ヘッブが「細胞集合体[22]」と呼んでいた一個の同じ単位として相互につながっているようだ。そうであるなら、さまざまな意味は、「対象」の本来の意味の個別の特徴に対応するような皮質のいくつかの領域にあるニューロンのさまざまな集団や、別の「重み」を持つ集団を動員するのだろう（図13）。たとえば、カンガルーという単語（あるいは絵）は、動物によって賦活される領野（側頭皮質）や、褐色を知覚することによって刺激される領野（視覚皮質）や、また、運動知覚の際に介在する領野（視覚皮質と頭頂皮質）に配置されたニューロン集団を動員する。そしてそのニューロン集団が、カンガルーは飛ぶのであって、走るのではないという特徴を探知するのである[23]。したがって、私たちは機能的関係の配置、またはジョン・ロックの表現による「特性の束」を構想することができる。それは脳のいくつもの区分領域と機能的に特殊な領域を、意味のニューロン的インプリメンテーションとして動員している[24]。これは、解剖学的な結合の厳密な位相幾何学でもないし、一点ずつ再生可能な位相幾何学でもなく、連結されたニューロンの機能的な特殊性によってその内容が決定される「特徴」または「意味素」といった機能的関係の地図である。したがって、この側面は、個体ごとにのちほど再検討されるし、解剖学的にははっきりと区分されたネットワークが同じ意味を持っていることがある。

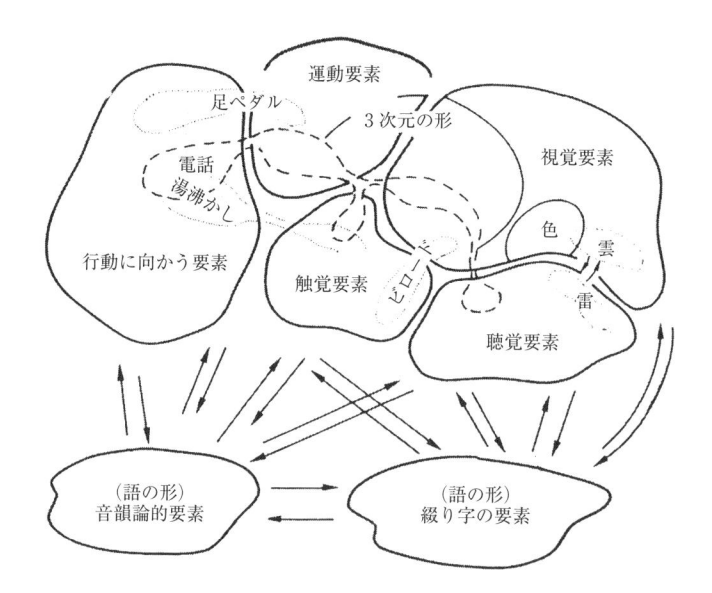

第2章 認知作用と知識の選択　　　55

図13　理論的神経意味論　オールポートによる単語の理解の意味論的表象へのアクセス・モデル（1985）

　ある単語の意味の表象は、その語の意味を特徴づける特色に対応するニューロンが配置されたいくつもの集合を動員する。たとえばここでは「電話」という単語は、運動行動、触覚と運動感受性、形、そしてもちろん聴覚に専門化された領野にあるニューロンを賦活すると考えられる（D. A. Allport,《Distributed memory modular systems and dysphasia》, in S. K. Newman, R. Epstein éd., *Current Perspectives in Dysphasia*, Edimbourg, Churchill Livingstone, 1985）。

同 期 化

　この仮説によると、一定の知識のまとまりを構成する特徴や個別の特色は、脳のさまざまな領域に配分されているので、意味を備えた唯一の実体をつくり出すためにそれらの特徴を結ぶメカニズムとはどのようなものなのだろうか。この問題は解決にはまだほど遠い[25]。

　動物学者のイヴ・ドラジュは、20世紀の初めにロスコフ生物学研究所を運営していたが、もし大脳皮質の個々のニューロンが「ある観念の表象」に対して特徴的な「振動法」を持っているとしたら、それらのニューロンは「そろっ

て振動する」ことができると、すでに1919年に想像していた。さらに、ニューロンを共時的に振動させるために、ドラジュは、ニューロンの「同時行動」があれば十分であるはずだと仮定した。ドラジュのテーゼは、観念連合における「時間と空間の密接な関係」という役割についてのデヴィッド・ヒュームの考えを新たにするものであり、今日、ふつうはドナルド・ヘッブのものとされている概念を30年も前に先取りしている[26]。ニューロン放電の時間的同期性——ニューロンの活動の一貫性——が相互に連結したニューロン集団のあいだでの統合と調整をつくり出すという考え方は現在では支持されている（図14A）。たとえそれが万人に認められなくても、この仮説によって多くの実験研究が行なわれてきた[27]。たとえば、遅延反応という空間的課題を行なう、覚醒状態にあるサルの前頭皮質でいくつもの電極を使用して行なった記録は、ニューロンの放電のあいだに強い相関関係が存在することを証明している。そしてニューロンの活動は、一定の行動イベント、たとえば、眼球のぎくしゃくした動き（サッカード）において目の動きが開始されることと直接関係がある[28]。

「束縛」過程もまた、さまざまな方向に移動し、二つのはっきりとした実体としてであれ、ただ一つの実体としてであれ、知覚されることがある二つの面（格子）の視覚的知覚という条件のもとでネコの場合に検査が行なわれた[29]（図14B）。ネコの視覚皮質の二つの領野に位置する個々のニューロンの電気生理学的記録によって明らかになったことは、この位相的に異なる領域において、ニューロンがまさに同一面の輪郭に反応するときには放電と同調するが、さまざまに異なる面の輪郭に反応するときには放電と同調しないということである。したがって、放電の同調において観察される力学的変化と、知覚された現象の差別化のあいだには相関関係が存在する。つまり一つの面あるいは二つの面は重なり合う（図14C）。

しかしながら、二つの過程に相関関係が存在しているという事実は、一方がもう片方の原因となるといったことを意味しているわけではない。時間的一貫性による束縛の仮説に対して行なわれる批判は、事実を否定するものではなく、ある同期化の存在はそれがいかにして産み出されるかを説明するものではないと強調している[30]。さらに同期化のない束縛もありうる。言い換えれば、同期化はニューロン間の関係を明らかにするが、必ずしもその原因であるということにはならない。さらに気がかりなこととして、いくつかのニューロン集団に

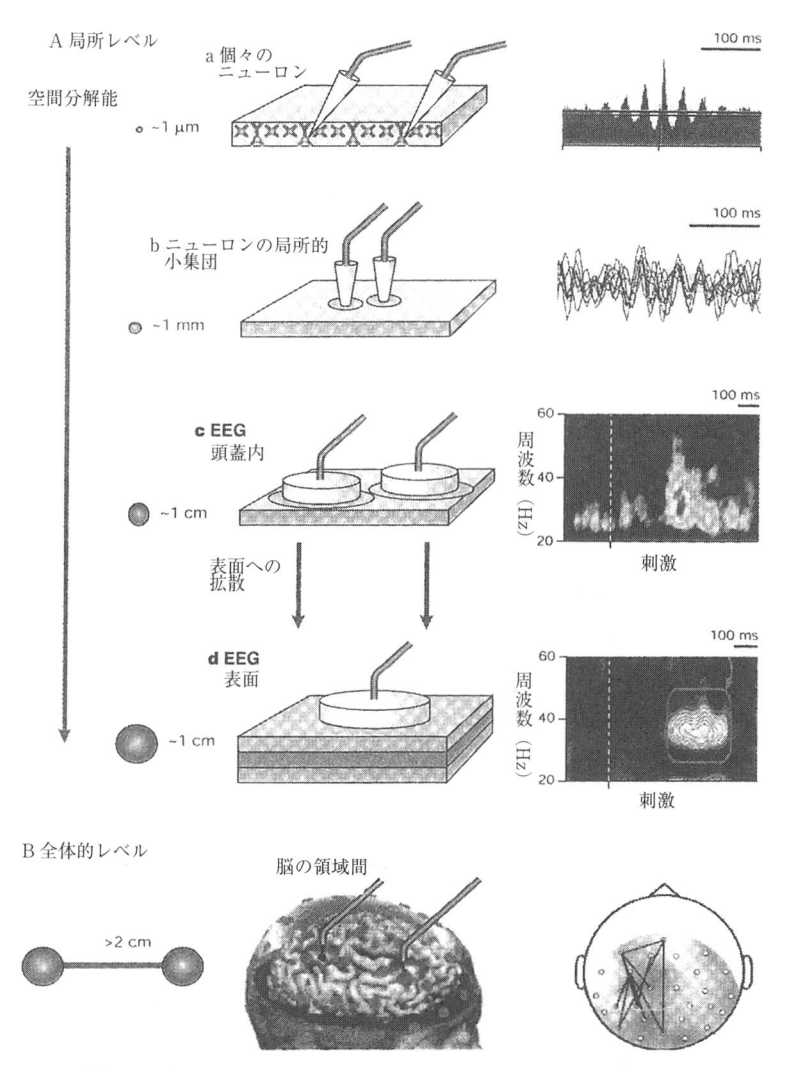

図14A　視覚イメージの知覚と関係のあるニューロン集団の同期化
　図14A。脳の全体的なレベルでの細胞レベルのニューロン間の同期記録法。上から下へ。局所レベルの記録A。a）個々のニューロンの記録、b）8個の電極を刺したニューロンの局所的小集団の記録（LFP）、d）　頭蓋内脳波検査法によるニューロンの局所的大集団の記録（IEEG）、または表面の記録（EEG）、Bは全体的なレベルでの記録。脳の領域間の比較脳波検査法による（F. Varela, J.-P. Changeux, E. Rodriguez et J. Martinerie,《The brainweb : phase synchoronization and large scale integration》, *Nature Reviews Neuroscience*, 2, 2001,

58

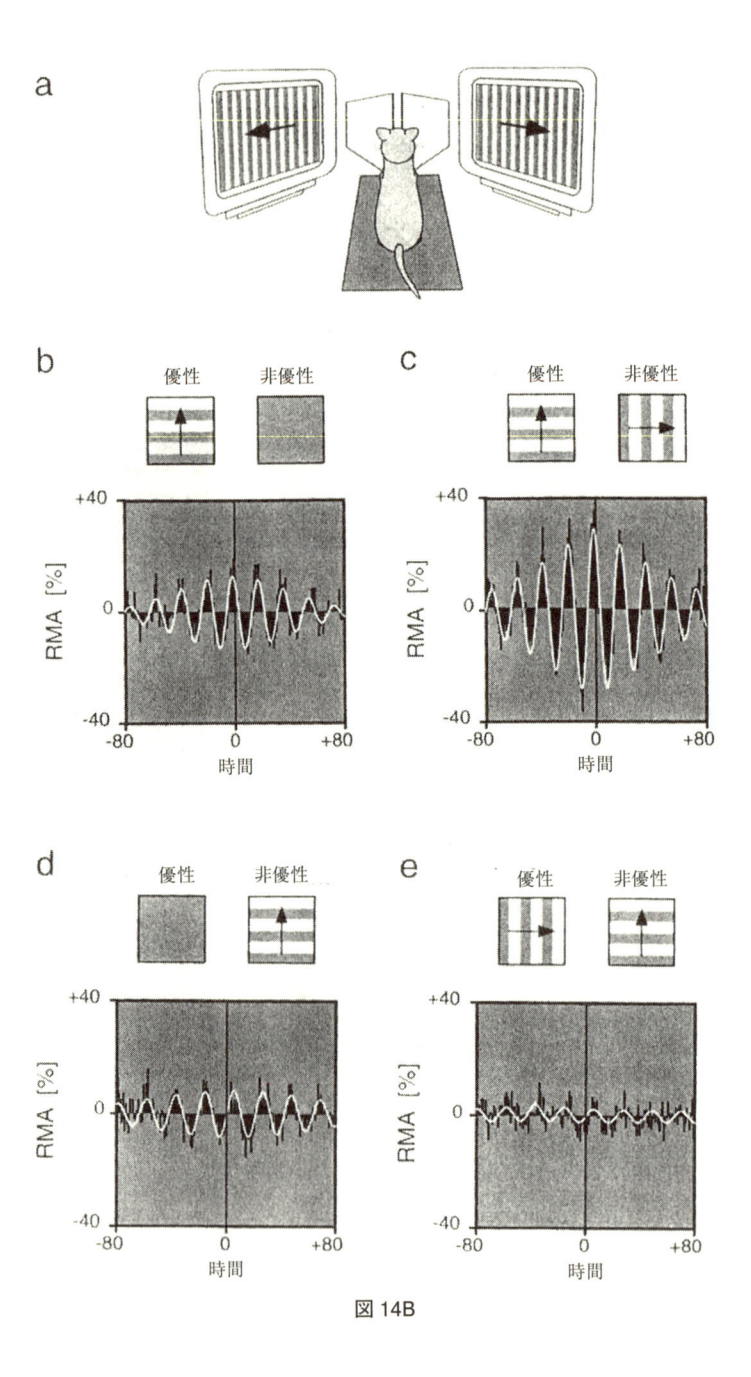

図 14B

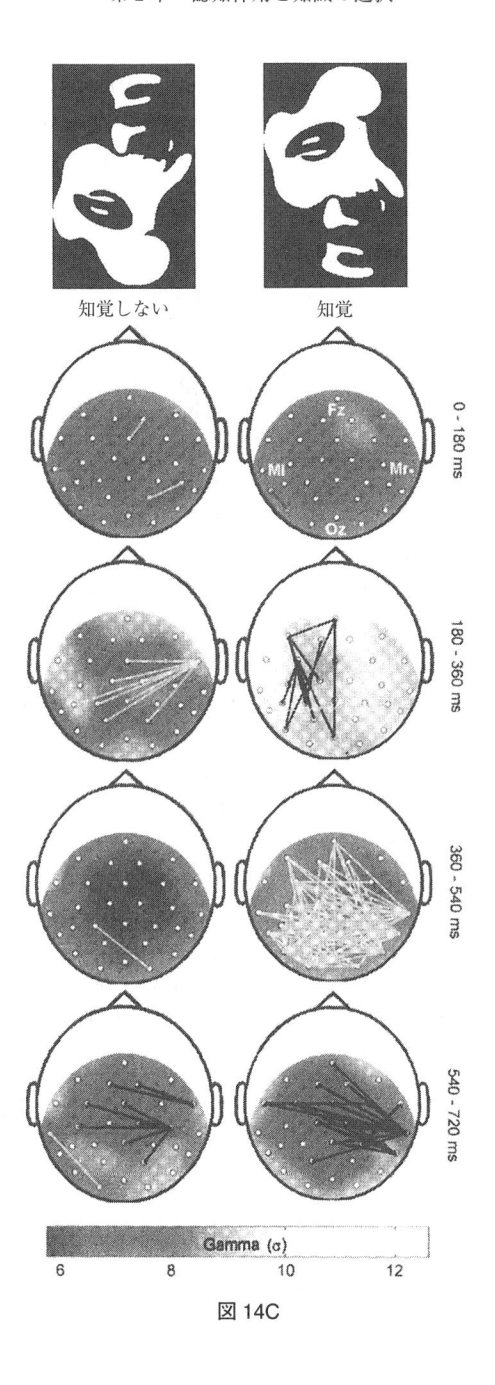

第 2 章　認知作用と知識の選択　　　　　　　　　　　59

知覚しない　　　　知覚

0 - 180 ms

180 - 360 ms

360 - 540 ms

540 - 720 ms

Gamma (σ)
6　　8　　10　　12

図 14C

p. 229-238, fig. 2 による)。

図 14B。斜視になったネコの局所的ニューロン同期と明暗帯の分布知覚との相関関係。優性の眼だけが対象知覚に対応する第一次皮質に記録されたニューロンの活動の同期を起こす。同期の度合いは記録された脳波の大きさによって表される。この大きさはイメージを知覚しない眼とともに小さくなる (P. Fries, P. R. Roelfsema, A. K. Engel, P. Konig et W. Singer, 《Synchronisation of oscillatory responses in visual cortex correlates with perception in interocular rivalry》, *Proc. Nat. Acad. Sci.* USA, 94, 1997, p. 12699-12704 による)。

図 14C。脳のレベルの全体的同期(黒い線)と非常にコントラストの強い、誇張した「月のあかりのような」顔の認識(知覚)との相関関係。最も強い同期は、前頭-側頭および頭頂-後頭領域に関わるが、200 から 260ms で起こり、そのあとで、被験者が顔を認識したことを伝えるためにボタンを押す瞬間に頭頂、後頭-側頭の新たな同期が起こる前に、全体的な非同期が続く(白い線)。左の図は、「月のあかりのような」顔が頭を下にしたために認識されていない状況に一致する (E. Rodriguez, N. Geroge, J.-P. Lachaux, J. Martinerie, B. Renault et F.J. Varela, *Nature*, 397, 1999, p.430-433 による)。

おいては、同期現象は明らかな意味を持つこともなく自発的に現れる。

自発的な賦活

第 1 章で、私は、ニューロンの自発的な放電は、私たちヒトの脳の根本的な基礎的特性の一部をなしていると説明した[31]。感覚入力の不在に支えられている大脳皮質の活動の存在は、第一次感覚領野においてもしっかりと証明された現象である。しかし、光学技術と個々のニューロンの電気生理学的記録にともに基づくいくつかの最近の研究は、単なる雑音とはまったく関わりがないことを証明している[32]。実際には、視覚皮質のような脳の限定された領域におけるニューロンの自発的な活動は、感覚の入力がなくても、他の多くのニューロンの活動と同期しているように思われる[33]。感覚の刺激によって呼び起こされる活動と比較すると、自発的な活動の力学は、はるかに可変的であるようだ。しかしながら、こうした研究において用いられた麻酔状態では、視覚的に呼び起こされた反応の 50 パーセントの振幅に達することがある。刺激の不在状態では、大脳皮質のネットワークは、ニューロン集合の一貫した賦活によって示されるさまざまな状態を経ている[34]。しかし、これらの実験はすべて、麻酔をかけられた動物によって行なわれてきた。知識を獲得しうる状態で、目醒めている被験者においては、どういうことが起こるのだろうか。これらのデータはまだ不完全なものではあるが、この段階で、作業仮説を提案することはすでに可

3. 認知作用

　ウィトゲンシュタインは、『哲学探究』のなかで、子どもは彼が「ことば遊び」と呼んだ経験を通じて母語を学ぶことを示唆している。私は、この点についてはもう少し先で取り組むつもりである。さしあたって、私は言語の学習期間中、あるいはそれ以前にある獲得過程にこの概念を広げたいと思う。幼い子どもは、生まれたときから、外界をつねに探求しつつあり、眠るときだけそれを行なわない。この探究活動は、子どもの脳のなかで、「前－表象」と私が名付けた「自発的な仮説」の発生をめぐって行なわれ、さらに組織されるのだと考えることができる[35]。前－表象とは、「認知作用」と呼ばれるものを通じて、試行錯誤しながらそれをテストすることを意味する。あとで見るように、とりわけ発達の初期段階のこの認知作用は、単語の理解や生産に関わるもっと念入りに行なわれることば遊びに先行するものである。

前－表象

　脳に及ぼす環境の作用は、古典的な経験主義および連合主義の図式において考えられていたような、活動を通じて受身的で直接的な仕方で「指示」を脳に与えることに尽きるものではない[36]。反対に、提案される仮説は、知識の獲得とは、間接的であり、前－表象の選択の結果である[37]というものであり、この前－表象は、予備的図式、ニューロン的図式[38]、あるいはまた第8章で見るような「科学的モデル」と呼ばれる。その場合には、自発的な活動は、ダーウィンの進化論で言う「多様性の発生装置」といったものに貢献しながら、中心的な役割を果たす[39]。
　「前－表象」は、複数の組み合わせを形成することができるニューロン集団のダイナミックで、自発的な、過渡的な活動状態と一致しているらしい。決定因子でもある可変性という要素の導入は、ダーウィンの遺伝子変異との類似という危険を招く原因となるが、ここでは、表現型のレベルであり、種の変化に

見られるような、遺伝子型のレベルではない。この観点は、いずれにしても、生体は厳密に遺伝子の支配下にあるという硬直した決定論的な見方とは縁を切っている。ニューロン・ネットワークの内在的な可変性は、部分的にはそれらネットワークの発達の仕方から生じる。この点についてはあとで触れることにする。私は、すでに存在するネットワークが活動状態に入る方法から生じる可変性の別の原因があることを言っておきたい。第一に、可変性はニューロン振動子の偶然の行動に由来する可能性がある。しかしそれはまた、オール・オア・ナッシングの方式では脳のなかで機能しないシナプス間での伝達の失敗から生じている可能性もある。同一の神経刺激への後シナプスニューロンの反応は、必ずしも刺激そのものと同一ではないが、出現の蓋然性だけはあるようだ[40]。同期細胞集団の可変的で、階層的に組織された集合の「カオス的」行動を引き起こす、時空における活動の分布に可変性が生じるという結果になる[41]。この仮説によると、さまざまな活動の構造は、当初の不安定な状態に応じて発達しうる。ニューロン集合の協調的な行動は、大脳皮質の興奮性ニューロンの相互の連結[42]あるいはリエントラント連結[43]を活用することができる。抑制性ニューロン・ネットワークもまた、前-表象の生成過程においてきわめて重要な役割を果たすことができる。したがって、前-表象は、生得的な構造（さまざまな感覚経路、そして／あるいは運動野のような）と、先行実験から生じたニューロンの区分を、組み合わせという方法で、動員するようである[44]。

　前-表象の生成過程を司る組み合わせメカニズムの仮説に対して、しばしば重要な困難が持ち出される。「組み合わせの爆発」と呼ばれるものである。脳のレベルでの多様性の発生装置により提供される可能性の数は大きすぎて、限られた時間の中で有効にテストすることはできないだろう。私たちはあとの章でこの重要な問題に対して考えられうるいくつもの答えを研究することにする（特に第4章を参照）。最初に考えられる答えは、どんな前-表象、またはどんな特定の心的対象も、完全に自立した単位ではないということである。それは、それが出現する特別な文脈の拘束を受ける仕方で、脳のネットワークの階層的で平行な組織構造（第1章を参照）の内部に組み込まれる。選択的注意と動機付けの指導は、前-表象のばらつきに一つの「枠組み」をつくり、可能な組み合わせの数を制限していると考えられる（第3章を参照）。

　このタイプの組み合わせメカニズムによる前-表象の生成過程は、脳の認知

過程の「生産性[45]」、あるいはこう言ってよければ、「創造性」という単純なニューロンのインプリメンテーションを構成しているようだ。この考え方は、決定的な結果をもたらす。つまり、前－表象は、脳のなかで機能的にはっきりと区別されたさまざまな領域を動員することによって、あるいは「感覚運動野のさまざまな情報源[46]」から生じたさまざまな領域を動員することによって、複数の「機能的関係の分布」をつくり出すことができるのである。これらは、私たちの脳が産み出す感覚についての複数の仮説の基盤である。

現実世界との衝突

最初の「真理性の初期テスト」と呼ぶことができるようなものが現在ではひとりでに提示されている（もう少し洗練されたテストはあとで考察する）。赤ん坊の脳は、誕生するとすぐに、また誕生以前からも、自発的な激しい活動の中枢である。この前－表象は、腕や手の動き、涙と泣き声、泣いたり笑ったりすることによって外見的に示される。赤ん坊は座ろうとしたり、這って前進しようとしたり、四つん這いで歩こうとしたりする。赤ん坊は試行錯誤しながら手探りで、動作をだんだんと上手に調整できるようになる。赤ん坊は、自分を取り巻く空間を絶えず探索し、物をつかみ、放り投げ、物を動かそうとし、注意深く観察する。そして、この検査が終わるまで、赤ん坊の注意力は緩むことがない[47]（前出の図10）。そのように行動しながら、子ども――そして、のちには大人――は、まず初めに運動行為を通して明示的に、次には「心の中で」暗黙のうちに、自分を取り巻く世界に対して前－表象を「投影する」。したがって、赤ん坊は認知作用に身を委ねるのである。試行錯誤しながら経験に基づいて行動することで、子どもは、周囲の世界の事物や現象を認識したり、識別したり、「カテゴリーに分け」たりしようとする。しかし、これらの行動の原因となる過渡的なニューロンの状態に対して外界はどのような行動をとるのだろうか。

評　価

提案された仮説的な図式は、一定の前－表象は外界から受け取った信号に応

じて安定することもあり、また安定しないこともあるということである。外部から生じたこの反応は決定的なものである。つまりそれは、環境に対する前－表象の同意のテスト[48]、一致のテスト、適合のテストである。このテストによってそれが「意味をなす」か、なさないかどうかを知ることができる。そのような現実性のテストは、もっともらしい二つのメカニズムに支えられている。

第一のメカニズムは、「報酬による選択」（言葉の一般的な意味で）である。行動の評価のために好んで使われることになるのはこのメカニズムである。環境から受け取った信号は、動機付け、そして／あるいは報酬の喜びに介入するいくつかのニューロン経路を動員する。外界から受け取った報酬は、ドーパミンやアセチルコリンのような神経修飾物質を、あるいはこの二つの物質を同時に放出する。神経修飾物質は、関係するニューロンを接合するシナプスの効率を変えながら、このテストが対象とする前－表象を直接的にあるいは間接的に安定させているようである。言い換えれば、内的に産生される前－表象と、外的に呼び起こされる積極的な反応の時間的な符合が、適切な「仮説」を安定に導くらしい。否定的な反応（すなわち罰）は逆の結果をもたらすだろう。つまり、テストされる前－表象を不安定なものにし、多様性の発生装置にもっと適切な前－表象を見つけさせることになる[49]。

感覚の知覚の場合には他のシナリオのほうがぴったりするということがある。私たちはそれを「共鳴による選択[50]」と呼んでいる。それは、感覚の刺激によって呼び起こされた知覚活動と、感覚経験の瞬間に存在している前－表象とのあいだに一致があることに基づいている。

この二つの選択様式は、配置された可変的なニューロン・ネットワークによって物質化される機能関係の「地図」という形で意味や知識の安定化——貯蔵——をもたらすらしい。外的現実の単純化された縮小モデル、つまりニューロンモデル、それゆえ物理的モデルは、脳においてこのようにして選択され、記憶にとどめられるようだ。これらの記憶対象は、安定したニューロンの痕跡から構成される、潜在的な「形態」で、私たちの脳に「実際に」存在しているらしい。いずれにせよ、選択ゆえに、多くの前－表象は世界についての経験の過程で減少するにちがいない。言い換えれば、『ニューロン人間』の言い方を繰り返すなら、「学習とは排除することである」。

4. テストと限界

　不安定なニューロン・ネットワークのなかで実行される認知作用を介して、意味論の選択的な安定化が起こるという仮説は、経験主義や構成主義と一線を画している。経験主義や構成主義は、受動的で中立的な仕方で脳のなかに刷り込まれた外界の印しか知識のうちに認めない[51]。それはまた生得主義にも対立する。生得主義は、私たちの概念の源泉の充実化は学習によるのではなく、成熟によるとするものであるから、厳密に言って内的な発端をデカルト的な意味で私たちの「真の観念」のせいにする[52]。私たちの仮説は反対に、内因性の前－表象が一過性の非常に多くの形態を生み出すということを前提としている。一過性の形態は、以下の章（第6章）で展開される「後発生説」の過程に従って発達過程で安定化する要素も動員するし、種特有の要素も動員することができるという点で、種の生得的な装備と比べて、「オリジナル」である。子どもにおける顔の認識の発達は、この点をよく証明している。このメカニズムは、人類固有の要素やジョン・モートンによって「conspec」と名付けられた人類の構成員全員に共有された要素、そして個人に固有の、またモートンが「conlern」と名付けている、選択過程によって学習された、もっと個別の要素も含んでいる[53]。

　次に、産み出される効果に応じて前－表象の選択に至る外界との相互作用は、「私たちの知識の現実」を制御している。『人間知性論』(1690)においてジョン・ロックは、すでにディドロ以前に、「私たちの知識は、私たちの観念と事物の現実とのあいだに一致が存在する限りでしか真実でない」と断言していた。ここに示されたメカニズムは、この条件を満たしている。理論的な観点に立つと、それは、次のような困難な問題に対する最初の答えをもたらす。つまり、個体によって異なるニューロン・ネットワークの多様性や可変性にもかかわらず蓄積された知識の「恒常性」をどのように説明すべきかという問題である。しかしながら、それだけでは十分ではないから、私たちはこの問題にあとで触れることにする。

　スタニスラス・ドエーヌと私自身が、行動とニューロンの観点の理論の真実

らしさを試すために採用した方法は、単純な認知作業（図15）を実現することができる「形式的な」ニューロン・ネットワークの最小の「人為的」建築物を構成することであった[54]。選択された作業は、「遅延反応課題」という、とても大きなカテゴリーに属するものであり、これは当初は、記憶された情報基盤に基づいてさまざまな問題を解決するサル[55]（あるいは、別の種の動物）の能力をテストするために発展したものである。動物は、自分の環境のさまざまな側面——標的となる対象の身元または位置のような側面——に注意を集中させ、それらの情報を作業記憶に貯蔵しなければならない。いくらか猶予を置いた後、場面が隠されるあいだに、動物に二つの対象を提示し、記憶された規則に対応するものを選ぶことを動物に要求する。この規則は、たとえば、「標的と同一のものを選びなさい」であることもあるし、「標的の位置と同じ位置を選びなさい」であることもある。成功したときには、動物は報酬を与えられる。たとえば、オレンジジュースを一口もらえる。前頭葉皮質のいくつかの損傷は動物の成績を選択的に変える[56]。ピアジェは、子どもにぬいぐるみを見せて、その位置をさまざまに変えるというかたちで、この課題を子どもに適応した（ABテスト）[57]。子どもは、前頭葉皮質の並外れた成熟期にある、7か月半から9か月のあいだでこの課題を実行できることを証明した[58]。

　さまざまな遅延反応の課題——また、より周到に考えられた課題（ロンドン塔、ウィスコンシン・カード・ソーティング・テスト）——を成し遂げるためにコンピュータでシミュレーションされた「形式的な生体組織」は、「多様性の発生装置」や選択に役立つ「報酬システム」のニューロンのインプリメンテーションを含んでいる。しかしながら、これらの課題のどれも、知識の獲得を目指しているわけでもないし、新しい概念を産み出すことを目指しているのでもない。これらの課題は、要素集合を分類したり（ウィスコンシン・カード・ソーティング・テスト）、複雑な組織構造問題を試行錯誤しながら頭のなかで解決したり（ロンドン塔）するためにすでに「ケーブルの敷かれた」規則を実施することに固執する。すでに述べたように、これらの課題の一つひとつが、前頭葉皮質が無傷であることを必要とする。

　これらの事例すべてにおいて、前‐表象の発生装置は、緊密な共働作用で働きかける興奮性ニューロンのいくつかの集団に限られる。というのはそれぞれの自己‐興奮性集団は長距離の抑制性結合によって他の集団とつながって

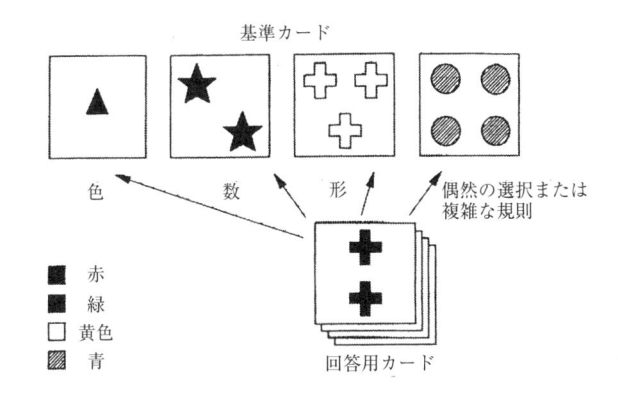

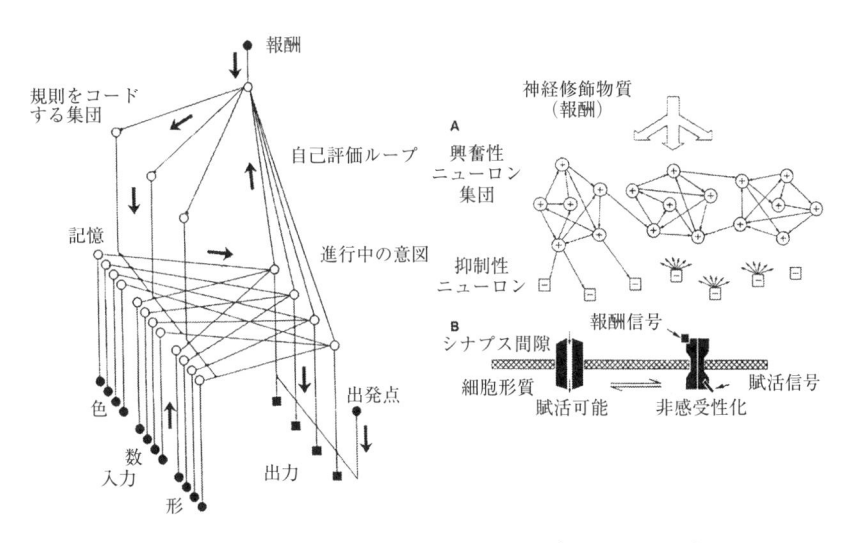

第2章　認知作用と知識の選択　　　　　　　　　　　67

図15　ウィスコンシン・カード・ソーティング・テストを受けることができるニューロン・ネットワークの理論モデル

上：ウィスコンシン・カード・ソーティング・テストは前頭葉皮質の損傷を発見するためによく用いられる。規則を発見することが課題であって、その規則に従ってカードの裏面をソートしなければならないというものである。図の色、数、形によって異なる4枚の基準カードが被験者の前に置かれる。つまり、被験者は、手元に持っているカードの裏面に対応する回答用カードをカードが置かれるべき位置に移動することが求められる。一つひとつの回答の後、検査官はその回答が「正しいか」「間違っているか」を分類の暗黙の規則に従って、たとえば図の色や形に従って、被験者に伝える。被験者は最大限正しい答えをするように努める。突然、検査官は、規則をそれとなく変える。その場合被験者は規則の変化に気づいて、

新しい規則を発見しなければならない。

　下：S・ドエーヌとJ.-P.シャンジュー（1991）によって提案された神経モデル。

　（左）入力と出力、記憶とふつうの意図、規則と間違い・報酬といった、いくつものレベルの重層的な組織構造を持つ図式的なニューロン構造。それぞれのレベルは、ニューロン集団によってインプリメンテーションされ、ここでは円によって表されている。

　（右）規則ニューロンと報酬システムとの関係が詳しく示されている。興奮性規則ニューロンの各集団は、ある一定の瞬間にオール・オア・ナッシングの離散的な仕方で賦活することがある。しかし、ニューロン集団が賦活になるとき、他の集団は抑制される。このシステムはさまざまな可能な仮説（ここでは3つ）を検証するために「多様性の発生装置」の役目を果たす。報酬応答が正解のとき、放出された神経修飾物質（たとえば、ドーパミン、アセチルコリン）は、獲得した規則ニューロン集団のシナプスの効率を（直接または間接に）変える。「勝ちの仮説」の選択はネットワークの可塑性を利用する。たとえば、神経修飾物質は受容体のアロステリック状態（ここでは直接には非感受性状態）を安定化させるか、または間接的にリン酸化反応によって安定化させる（S. Dehaene et J.-P. Changeux,《The Wisconsin card sorting test : theoritical anaylsis and modeling in a neuronal network》, *Cerebral Cortex*, 1, 1991, p. 62-79 による）。

いるからである。それぞれの集団の自発的な活動状態——いわば前－表象、ここでは、非常に単純化された前－表象——は、一つの規則をコード化するのに役立つわけで、その規則の賦活が下位レベルの感覚・運動ネットワークを動かすのである。ネットワークにおける側枝抑制は、興奮性ニューロンの唯一の集団が、一定の瞬間に活発になることがあるというものである。もし報酬があれば、活動状態の集団は、多様性の発生装置をブロックしながら安定化する。反対に、もし「間違い」があると、「罰」が多様性の発生装置を不安定にし、多様性の発生装置が再び機能し始める。そのような多様性の発生装置は、チューリングの図式の特徴を示している。これについては、第5章で詳しく紹介する。その意味で、これを「形態の発生装置」と呼ぶことができるだろう。ここで仮定されたメカニズムが単純すぎてまったく現実的ではないとしても、多様性の発生装置は形式的には機能している。この発生装置が近づくことができる可変性の振幅はきわめて狭いということを思い起こしておこう。つまりいくつかのニューロン集団である。しかし、私たちがあとの章で見るように、最近の研究では、この分野は著しく範囲を広げている。実際、ニューロンの作業空間という仮説は、分かりやすい表現の分野をかなり大きく広げている[59]。

　子どもが行なう認知ゲームは、絶えず進展している。シナプスの新しい波は、生後の発育期間の先行の波も含んで、徐々に現れてくる（第6章を参照）。低

次レベルの表象は、対象の知覚と対象について行なわれる活動に直接含まれている。高次レベルの表象に低次レベルの表象が重なり合うことは、高次レベルの表象により抽象的なあるいは概念的な性格を与えることで、外界の現実に対する距離を増大させているようである。

　提示された機械（コンピュータ）は、きわめて単純な構造を持っている。ロンドン塔のテストに成功するためにはそれだけで十分である。しかし、本当に数学的な問題についてはどうなっているのであろうか。アラン・コンヌと私は、評価システムを使って数学的な処理を行なうことができる人為的な機械の発展において、少なくとも三つのレベルを区別した[60]。最も初歩的なレベルでは、機械はたとえばチェスゲームを行なう。ゲームの過程で、機械は勝利からどれほどの距離にいるかを単純に評価する。第二のレベルでは、ある明確なプランに応じて、新たな戦略を展開することができ、対応する評価システムを持っている。最終のレベルでは、そのプランは知られていないが、機械は本当の意味での「創造力」を示す。機械は新しいプランを練り、適切な評価システムを発展させて、評価システムの「独創的な」性格や評価システムが世界と「調和」しているか否かという事実を認識することができる。これは、このあとの章のテーマとなる。

　分子レベルでは、報酬による選択のメカニズムは——例として——シナプス後神経伝達物質の受容体への報酬信号の直接的（あるいは間接的）行動としてインプリメンテーションされてきた。周知の通り（第1章を参照）、これらの分子は、膜の両面のいくつもの「鍵」を同時に認識することができる初歩的な「錠前」である。これは、フィードバック信号とシナプス後細胞の活動の一致を分子の離散的構造の変化のレベルで読み取ることができる「アロステリック」タンパク質である[61]。言い換えれば、この分子は一定の運動戦略の「成功」（あるいは失敗）を探知するのである。学習痕跡の貯蔵過程におけるこれらのアロステリック受容体の効果的な貢献を測定するために、私たちは遺伝子組み換え動物に頼ってきた。たとえば、アセチルコリン受容体のサブユニットに対してコード遺伝子が無効にされたハツカネズミは、受動的な待避による学習課題においては混乱してしまう。ハツカネズミはニコチンの自己管理能力も失ってしまった[62]。もちろん、いくつかの特定の受容体やイオンチャネルの特殊な性質に基づいた他のシナプスのメカニズムもまた、シナプス効率の変化に貢献する

ことがある[63]。たとえば、グルタミン酸受容体の場合、イオンチャネルはマグネシウム・イオンによって塞がれることがあるが、シナプス後膜の電位は、神経伝達物質による受容体の賦活とシナプス後細胞の活動状態との一致を検知するメカニズムをつくり出しながら、入り口の向こうにグルタミン酸受容体を排出する。

　サルにおける報酬の先取りについては多くの研究がされてきた。これは、「価値の予測[64]」とか、「期待された報酬[65]」とか、またはただ単に自己評価[66]と呼ばれている。自己評価という単純なニューロンのメカニズムは、外界から生じる報酬を先取りするという報酬の予測をする内的な装置を組み込みながら、インプリメンテーションされてきた（図15）。そのような自己評価のループは学習を促進し、どんなに難しい問題であろうと、未来への信頼という問題に最初の解決策をもたらす。確かに、一つひとつの行動、行動計画は、後の報酬の蓋然性の増加や減少に直接に結びついているのかもしれない[67]。そのうえ、一つひとつの行動は、さまざまな行動または行動の連鎖が、それらの行動を外界に対して試してみるというリスクを冒す必要もなく、暗黙のうちに評価される可能性がある「推論」という内的な様式に生体がアクセスすることができるようになる[68]。ピアジェの感覚・運動野についての実験と異なって、この章において仮定された認知ゲームは、外界と子どもとの実際の相互作用に限定されていないが、これから見るように、それは自己評価のメカニズムを使って「内部で」すばやく機能することができる。

　ごく最近になってもまだ、私たちは、学習期間中の大脳皮質ニューロンの活動状態を対象とする電気生理学の限られた数のデータしか使えなかった。ところが、私たちのモデルは、きわめて重要な帰結をもたらす。つまり、学習は——私がすでに述べたように——自発的な活動の可変性の幅の減少を引き起こすにちがいないのだ。実際に、運動課題の学習過程でラットの感覚・運動野において時間順に記録された活動は著しい変化を明らかにしている。個々のニューロンのユニット活動は、意味のある進化を示さない。それに反して、ニューロン集団の平均的なインパルス率や、インパルスの時間における正確な分布（10ms以上の間隔で）や、インパルスの相関関係のような全体的な特徴は、学習反応の予測とともに増加する[69]。したがってニューロンの個々の活動のもっと重要な調整は、成績の学習の後に行なわれる。人間の場合には、明白な倫理的理由

から、細胞のユニットの記録はほとんど使えない。しかし、大規模な脳波検査法や磁気脳波検査法の記録は、認知課題の達成のときにいくつかのニューロン集団の活動が同期するという証拠をもたらしている[70]。たとえば、簡略化された顔認識のケースにおいて、後頭野、頭頂野、前頭野の体系的な同期化は、刺激の提示後、約250msで生じる。それに反して、顔を逆さまに提示したときには、認識は起こらない[71]（図14C）。このタイプの記録はまだ非常に大ざっぱなものであるが、結果は提案されたモデルと一致している。私たちは、近い将来において、この特殊な仮説のより直接的な実験テストを行なえるはずである[72]。

バートランド・ラッセルは、「信念」と対象とのあいだの一致に疑問を抱き、信念が「真」であるときには、信念と対象のあいだに合同や形の類似——同形性——があると仮定した。ニューロン・ネットワークの活動状態が外界の対象の特徴を正確に再現するということは納得できるとは思われない。磁気共鳴画像法の研究は、ラットの場合には、網膜が直接に投影する大脳皮質の第一次視覚野のレベルで実現されてきた。しかしながらそれは、歪んでいるにもかかわらず、網膜によって知覚された対象を実際に認識するニューロン活動の分布を明らかにした。それでも、視覚野の階層を上がるにつれて、重要な変形が起きて、形の表象が徐々に薄れてゆく。

問題を提起する別の方法は、記憶対象を思い出すこと、たとえば視覚的な対象を「心的イメージ」のかたちで思い出すことが、対象を直接知覚することに関与する経路や領域と同じものを動員しているかどうかを知ることである。人間における脳の画像研究は、実際、この二つのあいだに大きな類似があることを示しているが、それでも磁気共鳴画像法の課題が、イメージの詳細な解像度を要求するときには、早熟な視覚野が特権的に参加している[73]。

現在まで、子どもにおける知識の獲得は、主として行動方法に基づいた研究を対象としてきた。ところが、このアプローチは、私が述べた神経行動学的仮説を検証するには十分なものではない。にもかかわらず、流体や固体、また物質的な対象の連続性についての身体的知識の獲得は、発達の明確な時期に[74]生まれたあらかじめ形成された「仮説」[75]を絶えず検証してきたかのように発展しているようである。知識の獲得に貢献する認知作用に固有なニューロンのメカニズムを明らかにするためには、知識の獲得の早い段階の生理学を研究す

ることが緊急に必要である。いずれにせよ、「知識の器官」の定着は、手の届かない対象として現れるのではなく、逆に認知神経科学や認知心理学の将来の研究にとって具体的な計画として現れてくるのである。

第3章

意 識 状 態

　哲学者ジョン・サールにとって、「生物科学において最も重要な問題は、最近まで、多くの学者が科学研究にはまったくふさわしくないと判断していた問題である。それは、脳の神経生物学的プロセスは正確にはいかにして意識を引き起こすのか、ということだ[1]。」

　人は世界と自己自身についての一定の認識を所有し、しかも人はその著者であることを知っている。しかし、人は、意識がその統一性と同一性において、複数のさまざまな内容を備えた認識と区別されることを疑わない。しかしながら、意識の起源にある神経生物学的プロセスを理解すること、つまりこの「現実の、自然な、生物学的な、そして文字通り脳のなかに局在する現象を[2]」解読することは、認識というプロセスの理解と、その真実性の検証にとって決定的に重要な段階となった。時には、ある人にとって真実と思われることが別の誰かの目には真実ではないからという場合さえあるが、それもまったく率直に言ってのことである。

　意識の起源についての議論は19世紀の曲がり角においてすでに何度も提起されていた。フランスでは、啓蒙時代の有力な人物、エティエンヌ・ボノ・ド・コンディヤックが、意識については、極端な経験主義のテーゼを主張していた。それはイギリスのデヴィッド・ヒュームの経験主義よりもはるかにラジカルであった。コンディヤックによれば、精神生活の構築物は完全にさまざまな感覚から構成されるものであった[3]。読者に対して、コンディヤックは初めはいかなる特性も持っていない立像として思い描き、初歩的な感覚をもとにしてその精神的な操作を再構成することを要求していた。コンディヤックは、自己意識、すなわち立像の「私」は、立像が経験する感覚の寄せ集め、記憶が立像に提

示する感覚の寄せ集めでしかないとまで宣言するほどであった。しかし統一性と同一性は感覚の多様性からいかにして生じることができたのであろうか。私が一個の緑のリンゴまたは赤い色のロスコの絵を見ようと、また私が自分の行なった最初の生物学講義を思い出そうと、一個の遺伝子のクローンを作成しようと、私は確かに同一である。

　反対に、18世紀末の経験主義が陥っていたアポリアを解決することを気遣っていたカントは、「私」というのは感覚の単なる連鎖からは生じえないし、ある意味では「私」は感覚よりも先にあるものであるということを確かに証明していた[4]。しかしそれでは、直接に私たちに与えられていると思われる、この「私」はいったいどこに由来するのであろうか。ドイツの哲学者カントは自然的基礎にもとづいてそのことを説明する手段を持っていなかった。初期の進化論者の立場、特にジャン＝バティスト・ド・ラマルク、およびのちのハーバート・スペンサーは、コンディヤックの立場や、デカルトを受け継いだ古典的合理主義の立場とは対照をなしている。進化のメカニズムについての彼らの見方は、のちに、とりわけチャールズ・ダーウィンによって異議を申し立てられたとしても、彼らは当然、神経系は、単純な生物からより複雑な生物へと移り変わってゆく進化の過程で、「段階的な、目に見えない組成」によって、徐々に発達してきたことを認めていた。ラマルクは、1809年に出た『動物哲学』のなかで、「ある種の動物と人間そのものが生まれつき備えている特異な能力」を区別していた。彼はそれを「内的感情[5]」と名付けていた。彼の考えでは、私たちは知性のはたらきと同時に感覚や欲求によって喜怒哀楽を受け取っているようである。内的感情は高次レベルの意志を統合しているらしい。意志は知性の器官によって産み出された判断から生ずるようである。ラマルクにとって、外部から産み出される「動揺」は意識をかき立てることができるらしいが、意識をつくり出すことはできない。のちに、スペンサーは、1855年の『心理学原理』において、「原始的な集団化された状態」のあいだで互いに入り組んでいるニューロンの「新しい集団」の漸進的な統合（今日なら連合と言うかもしれない）による神経系の進化的生成を跡づけようとしたし、直接の環境から独立した意識がどのようにして可能になるのかを示そうとした[6]。ラマルクとスペンサーの考え方は現代のある種のテーゼを先取りしている。つまり、こうした哲学的立場を完全に検証することなく、現代のある種のテーゼは、意識の発達は神経

系の複雑性とつながりがあるという観念を繰り返しているのである[7]。しかしながら、複雑性の単純な増大だけでは意識の発達を説明するには十分ではない。意識の起源の問題はしたがってそっくりそのまま残っている。それは現代の科学の大きな挑戦の一つとなっている。

　神経科学の専門家は意識を呼吸や消化に比較できる脳の特性の一つまたは機能の一つとみなしている。意識は、ニューロンの活動、シナプス、そして化学信号によるシナプスの調節といった用語で理解されなければならないだろう。しかし意識は独特の特徴を提示する。まず初めに、「さまざまな現象の組織レベル」があり、それは「内的、主観的な質的状態の世界、意識の知覚プロセス」、主体によって「一人称で」報告されるデータの世界に対応している[8]。他の人々にとっては、「一種の開ループ現象」である。「その入力と出力は絶えず変化している[9]」し、自己言及的な特性を備えた複雑な「構造」であり、その組織は「主体と他者、および主体自身の世界とを結んでいる[10]。」換言すれば、解剖学的、生理学的、行動学的データは私たちがこれから提示しようとする命題に堅固な証拠をもたらすのである。つまり脳の専門化された構造、「特殊なニューロン・ネットワーク」は意識に通じるという命題である。私たちの任務は、これらのニューロンの構成を同定し、知識の習得を意識的なものとしながら、それらの構成がいかなる範囲で、認識の真実性に特異な仕方で貢献しているのかを明らかにすることである。もし意識の神経科学がまだその始まりの段階にしかないとしても、その反対に、哲学者、作家、神学者は、意識の「現象」について非常に豊かな文献を産み出してきている。何世紀も前から哲学者たちの頭をいっぱいにしてきた問題のうちの少なくともいくつかを検討することによって、彼らを裁いてみよう。特に、それらの問題が認識の真実性の問題と直接に関係のある場合には。

1. 哲学的諸問題

　何人もの現代哲学者が、意識の主観性に関心を寄せながら、意識というのは彼らがクオリア〔主観的な体験が伴う質感〕と名付けた主観的な質的状態を含むものかもしれないということを示唆してきた。それは私たちの主観的な感情、

情動に属するものである。たとえば私がニコラ・プッサンの『アルカディアの牧人たち』Et in Arcadia ego という題の絵を見るとき、一人称で体験されてきた私の個人的経験は、同じ作品を見る第三者の個人的経験とどうして正確にまったく同一のものでありうるのだろうか。このことに関わりのあるクオリアは科学的検証にはなじまないものと長らく考えられてきた。唯一内観だけがそういう意識状態に私たちを近づけさせるものと見なされていた。というのも意識は自分自身のものとして体験された一種の内的視覚として定義されるからである。確かに、17世紀の絵画についての私の経験は、正確には、私と連れ添っている人の経験とまったく同じではないだろうが、しかしそれでも、私たちはこのルーブル美術館所蔵の絵に関して、人物、かたち、色、全体としての感動など、多くの点で一致することがある。最新の技術と科学的方法を使うことによって、この「一人称の」状態についての研究をし、ニューロンの相関関係を確立し、それを似たような条件下でほかの人が経験している主観的状態と比較することがなぜできないのだろうか。批評や共通の行動を引き起こしているというのに。個人の脳と経験とのあいだに存在する根本的な可変性があるにもかかわらず、表象とは区別されるこの共有されたクオリアもまた、脳の「物理的状態」と相関関係があると予想することはできる。ロスコ〔1903－70、ロシア・アメリカの抽象美術画家〕の『赤の上の黒』の色鮮やかな赤は、別々の観客によって、また自然光か人工の光かといった異なる照明のもとでも、一つの共通の恒常的な仕方で知覚される。もしそうでない場合には、美術館はなくなってしまうだろうし、美術批評もなくなってしまうだろう。またいかなる点でも私たちは互いに理解し合うことがなくなってしまうかもしれない。クオリアが不変であるという事実は、反応するニューロンの状態が不変であることを意味するが、クオリアの解読は意識の実験的研究の本質的な問題であり続ける。そこで問題なのは中心的な生物学的問いであり、このことについては次の章で社会集団における認識の共有の神経的基盤を扱う際に、もっと詳しく検討する予定である。

　もう一つ別の重要な問題が提起される。意識の統一性という問題である。私たちは目が覚めているとき、統合されたグローバルなある場面やある領野の主観的経験を「生きている」。これはアンリ・エーが「意識領野[11]」と呼んでいるものである。そこでは、この内的世界のなかで一種の総合が生じている。知

覚や、先行経験の想起や、情動や感情の交換、ならびに行動計画が、一つの共通の「環境」において主観的に統合されているのである。他方、意識の流れはダイナミックであり、絶えず変化するものであって、ウィリアム・ジェームズが書いたように、「鳥が飛び立ち、止まる」ようなものである。しかしこの流れは、カオスを別として、全体である。それは「そのモーメントの一つひとつにおいて一つであると同時に複数である[12]。」この統合されたダイナミックな意識の総合が前提とするものをよりよく理解するために、フォークナーの『響きと怒り』を再読してみよう。第一部において、ある家族の中で起こるドラマは、精神的にハンディキャップのある者の眼から見られている。作者は、かなり夢に近い、混沌とした、連続的な出来事のようにベンジーの意識に現れてくる感覚や情動やイメージを記述する。逆に、私たちはこのテクストを読むときに、通常の意識の「組織化された生」が非常に特異なかたちで持っているものをよりよく把握する。私たちは目覚めた状態になるやいなや、それぞれの瞬間にこのような体験をするのである。したがって私たちは、ニューロンの構造や、意識の統一性、一貫性、そして同時に多様性を意識に与えるニューロンと連結システムを定義することに努めよう。

　こうした枠組みにおいて、意識は、哲学者やモラリストが通常自律性と呼んでいるものとは別の重要な側面を見せる。真理に関して、また別の価値に関して判断する能力は、その人物の自律性に依拠している。意識の環境は外界に、つまり物理的、社会的世界に開かれている。それはまた内観にも、個人的な判断にも接近可能であり、このことは予言や予期や、起こりうる行動の「前－表象」を産み出すことも含んでいる。そのような予言は、「私」や自我に応じて評価される。その「私」や自我は、自ら行動する自我であることもあるし、行動の「所有者」[13]である自我であることもあるし、長期記憶を含む、経験や個人史の話し手としての自我[14]であることもある。このような判断の自律性は、私たちが初めに採用した脳の機能の「投射様式」と一致するし、リナスの主張とも一致する。リナスの主張によれば、意識は「感覚によって産み出されるというよりも調整される」ということのようだ。それはまた、「象徴的シミュレーター[15]」、「内観的現実の発振器[16]」、または「自己組織化」システム[17]としての意識的脳という概念とも一致する。こうした暗黙の精神的シミュレーション実験は、一貫性のある、安定した、自主管理された一つのイメージ、「個人的

な一つのモデル[18]」、または「一つの世界観[19]」に絶えず準拠している。そこでもまた、神経科学の課題は、意識の自律性のなかで働いているニューロンの構造を解読することである。

意識の経験についての最後の問題は、すでに言及した統一性と自律性にもかかわらず、意識レベルの多様性と、意識レベルのあいだに階層が存在するという事実に関わる。それらは眠り、夢、覚醒状態を含むが、注意深く反省的な意識とは反対の受動的な（あるいは知覚的な）意識も含む。これは組織したり、計画したり、推論したり、内観という努力の助けを借りて諸問題を解決したりする行動を含んでいる[20]。さらに、これらのレベルは自己を破壊したり、徐々に消滅したり[21]することがあり、そのために幻覚や夢の状態や人格喪失や情緒障害やてんかんといった臨床的な症状を呈する。そのうえに、意識は、種の進化の過程[22]と新生児の生後の発達[23]では連続的な段階を通して出現してくる。

この段階では、意識の特徴の全体を説明できそうなモデルの集合を現実的な仕方で想像することは時期尚早である。本章は主としてヒューリングズ・ジャクソンが「統合」活動とか「総合」活動と呼んでいたものにあてられるが、アンリ・エーの主張を信じるならば、表面に現れないレベルの多様性と複数性、要するに困難な課題によって要求される「警戒」とか「注意」とかの「高度なレベル」の条件下において「意識の作業空間[24]」と見なされることがあるものと対比してみなければならないだろう。私はまず初めに、意識の作業空間、意識的、非意識的認知作用、意識空間の多次元的性格、そして意図的行動の発生についてのいくつかの経験的データを簡潔に提示したいと思う。次に、個別の認知課題の例を取り上げ、そのモデルの限界を検証する前に、この意識的作業を説明することができるかもしれない形式的なニューロン構造[25]を素描することにする。

2. 意識環境

脳の活動の電気生理学的記録は、意識の経験がそのなかで統合される、「環境」の第一の単純なニューロン相関を提供している。大脳皮質の内在的な電気的活

動は、覚醒、睡眠、警戒、注意といったレベルに応じて著しく変化することがある。頭皮に電極を設置することによって行なわれる脳波検査（EEG）の計測、ならびに動物の場合のニューロンのユニットの記録は、睡眠状態と覚醒状態では自発的な活動と喚起的活動という異なる分布を示す。その場合、逆説睡眠と注意状態を含む[26]（図16）。

　覚醒状態にあって注意深い被験者に対して行なわれる脳波計測は、振幅がわずかで、速く、不規則な波長を示す。被験者が目を閉じて、うとうとしているとき、活動はリズムのある規則的なものになり、およそ秒あたり10サイクルの振動数である。意識をなくして睡眠状態に移行したときには、脳波は徐々に、はるかにゆっくりとした波長に向かって進んでゆく。秒あたり1から5サイクルであり、振幅も非常に大きい。時々、こうしたゆっくりとした波長は、電圧の低い、高周波の電気的活動の激しく、短い放電に取って代わられる。そのような波長は、逆説睡眠の速度の速い眼球運動の段階に一致している。これはふつうはまったく特異な意識状態、すなわち夢に結びつけられている。同様に、覚醒状態にある被験者の場合、脳の内部の表象処理に関係のある注意状態においては、およそ秒あたり40サイクルの高周波の局在的放電を測定することができる[27]。この40Hzの振動は意識のニューロン的相関関係を示していると考えることができるだろう[28]。実際にはこの問題はもっと複雑である[29]。

　たとえば、こうした電気的活動は、大脳皮質レベルまたはその周辺において測定されるにもかかわらず、ニューロンは大脳皮質に強く連結され、相互的であるのだが、大脳皮質から比較的遠い核にあるニューロン集団を働かせている。この視床核は、電気的活動に特有ではないが「内的な発電機」として働くと同時に、外界との特殊な「インターフェイス」としても働くから、脳のなかで戦略的な役割を果たしている。そういうわけで視床核の二つの異なるカテゴリーを区別することができる。

　特殊な核は、感覚器官（または運動器官）の経路を通して外的環境に由来する付随的な入力を受容する。それは大脳皮質の特別な層、つまり第四層との接続を確立する（第1章の図3）。大脳皮質において、この第四層は、いわば外部信号入力のドアの役目をしている。さらに、こうした信号を受け取る興奮性ニューロンは、みずからが振幅を確立する近隣の抑制性ニューロンと接触している。この皮質の振幅は視床への再入力を行ない、視床と皮質のあいだの特殊

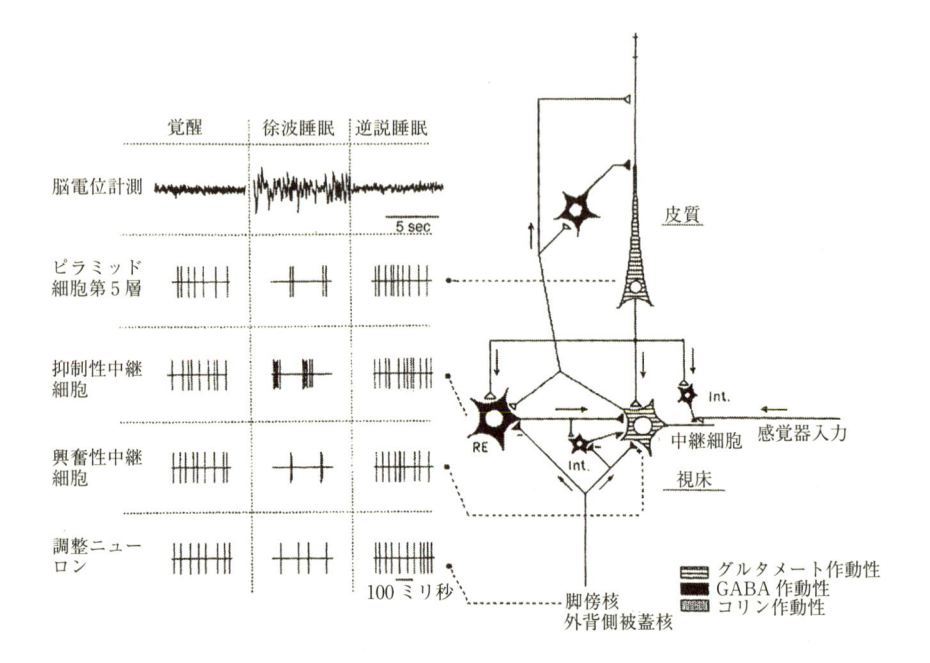

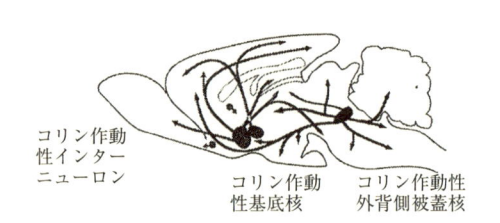

図 16　覚醒、睡眠、夢にかかわっている神経回路

　この非常に単純化した図式は、大脳皮質と、これと相互連結している視床核を働かせている。皮質全体にわたる視床皮質ループの活動状態 (EEG) は、覚醒、徐波睡眠、逆説睡眠（または「夢」）に対応する意識状態において異なる。脳波の記録は図の左に示されている。ループ状回路のニューロンの二つの主要なカテゴリーは、皮質の興奮性ピラミッド細胞と視床のグルタメート興奮性中継ニューロンである。しかし GABA 作動性抑制インターニューロンもまた、皮質および視床において、回路内で一定の役割を果たしている。図の左の部分には、主要な細胞タイプのそれぞれにおける個別ニューロンの記録が示されている。覚醒状態と逆説睡眠（または夢）のあいだに類似があることに気がつくであろう。この回路は二つの主要な入力を受容する。睡眠中にかなり広範にわたって、しかし全面的に「接続されていない」感覚器入力と、脚傍核と被蓋を調節するコリン作動性入力である (R. Llinas et D. Paré,《Of dreaming and wakefulness》, *Neuroscience*, 44, 1991, p. 521-535)。

下の図。ノルアドレナリンニューロンとともにラットの脳で覚醒状態と睡眠状態を制御するコリン作動性ニューロンシステムを単純化して表す模式図。

な振幅ループを創り出す。この第一のタイプの共鳴活動は、「意識環境」にまで至る外部環境の信号の輸送と直接に関係している。

非特殊核と言われる視床核の別のカテゴリーについて言えば、それは感覚または運動システムの介在によって外界と接続していない。内在的なループがこの非特殊核を動員し、非特殊核は大脳皮質の厚みを通して拡散的に投射される。この視床非特殊システムに損傷があると、睡眠障害や嗜眠状態や昏睡を引き起こす。「小さな悪」と呼ばれる軽微なてんかんの形態は、この視床皮質活動の異常に低い周波数を伴っている。非特殊核はこうして意識環境の生成に寄与しているのかもしれない。意識への接近は、視床特殊核皮質のループ（感覚）と非特殊ループのあいだの相互作用の結果かもしれない[30]。時間的一貫性または共鳴、したがって意識空間への入力を産み出すのは、特殊および非特殊ループの連結かもしれない。特殊システムが外界と結びついた内容を提供し、非特殊ループが内界のコンテクストをつくるのであろう。

視床ニューロンの電気生理学的特性が果たすきわめて重要な役割を発見するために分析を進めることにしよう。個々のニューロンの記録が示しているところによれば、細胞膜の脱分極があれば秒あたり40サイクルの速い振動を産み出すのに十分であり、この振動が意識状態と逆説睡眠段階を特徴づけている。反対に、振動の過分極は徐波睡眠と同調しているらしい。覚醒状態と、逆説段階の睡眠状態は、電気の視点からは類似であるが、本質的な違いを示している。つまり感覚器入力による調整があるのだ。目が覚めていて注意深い被験者の場合、感覚器入力は速度の速い視床皮質振動を再初期化する。これが脳によるのちの振動処理の第一段階となる。逆説睡眠段階のあいだ、感覚器入力は皮質に到達するが、視床皮質共鳴ループを再初期化することはない。徐波睡眠のあいだ、感覚器入力は劣化するが、ループを変えることもない。したがって、情報を受け取り、処理する視床皮質集合の「生理学的環境」は、システムが「覚醒した」意識状態にあるか否かによって異なると考えるのはもっともなことである。このような状態の変化がたいていの場合、かなり急激に、あるいはてんかんの「小さな悪」のケースのように、オール・オア・ナッシングの様式で産み

出されることを指摘しておくのは興味深い。実際、皮質視床ループの中につくられる回路はきわめてはっきりと非線形性の性格を示している。

　還元主義的アプローチを続けることにしよう。いま私たちは皮質視床ニューロンの振動状態を生起させたり停止させたりする分子メカニズムを同定できるところまで達している。この調節に介在する専門化されたニューロンの複雑な集合は、1950年代以来、網様体、つまり視床経路とは別の、非特殊賦活系に中心を置いた非常に活発な研究の対象となっている[31]。G・モルッツィとH・W・マグーンがこのシステムを発見したのだが、彼らは意識へのアクセス調節における網様体ニューロンが果たす決定的に重要な役割をすでに強調していた。これらのニューロンは、脊髄と視床のあいだの脳幹に位置する核の複雑な相互接続した集合を形成している。これらのニューロンの形態学はきわめて珍しいものである。その細胞体が何百というグループ単位で脳幹に局在するのに、軸索は脳に広範に拡散している。ニューロンの軸索と分枝が扇状に放射分布しているために、それら小さなニューロン集団は、脳の広範な領域に、さらには脳全体に調整的影響を及ぼしている。そのうえ、相互接続によって、ニューロン集団は大規模な反射メカニズムと循環統合形式をつくりあげ、それが大脳皮質の下行路と組み合わさって、意識状態の移行における非線形効果を新たに産み出す「大きなフィードバックシステム」を形成する[32]。

　これより後の研究が明らかにしたところによれば、脳幹の網様体ニューロンは生化学的にも接続的にも非常に多様であることを示している。それははっきりと限定された神経伝達物質（アセチルコリン、ノルアドレナリン、セロトニンのような）の集合を含むものであり、その「大量の」放出によって、さまざまな意識状態に対して弁別的な制御を行なう[33]。

　ハーバート・ジャスパーとその同僚によって1960年代初めから行なわれた観察は、すでに私たちが指摘したように、覚醒と睡眠の交替に、神経伝達物質の一つ、アセチルコリンが寄与していることを強調していた。大脳皮質に放出されたアセチルコリンのレベルは瞬間ごとに変化する。それは非常に異なる二つの状況で頂点に達する。つまり覚醒と逆説睡眠のあいだに感覚器（または電気）の刺激による大脳皮質の賦活化である。電気生理学的記録が明らかにしているのは、完全な意識への移行が始まる瞬間の脳の覚醒は、アセチルコリン性ニューロンを含む脳幹のニューロン賦活から始まるのである。脳幹のニューロ

ンは、すでに記述したような視床と皮質のあいだの相互的ループとともに、化学的関係である、「神経伝達物質の泉」（S・グリーンフィールド）を創り出しながら、神経修飾物質を放出する。この神経修飾物質の受容体、特にアセチルコリン受容体は視床ニューロンのなかに存在する[34]。この神経修飾物質による刺激のために、視床ニューロンの電気的状態は、睡眠に固有の振動様式から覚醒の速波へと移行し、またその逆も起こる。この物質が情報の流れを大脳皮質本来の回路に新たに方向付けることさえありうる[35]。

　したがって意識はもともと内生的な脳の自律的プロセスを動員している。そのさまざまな状態は、脳幹のニューロンが放出するような、大きな化学信号によって制御されている。脳の機能の投射的様式を明らかにする数多くのプロセスのなかから、意識は、ニューロンの振動によって産生される自発的な内在的活動から生まれる。この活動は、コンディヤックだったら言ったかもしれないように、感覚によって喚起される信号によって調整されるのであって、「構成」されるのではない[36]。

3. 意識と無意識

　睡眠中、被験者は意識していない。しかしながら、断片的であろうと、逆説睡眠のあいだに見た夢のエピソードの記憶を保持することができる。反対に、覚醒していて注意深い被験者は、自分が強度の無意識的活動の中枢であるということを意識しないことがある。歩いたり走ったりするとき、私たちは自分の足や関節の正確な位置を意識していないことを知っている。一般に、鼓動や呼吸のリズムについても意識していない。私たちは一瞬ごとには、長期記憶の目録の最小の部分しか参照していない。精神分析が理解している意味での「無意識」が議論になっているとしても、それが私たちのなかで、私たちの意識的な内的生活の操作と重なり合う無意識的な操作を産み出していることは否定できない。

　さらに、この考え方は新しいものではない。ドイツの哲学者ヨハン・フリードリッヒ・ヘルバートは、『科学的心理学』（1824―1825）のなかで、すでに意識閾を導入していたが、この閾を越えると「抑制された」観念または無意識

の観念が「現実的」または意識的なものになるのである。およそ1世紀後、ピエール・ジャネとジークムント・フロイトによって、この問題はおびただしい考察の対象となった。しかし、この問題が科学的、客観的な研究の対象になったのはごく最近のことでしかない。

　脳に損傷があると、被験者がそれと意識しなくても、いくつかの測定可能な認知機構が展開されることがあることが明らかになっている。盲目視と呼ばれるものの例を取ってみよう。第一次視覚野17野の損傷は、暗点を、つまり視野のいくつかの領域における視覚喪失を生じる。にもかかわらず、患者の目に見えない領野に光線を当て、フラッシュの方向に眼を向ける[37]か指で指し示す[38]ように聞くと、患者は、光線を見たことを否定しながらも、この課題を正確に遂行する。もちろん私たちは患者の経験話に、また患者の証言に頼ることしかできない。盲目視は再現が簡単な現象であることには変わりない。これはサルの場合にも、きわめてエレガントな行動実験によって証明されてきた[39]。第一次視覚野の損傷によって引き起こされる盲目視に苦しむ患者の場合、視覚情報の処理は実際には皮質によらない経路を借用している。この観察が示しているのは、一方では、大脳皮質は意識的視覚に寄与しているということであり、他方では、視覚情報は、患者がそれと意識することなく、皮質によらない経路を借用することができるということである。したがってその差異は、ヒトと下等哺乳類とのあいだで（ましてヒトと爬虫類や鳥とのあいだで）この点に関して有意であるかもしれない。すでに1881年に、ムンクはイヌの視覚皮質を取り除いても、イヌが障害物を見て、それを避けることを確認していた。イヌは相変わらず意識していたのか、それとも意識的視覚とほぼ同じくらい効果的な自然発生的な盲目視を持っていたのか。

　意味論的点火現象（すなわち意味プライミング）など、いくつかの認知機構を意識していない性格について証明する他の実験データにも言及することができる[40]。患者の証言によれば、患者が意識的にそれと知覚できないほど速く、書かれた単語が患者に提示される。それにもかかわらず、この素早い提示によって、次には類似の単語の処理が容易になる。脳の画像処理技術が示すところでは、きわめて短い時間での刺激は、いくつもの皮質領野、特に（ただし独占的にではないが）意識的ではない仕方で活性化される、運動プログラミングに関わる皮質領野の大脳賦活に測定可能なほどの影響を及ぼす。これらの領域は、

郵便はがき

１０２８７９０

102

料金受取人払

麴町局承認

2829

差出有効期間
平成18年6月
30日まで

（受取人）
東京都千代田区
飯田橋二―一―三

産業図書株式会社

愛読者係行

|ի|ի|ս|Ո|ս||Ոս||իս|ս|ս|ս|ս|ս|ս|ս|ս|ս|ս|ս|ս|Ոս|

本書の書名		ご購入年月日 ・ ・
ご購入書店名	市・区・町	書店

〒

ご連絡先　　　　　　　　　　　　　　　□ ご自宅
　　　　　　　　　　　　　　　　　　　□ 勤務先

ご芳名　　　　　　　　　　　　　　　ご年齢

勤務先　　　　　　　　　　　　　　部課または学部名
または在学校

このカードは当社において大切に保存し、今後の新刊のご案内や企画の参考などにさせていただきますので、各項目ご記入の上そのままご投函下さい。

本書ご購入の動機（○印をおつけ下さい）

1. 新聞または雑誌の広告をみて
2. 当社からの刊行案内
3. 図書目録をみて
4. 書店でみて
5. 書評をみて
6. 人にすすめられて
7. 著者に関心がもてた
8. テーマに関心があった
9. 教科書として
10. その他

ご購読新聞・雑誌名

新　聞　　　　　　　　　　雑　誌

本書についてのご感想やご意見，または刊行ご希望の図書など

ご記入ありがとうございました。

患者が完全に意識的に視覚刺激を知覚するときには、きわめてはっきりと変化する。前頭前野、頭頂領野の賦活は、隠された単語処理の際には無視できるものだが、単語の意識的知覚の際にはめざましいほどに増大する。意識的知覚と、知識の獲得および意識的処理といったもっと念の入ったプロセスを説明する神経構造は、情報の意識的でない処理に関わる神経構造とははっきりと別のものである[41]。

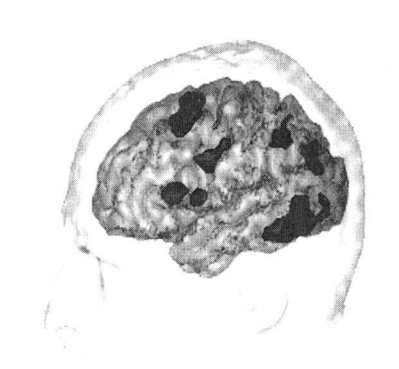

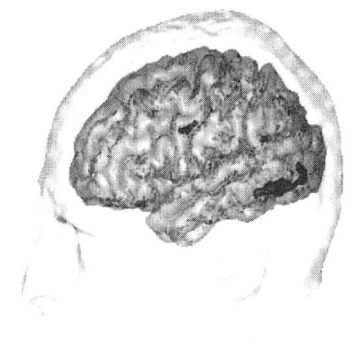

目に見える単語
意識的

隠された単語
無意識的

図17 書かれた単語の「意識的」知覚と、それらの単語の「無意識的」処理の際に、覚醒した被験者の場合に機能的磁気共鳴画像法によって得られる脳のイメージ。
　両者の違いは、被験者に素早く提示されたイメージの正確な配列による。単語の直前および直後に「仮面」（複雑な図像）があると、意識的な認識を妨げるが、意味プライミング課題におけるのちの利用を可能にする。もしこの仮面が「白」に替えられると、意識的知覚が生じる。意識的処理は後頭領野（視覚）、紡錘状回（単語のかたち）、そして特に前頭領野を賦活する（S. Dehaene *et al.*, 2001 による）。

4. 精神的総合

　ポール・リクールは、これについては現象学の伝統に従って、「意識的経験」と呼ぶ慣わしのあるものの複数のレベルを特徴づける、極端な複雑性とヒエラルキーを強調している。初歩的なレベルでは、「日常的経験」と名付けることができるものを私たちは持っている。これは主体が言語に近づくことを含んで

いる。もう少し高いレベルでは、科学的活動と知識の行使の他に——これについてはあとで触れる——、実際の生活の社会的、政治的次元、詩的な活動、宗教的な展望など、要するに全体的経験がある。この異常なまでの多様性は、それでも主観的には、統合された、唯一の、そして特異な精神的活動として知覚され、体験される。

　この全体的経験の納得できるモデルをつくり上げることは、まだ神経科学の日程には上っていない。しかしはるかに単純な実験的状況によって、いくつものはっきりと異なる方式を同時に明らかにする操作——視覚による知覚、単語の記憶、運動プログラミング——が、どのようにして一つの明確な課題において統合されているかを理解することはできる。これは、たとえば、「ストループ課題」と呼ばれる有名な認知課題の場合に起こることである。患者に色彩を示す用語がインクで書かれているまさにそのインクの色の名前を言うようにたずねる。単語と色が一致するときには、答えは速い。しかしたとえば「青」という単語が赤いインクで書かれているときには、答えはもっとゆっくりであり、注意という努力を要する。書かれた単語から意味へと進む神経回路は、知覚された色から色の名付けまで進む神経回路よりも速く、自動的である。たとえ赤で書かれていても、直観的に「青」と読むのである。これは日常生活においては頻繁に起きている[42]。もちろん間違いも頻繁に起こるが、集中力という努力によって間違いを避けることができる。「青」という単語が赤いインクで書かれているとき、私たちはたちまちにして「赤」と言うのを覚える。いずれにしても、知覚された色と書かれた単語の意味のあいだに干渉がある場合には、課題を実現しようとすると、異なる方式を一つの同じ運動行動に統合するためにあらかじめ予期していない関係づけをすることがどうしても必要になる。

　一般的には、サルもヒトも、特に干渉を産み出す直接刺激とは無関係に全体的、かつ複数の方式の情報をいわば「つないでおく」ことができる[43]。ストループ課題を含むこれらの課題において、患者は、数秒間にわたって、さらにもっと長い時間、意識的総合を続けるという努力を行なう。周知の通り、大脳のいくつかの損傷はこの処理に選択的に悪影響を及ぼす。この活動を維持するには前頭前野腹側皮質が無傷であることが必要である。複数の皮質視床連結において、またそれが網様体の調整ニューロンと全体的に関係しているなかで、一定の脳の領域の集合が意識のきわめて特徴的な側面、つまり私たちの内界と外界

とを統一的に総合する能力に貢献しているのは明らかである。したがって、前頭前野皮質は意識的な知識獲得に必要な構造の一部分であると言うことができる。

5. 制御すること、テストすること、計画を立てること

　目が覚めているとき、私たちの意識的生活の大部分は過去をもう一度記憶すること、現在よりも幸福な未来について思索することに費やされている。全ての人間は、その文化や社会的立場が何であれ、そのように存在している。意識は、過去、現在、未来に、2種類の認知過程を通して全体的に接近する。つまり、過去、現在、未来に対して、外界の現実の内的モデルを産み出すプロセスであるシミュレーションと、そのモデルが現実に、あるいはこう言ってよければ、モデルの真実性に適合するかの検討——テスト——の二つである。言い換えれば、この「現実性テスト」が、適切な仕方で文脈を表すことを可能にする情報源を「監視することになる」ニューロンのシステムを空間にも時間にも関わらせているのであろう[44]。

　こうした考え方はもちろん、前章で提示した選択による知識獲得モデルと一致する。実際、この獲得様式によって私たちは現実についてのいくつものさまざまなモデルを同時に検証すること——あるいは評価すること——ができる。特に、現実の内的モデルを外部の現実と突き合わせることができる[45]。この評価プロセスによって私たちは「本物の」過去と、私たちに提示される矛盾した事実とのあいだで選択せざるをえなくなる。現実のシミュレーションとテストという二つのプロセスは、意志決定、一つの目標に向けての行動、そして計画を含む監修[46]という、より一般的な機能を表すものと理解される。誰もが予期しうるように、前頭葉の損傷はこの機能に重大な悪影響を及ぼす。それについて以下で三つの説明を行なうことにする。

　神経障害に苦しむ患者は奇妙な欠損を示す。フォーク、ナイフ、コップ、あるいは水差しのような物を目の前に置かれると、そういう患者はそれらの物を強迫的に手にとって、頼んでもいないのにそれらを用いる[47]。この現象を発見したフランスの神経学者フランソワ・レルミットは、これを「使用行動」と名

付けた[48]。患者はその行動が社会的に適応しないときにも、検査者のまねをする。たとえば、寝室に入ったときには、真っ昼間でも床につこうとする。こうした患者は、意識的なシミュレーションを行なう能力と、ある明確な目的に従って現実を検証する能力に障害がある。

　前頭葉にいくつか損傷があると、朝ご飯を用意するとか、歯磨きをするといった日常的行動をきちんと行なうことができないことがある。コーヒーを入れる準備をする例を取ってみよう[49]。実はこれはいくつものレベルの制御を前提とする課題である。しかも前頭葉損傷のある患者は必ずいろいろな間違いをすることが確認されている。手抜かりをする（ミルクや砂糖を忘れる）、物を取り違える（コーヒーカップにコーヒーではなく、バターや塩を入れてしまう）、間違いに固執する（間違った動作を繰り返す）といったことである。こういう人は言われた目的に適合する行動を選択せず、意識的モデル（コーヒーを入れる準備をしていること）と外の現実との間で自分が犯している間違いに気がつかなくなる。ある前頭葉患者は、自分の記憶の源泉を説明することがまったくできないこともある。事実に関する情報は正確に思い出されるが、しばしば間違った文脈で思い出される。患者は話をつくり上げ、本当の思い出とそうでないものとの区別をすることができない。たとえば、「山に船の残骸があった。雪崩があったにもかかわらず、その残骸にはひどく雪が降り積もっていて、それは大海に浮かぶ海軍のヘリコプターに似ているほどであった[50]。」というものである。明らかに、患者によって獲得された知識の意識的使用における「現実性テスト」は、前頭葉の損傷によって重大な障害となっている。

　言い換えれば、意識的経験は複数の方式の総合と、それを現実と突き合わせて検証することを同時にひとまとめにしている。この二つの場合で、大脳皮質——そして特に前頭前野——が無傷であることが必要になる。

6. ニューロン「自我」

　精神的総合とその現実性検証は、被験者の環境と、記憶に保持される思い出の内的世界を同時に含む。意識の自律性に貢献する一人称のデータは、「私」や被験者の個人史や被験者の身体知覚への絶えざる参照を前提とする。いくつ

かの専門化された脳の構造は、この自我への参照に選択的に関与する。フランスの神経学者ジョゼフ・バビンスキーは1914年に体性感覚野を司る右の大脳半球の損傷を受けた患者の着目すべきケースを発見した。したがってこの患者は半身不随であった。しかし自分の身体が麻痺しているという現実をきわめて驚くべき仕方で認めようとしなかった。バビンスキーは身体制御を重篤に失っていることを認めない症状を示すために自覚症欠如という用語をつくり上げた。患者は損傷に由来する脳欠損を自覚していなかったばかりか、医者が誇張していると非難するほど否認し、また医者が間違っていると言うのだった。ある患者の場合には、この現象を説明可能な感覚器欠損の反動として知覚経路の障害を明らかにすることができる。また、たとえば脳梁による大脳半球間の連結損傷は、左脳が右脳の障害と通じるのを妨げることも考えられる。他の解釈もまたこの欠損を説明することができるかもしれない[51]。

　頭頂葉の損傷はこれとは反対の遊離を引き起こすことも発見された。被験者による自己の身体の自己中心的な知覚は守られているが、個人の外の空間における身体の外界中心的な知覚は障害を受ける。こうしたことはすべて自己意識に神経的基盤が存在することを示している[52]。

　明らかに、サルの自我についての証言は間接的にしか制御されることがなく、相変わらず疑わしいままである。にもかかわらず、個々の細胞の記録から明らかになっているのは、上側頭溝において、別のサル（または実験者）によって産み出されるイメージと音によってニューロンは賦活されるが、それらのイメージや音が個体自身によって産み出されるときには同じ刺激によって賦活されないということである[53]。同様に、前部帯状回皮質と隣接する前頭前野内側領域の後部において、被験者自身が手ほどきする運動を産み出す前にただちに活動状態に入る細胞が発見されている[54]。そのような細胞は自我によって表現される目的の神経的表現のなかに含まれているのかもしれない[55]。したがって私たちは自我の真性の神経的基盤についての実験データを持っているわけである。

7. ニューロン「作業空間」

　したがって、もっぱら実験によって獲得される、感覚の「コレクション」として「私」を表すコンディヤックの主張は放棄されるべきである。先ほど言われたことに照らしてみると、スペンサーが仮定したニューロンの「集合」の研究から、またはラマルクが「内的感情」と名付けたものの神経的基盤の研究からスタートするほうがより適切であると思われる。

　私たち、つまりスタニスラス・ドエーヌ、ミシェル・ケルスツベルクと私[56]が提案する意識の作業空間のニューロン的仮説は、意識の問題を解決することを目指すものでもないし、実験によって同定された意識のすべての特徴やそのニューロン的相関関係を説明するものであると主張するのでもない。研究がすでにこの方向に進んではいるものの、それはさしあたり、意識環境を扱うのでもないし、複数の意識状態を扱うのでもない。それはむしろ、きわめて単純な仮説的ニューロン構造によって、平行的かつ弁別的な複数の経路による信号の多様性とは関係のない処理を行なうとともに、同時に複数の経路を「統一された場[57]」または共通の「作業空間[58]」に統合することを行なうための限定的な試行である。ジョン・サールは意識のモデルについて二つの異なるカテゴリーを対立させた。初歩的な断片に依拠するモデルと、統一された場に基礎を置くモデルである。現実には私たちのアプローチはこの二つのモデルを両立させようとするものである。つまり単純な初歩的断片から出発して、アンリ・エーの言う「意識の場」あるいはジョン・サールの言う統一された全体的な場という二つの統合的側面を説明するに至るようなニューロン構造のモデルをつくり上げることである。意識環境の唯一の生物物理学に関心を持つよりも、意識の統合と分化を同時に扱うのである。

　このような新しい考え方は、前頭前野皮質を動員する遅延反応課題を説明するために先に言及した神経モデルの系譜のなかにある[59]。それでも、いくつもの新しい構造的仮説が導入されてきた。他方、作業空間、要するに、「ニューロン作業空間」の神経的基盤の仮説は、どちらかといえば抽象的で、ジュリオ・トノーニとジェラルド・エデルマンによって提唱された意識の考え方[60]が生

じる複雑性に基づいたアプローチとは異なる。それはまた、やや素朴な還元主義からも遠ざかる。還元主義によれば、40Hzの波長は、フランシス・クリックとクリストファー・コッホが示唆したように、意識の真正な相関物ということになる。私たちのモデルの目的は、まず第一に、すでに述べたストループ課題のような認知課題を実現することができる最小限のニューロン構造——必然的にきわめて単純化されるが、現実的な構造——をつくることである[61]。

すでにかなり古いのだが、最近心理学者のバーズによって明白に表現された仮説の中心的命題は、脳の中に二つの主要な計算空間を区別することができるというものである。第一の空間は、競争関係にある並列プロセッサ、分散プロセッサ、そして機能的にはカプセル化されたプロセッサを持つ処理ネットワークであろう。これは実に多くの多様性を示す。つまり一次感覚プロセッサ、運動プロセッサ、意味論的データの基盤を含む長期記憶、自我、自伝的・個人的データ、そして動機付け、報酬、また一般的には情動を含む、注意と評価のシステムなどである。

第二の計算空間は、皮質を通して「水平に」、しかも相互的に投射される非常に長い軸索によってきわめて豊かに相互連結し、特徴づけられる皮質ニューロンの分散集合によって構成される全体的な作業空間と呼ぶことができるものに対応している。この長い軸索を持つニューロンは、同一の大脳半球のさまざまな野同士、また脳梁を通って二つの大脳半球同士さえも接続することができる。周知のように、大脳皮質は、層状の構造を呈していて、そのニューロンタイプによる構成は大脳皮質の領域ごとに変わる。特に第二層、第三層のピラミッド細胞は、長い軸索分枝を持っていることが知られていて、その軸索分枝はそれぞれの大脳半球に、また二つの大脳半球のあいだにも広がっている（第五、第六層の長い軸索を持つニューロンもまたこれに貢献することがありそうだ）[62]（図18）。ここで提案されている仮説は、これらのニューロンが作業空間で特権的な役割を果たしているということだ。この公準は重要な帰結をもたらす。第二、第三層のピラミッド細胞は、特に前頭前野皮質野、背側皮質野、そして下頭頂皮質野に豊富に存在する。このことは、皮質野の領域的な賦活から言えば、この細胞的仮説の巨視的な位相論的な相関関係を確立する可能性を提供している。その弁別的な賦活は、磁気共鳴画像法というテクニックによって評価されることができるにちがいない。

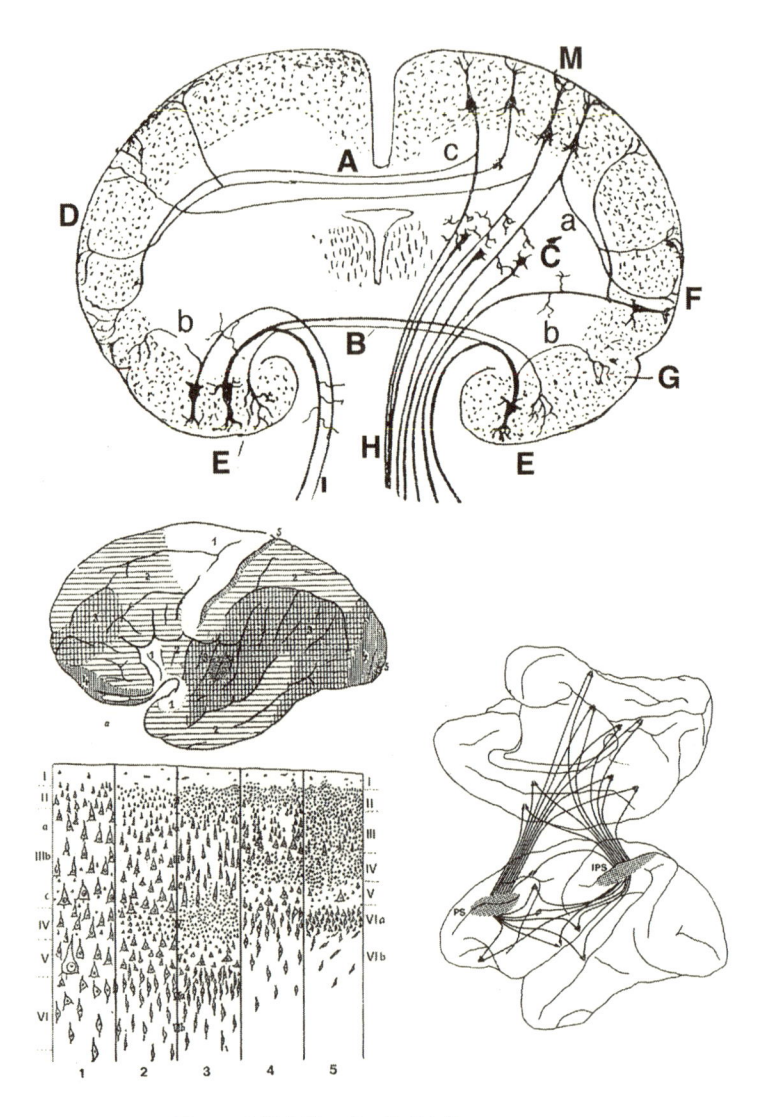

図18 大脳皮質の長い軸索を持つニューロン

上:サンティアゴ・ラモン・イ・カハルが『組織学』(1909年)で脳の機能の解剖学的理論を説明するために提示した図式。ラモン・イ・カハルは「高度な心理的現象」において彼が「連合繊維」と呼ぶものがたまたま果たす役割をすでに示唆している。この繊維は、大脳皮質の異なる領域を、一つの同じ半球に (a, b) 集めるだけでなく、半球のあいだにも (A, B) 集める。

左下:皮質野の分布に応じて大脳皮質のニューロンの組織構造が多様であること。第二、第三層のピラミッド・ニューロンが非常に豊富なタイプ2の皮質は前頭野と頭頂・側頭野に豊富である (C. F. von Economo,《The cytoarchitectonics of the human cerebral cortex》, Oxford Medical Publications, Lardon, 1929 による)。
右:皮質野の主要溝 (PS) と内頭頂溝 (IPS) に由来する長距離の相互連結とそのさまざまな投射 (Selemon et Goldmann-Rakic,《Common cortical and subcortical targets of the dorsolateral prefrontal and posterior parietal cortices in the rhesus monkey : evidence for a distributed neural network subserving spatially guided behavior》, J. Neuroscience, 8, 1998, p. 449-468 による)。

　皮質ニューロン、主として第五、第六層のニューロンと、視床ニューロンとのあいだの、私がすでに指摘した緊密であるが、「垂直の」相互連結ゆえに、この長距離の皮質連結性は、視床ニューロン同士の長距離連結によってさらに強化される。
　さらに、皮質-視床空間の「意識環境」のなかで[63]、努力と注意を要求する意識的な課題を遂行しているときには、作業空間のニューロンは、離散的ではあるが可変的な時空の構造,すなわち全体的な前-表象のようなものを作って、自発的に賦活されていることをこのモデルは示唆している。脳のレベルでのそのような前-表象は、注意と警戒信号によって調整され、報酬信号によって選択される、脳の複数のプロセッサ同士の相互連結をつくり出しているかもしれない (図 19)。
　作業空間とプロセッサニューロンとのあいだで前提とされる関係は相互的であり、「上から下へ」(トップダウン) と「下から上へ」(ボトムアップ) の両方に導かれるが、そうかといって対照的というわけではない。プロセッサニューロンは——感覚入力の媒介に役立つニューロンと同じく——上行方向に、すなわち全体的な作業空間を構成するニューロンの相互連結集合の方向へ投射を行なう。反対に、どんなときにも、作業空間の全体的表象は、もっぱら下行方向に、プロセッサニューロンのサブ集合の活動を選択的に「導く」(図 19 および 20)。私たちの仮説によれば、この制御は作業空間のニューロンをもっと周辺的なプロセッサニューロン (皮質か、または視床であるかもしれないし、両方同時であるかもしれない) に結びつける下行的投射によって調整される[64]。この投射は、プロセッサニューロンの上行入力を選択的に増幅するか、または反対に止めるのだが、このようにして、ある一定の瞬間に、他のプロセッサを除

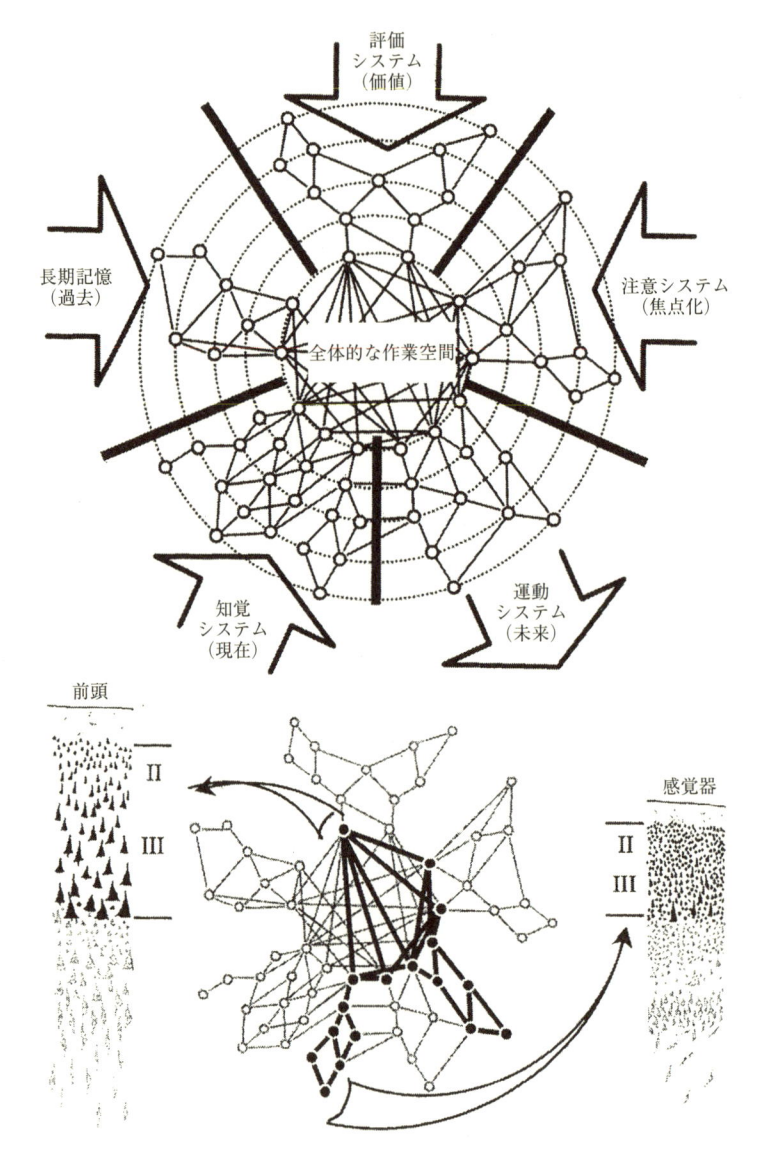

図19 ニューロン作業空間仮説の図式的表象
上：ここでは知覚において比較的自律し、専門化された5つの主要なタイプのプロセッサ。知覚、運動性、注意、評価および長期記憶は、脳のレベルでは、作業空間の長い軸索を持つ

第3章　意識状態

ニューロンによって包括的にまとめられて図で示されている。「努力を要する」意識的な課題のときには、はっきりと区別されるプロセッサのなかにあるニューロン集合のあいだの連合は、作業空間の限定されたニューロン集団の賦活によって、上から下へとはたらく（主としてではあるが、前頭皮質の第二、第三層だけではない）(S. Dehaene, M. Kerszberg et J.-P. Changeux, 1998 による)。

去しながら——抑制しながら——作業空間内のプロセッサの特別な集合を動員しているのである[65]（図20）。

作業空間のなかで全体的表象として選択された前‐表象は、自律的に活動状態のままであり、それが積極的な報酬信号を受け取っているあいだは、周辺的な刺激の修正に抵抗することができる。もし評価が否定的である場合、または自動的に整備された注意プロセスがたまたま足りないような場合には、この前‐表象は試行錯誤というプロセスによって、作業空間のニューロンの別の離散的組み合わせに取って代わられるか、再度実現されるのである。非選択的図式は長距離の抑制性連結によって抑えられるが、もし状況が変化すれば、独立的な仕方で、あるいはニューロンの新しい組み合わせの一部となることで、再活性化されることがある。作業空間のニューロンの活動を活発にする情報による刺激が実現されたということである[66]（図21）。その特徴は、新しい組み合わせ仮説の検証とテストを行なう、持続時間はさまざまであるが、首尾一貫した個々のエピソードの絶えざる流れにある。こうした賦活様式はピリシン(2001)が「構成的」とか「創造的」と見なすものの導入になっているかもしれない。それはまた、短期的な「後発生的ニューロン選択」機構、すなわち脳のレベルでは、変異と選択による「心的ダーウィニズム[67]」の機構を動かしている。ここで示唆されるニューラルアーキテクチャは、意識の作業空間の統合された場の内部で働いていると思われる、いわばダーウィン的多様性の発生装置を含むものである。

注意の回路は、外界との接触における探索行動と、試行錯誤しながら報酬を求める際に重要な役割を果たしている。それらの回路は、いくつかの危機的な状況に関与する入力経路の選択と増幅に貢献する限りにおいて、一個の動物種の生き残りにとって著しい帰結をもたらす[68]。作業空間のニューロンモデルの枠のなかで、注意の回路は、長期記憶をもとに行なわれる作業空間の表象の自発的産出と選択において補助的に決定的な役割を果たしている。

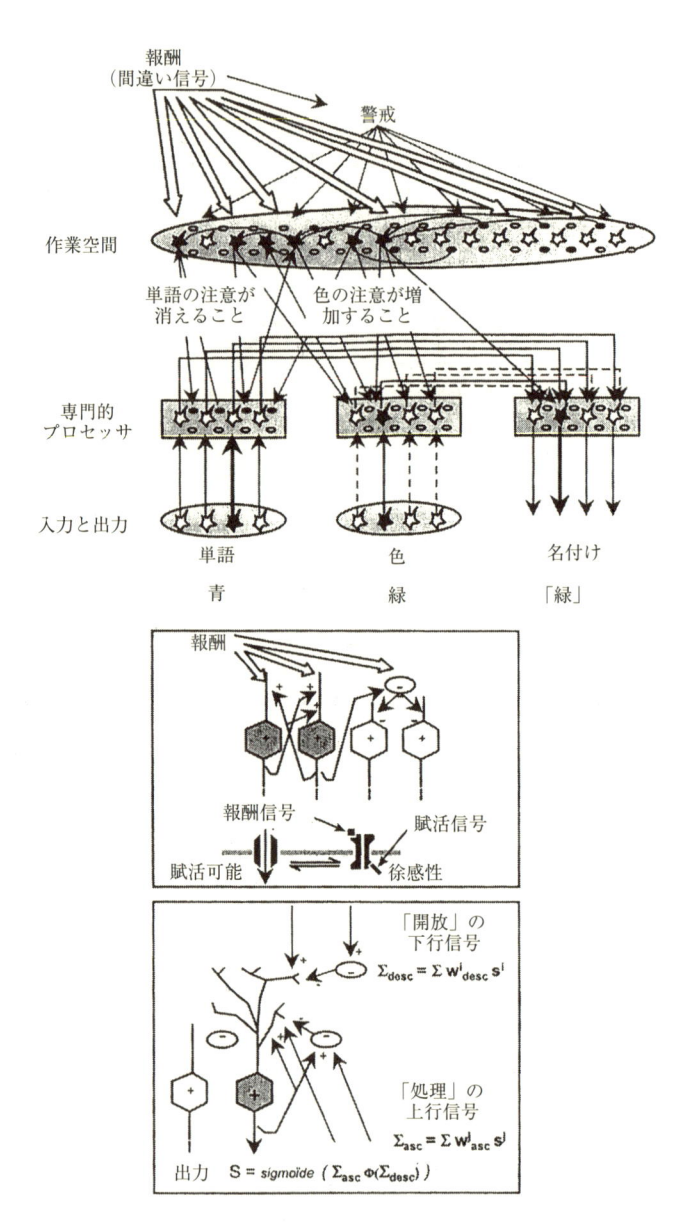

図20 ストループ課題のような努力を要する課題を「シミュレーション」することができる最小のアーキテクチャ

　図示されたそれぞれのユニットはニューロンの集合を表す。たとえば約100個のニューロ

ンを持つ皮質柱（図3を参照）。ストループ課題は、ある色を表す単語を書いたときに使ったインクの色を言葉で示すことである。ここでは「青」という単語が緑色で書かれている。被験者は、ごく自然に、書かれている通りの単語を読む、すなわち「青」と読む。そのとき、被験者は間違いを正して、インクの実際の色である「緑」と言うためには努力をしなければならない。そのために報酬システムによって間違いを押さえて、作業空間のニューロンを動員しなければならない。そのニューロンは、「下行」信号によって、上から下へと、正しい「上行」信号に動員されるニューロンの限定された集団を選択してゆく（S. Dehaene, M. Kerszberg et J.-P. Changeux, 1998 による）。

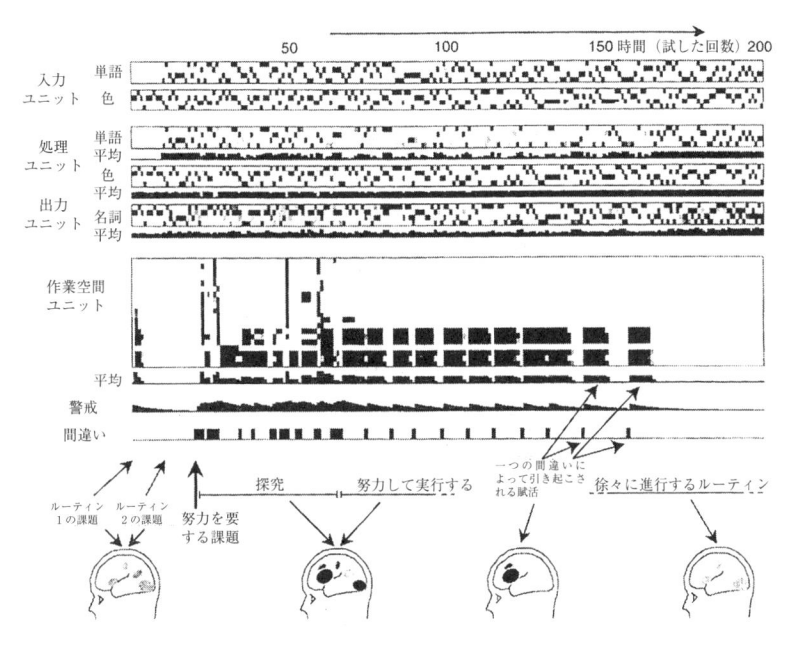

図21 ストループ課題の学習過程における作業空間のニューロンとプロセッサの活動の時間的変化のシミュレーション

単語の意味とインクの色のあいだに適合性のある単語を読むという単純な課題（ルーティン1）は、単語と色というプロセッサを動員するが、作業空間のニューロンをほとんど動員しないかまったく動員しない。作業空間のニューロンは、試行錯誤を重ね、色プロセッサのために単語プロセッサを除去するに至る努力を要する課題によって動員される。線の下にある小さな像は、例示的に、学習のさまざまな段階における賦活された脳の領野の分布の可能性を示している（S. Dehaene, M. Kerszberg et J.-P. Changeux, 1998 による）。

このようなニューラルアーキテクチャは、ここで示した図式に加えて、前頭前野皮質に頼る認知課題の場合にはすでに実行された自己評価ループを形成する回路を内包しているようだ。たとえば、ウィスコンシン・カード・ソーティング・テスト[69]やロンドン塔テスト[70]の場合である。この内的ループを構成するニューロンは暗黙のうちにかまたは「それとなく」賦活されるらしいが、意識的には、外部環境との直接の相互作用に頼ることなく、作業空間の直接的内容によって賦活される。その場合「内部の」注意の暗黙の変動が、プロセッサニューロンのなかに貯蔵された思い出のいくつかのサブ集合に由来する信号を選択的に増幅させて除去するか、または増幅、除去のどちらかを行なうようだ。それは、評価システムとの組み合わせによって、作業空間の内部で高次の意図的表象の生成に寄与し、おそらく初歩的な意志的行動の一種を実行しているとさえ言えるかもしれない。意志的な意志決定は、二者択一ではないとしても、いわば競争的な行動プログラムの自己評価の「総合」の結果であろう。意識の自律のニューロン的導入は、見かけほど射程外ではないのかもしれない。

8. 実験的予言

解剖学

ニューロンの作業空間仮説の解剖学的基礎は、皮質間連結と脳梁を経由する大脳半球間の連結の緊密な水平的ネットワークの存在である（これに長距離の視床間連結を付け加えなければならない）。サルの場合、前頭前野外背側皮質を運動前野、上側頭、下頭頂、前部および後部帯状回皮質、ならびに海馬傍回形成と新線条体を含むもっと深い構造に結びつける相互連結があることを直接に示す解剖学的証拠がある[71]。同様の、さらにずっと豊かな接続性はヒトの場合にも存在する。

前頭前野の損傷は視床の損傷と同じくらい重大な意識喪失はつくり出さないが、すでに言及したように、明示的な情報を「オンライン」状態に維持することや、新しい戦略の産出、つまり計画を練り上げることや意図的な行動に深刻

な影響を及ぼす。したがって、前頭前野は作業空間の重要なニューロン集団を含んでいるのである。本章の冒頭で記述した自覚症欠如、ならびに脳梁の大脳半球間損傷を示す患者の場合にロジャー・スペリが発見した分離脳シンドローム（1968 年）に関しては、単純な解釈を提案することができる。つまり、そのような患者の場合、作業空間のニューロン同士の結合は切れてしまい、その結果、意識的作業空間の統一性を壊してしまうのである。またそのような患者の場合、磁気共鳴画像法はニューロンの作業空間のニューロンモデルの危機的な結果をテストすること、つまり、適切な認知課題において、損傷の結果生じたそれぞれの大脳半球の前頭前野の差次的寄与を明らかにすることができる。

　ニューロンの水平的に長い軸索によって意識的表象を一つにまとめる作業空間のニューロンは、大脳皮質全体を通してその存在が前提とされた垂直の皮質－視床ループの一部ともなっている[72]。こうしたすべての例において、非線形プロセスが作業空間の表象の非連続的性格にも、意識環境のさまざまな状態とその推移の性格にも寄与している。したがってこれは、意識環境の状態の維持と変化に関わっているニューロンの作業空間の表象に加わるニューロン集団に固有の活動を区別しようとする実験にとって、一つの挑戦となる。長い距離にわたる相同期（第 2 章参照）は、同期の選択的変質が意識的行動におけるさまざまな変化を産み出すことを示すいかなる実験的証拠もまだないのだが、大規模なこの統合にとって一つのありうべき候補と見えてくる[73]。

磁気共鳴画像法と意識状態

　ニューロンの作業空間モデルは、すでに覚醒している被験者の側の意識的努力を必要とする課題を説明するために考えられたものである。覚醒状態は、被験者の「再活性化」、つまり内部の出来事であれ外部の出来事であれ、それに反応する能力を制御する脳の機能の大幅な変化を伴う。磁気共鳴画像[74] は、予期されるように[75]、視床、網様体（中脳橋被蓋核）、前部帯状回皮質が中心的役割を果たすという命題を強化するものである。前部帯状回の全体的活動は覚醒したリラックス状態から徐波睡眠へと移行するときには減少し、反対方向に移行するときには増大する。類似の相関関係は全身麻酔を行なうときに生じる。ますます深くなる全身麻酔はまず第一に大脳皮質の活動を「弱く」し、完

全に意識を失うときには、言葉の障害が起き、次いで視床の障害が起こる[76]。他方、前頭前野と頭頂皮質の賦活は睡眠から覚醒への移行の際には支配的になる[77]。短い期間に、たとえば聴覚刺激に注意を集中すると、前頭前野（前頭極、背側、眼窩正面）や、頭頂皮質や、二次聴覚皮質（上側頭回）の賦活の上行が起こる。このとき、視床に主要な源泉を持つ覚醒ネットワークとは意味のある干渉は起こらない。こうしてさまざまに異なる「プロセッサ」が睡眠と覚醒の制御にも、注意の調整にも関わっている。

　ニューロンの作業空間仮説は、磁気共鳴画像法の領域では、重大な予言へとつながっている。すなわち努力を必要とする意識的課題の遂行中に賦活される領野と、地形的に同一または二つの半球のはっきりと異なる皮質野を結びつけることができる長い接続を持ったニューロンの重要な適合性を所有している領野とのあいだに相関関係がありうることである。すでに見たように、こうした長い軸索を持つニューロンの細胞体は、前頭前野背側皮質のレベルにきわめて密度の高い仕方で存在している。磁気共鳴画像法のいくつかの実験によって明らかになっているのは、前頭前野背側皮質と前部帯状回皮質は、ストループ課題のように努力を必要とする認知課題の際には実際に賦活されるということであり、また賦活は操作の難易度に応じて段階があるということである[78]。課題の実行がルーティンになり、いっそう自動的になると、活動は以上の二つの領野で減衰するが、新しい状況が示されれば直ちに回復する[79]。前帯状束皮質もまた、被験者が間違いをするときには、賦活する[80]。脳の活動のこうした時空間的分布は、意識的な作業空間のニューロンモデルによって実現されるシミュレーションと一致している[81]。

　作業空間のニューロンのレベルと、そのニューロンが動員する専門化されたプロセッサのレベルで選択が生じることになるという仮説と一致して、被験者がその注意をある一定の感覚経路（たとえば聴覚）に向けるとき、活動がその経路で増大するが、注意が引き付けられていない領域では減衰することが磁気共鳴画像法によって観察されている[82]。

　別の観察はニューロンの作業空間のモデルの重大な予言と一致していることが明らかになる。意識的な努力を必要とするが、知覚や反応選択や作業記憶や問題解決に関わるさまざまに異なる制御の実行が必要になる「認知要求」に従う被験者の脳のイメージを比較すると、前頭葉レベルで、そして特に帯状回皮

質のレベルできわめて類似した賦活のイメージが見られるのだが、その他の領域（中眼窩）はきわめてわずかにしか影響を受けていない[83]（図22）。反対に、作業記憶を動員する課題に関わる領域の機能的画像法によるもっときめ細かい解剖によって反応選択（前頭前野背側皮質の46野）を作業記憶におけるデータの維持（前頭前野8)）と区別することができた[84]。私たちの手にしている磁気共鳴画像法のデータは全体として作業空間のニューロン仮説を確固たるものにする。それはまた仮説の限界も明らかにしているし、包括的に「前頭葉」

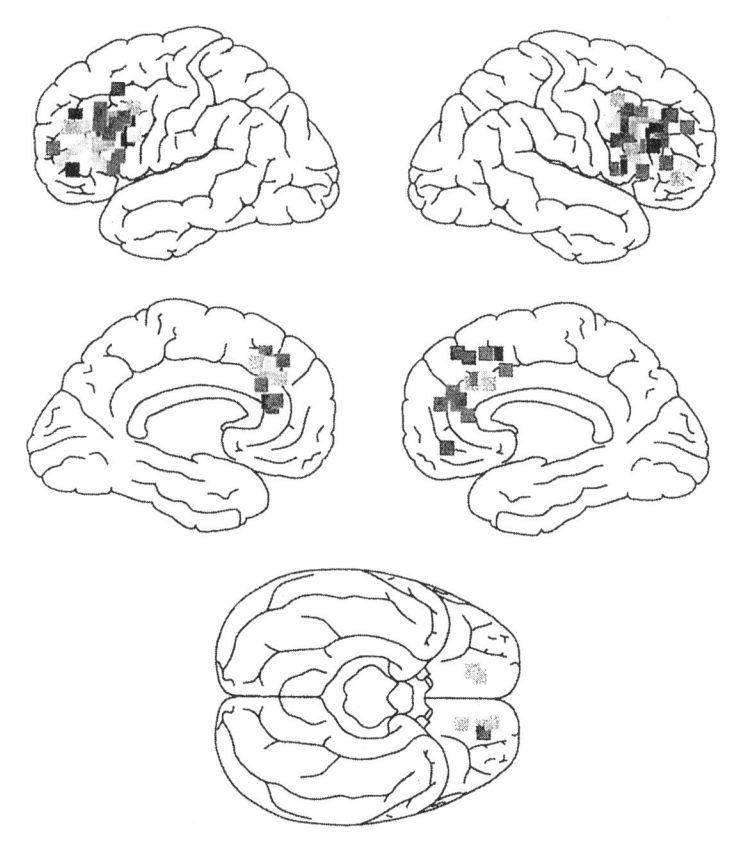

図22 「努力を要する」5つの異なる認知課題実行の際の前頭前野の賦活
　研究された課題の一つひとつ（反応の衝突、新しさ、作業記憶の負担、作業記憶の期間、知覚の困難）に対して磁気共鳴画像法によって記録された賦活の頂点は、色合いの異なる灰色の四角で表されている（J. Fuster,《 The prefrontal cortex, an up date : time is of the essence 》, *Neuron*, 30, 2001, p. 319-333 による）。

と呼ばれているものを構成している領域のもっと詳細な解剖を必要とするだけでなく、ある限定された課題によって動員される、とりわけ作業空間の、明確なニューロン集合のもっときめ細かい検討を必要とする。

意識の化学

薬学と分子生物学の観点からは、ここで提示されている仮説は、作業空間のニューロンが、警戒、睡眠、注意、報酬と関係のある入力を全体として制御する調整ニューロンのシステムの直接、間接的な標的であることを予言している。すでに見たように、神経修飾物質のいくつものカテゴリーが脳の「意識状態」の調節に批判的に関わっているらしい。つまりアセチルコリン、セロトニン、ノルエピネフリンや、グルタマートのような古典的な興奮性神経伝達物質とGABAのような抑制性神経伝達物質などである。すでに述べたように、覚醒の際には、アセチルコリン、ノルエピネフリン、グルタマートのレベルは高い。反対に、睡眠初期には、逆説睡眠相の初めにアセチルコリンの急激な増大を除いて、こうした神経修飾物質の減衰を伴う。注意も、青斑核（locus coerulens）のノルアドレナリン含有ニューロンを弁別的に動員する。

最近では、ペプチドの一つであるヒポクレチンもまた青斑核のニューロンの放電を刺激することによって覚醒状態の調節において批判的役割を果たすことが証明された。たとえば、遺伝的欠陥の結果、ヒポクレチンがない場合には（ハツカネズミやイヌ）、ヒトの場合に「ナルコレプシー（居眠り病）」と呼ばれる病気に似た行動障害が起こる。つまりこういう患者は、目が覚めているときに、突然眠り込んでしまうのである[85]。

全身麻酔は覚醒から無意識状態へ移行させるもう一つのやり方である。外科の集中治療で用いられるN_2O、ハロタン、プロポフォルのような麻酔剤は、グルタマート、GABA、あるいはアセチルコリンの受容体のようなイオンチャネルと関係のある神経伝達物質の受容体およびイオンチャネルによるイオンの輸送に修飾を加える（第1章参照）。脳全体の受容体と脳の経路に対するこの非常に一般的な効果が意識喪失のもとになっているのか、それともこうした薬剤が、たとえば脳幹の神経修飾物質システムに特別に作用するのかはいまだにわかっていない[86]。

ドーパミン性ニューロンは、すでに第2章で見たように、報酬システムおよび作業空間の表象の選択において本質的な役割を果たしている。ドーパミン（またはアセチルコリン）の特殊受容体と結びつく薬剤は、実際、サル[87]においてもラット[88]においても、ウィスコンシン・カード・ソーティング・テストやストループ課題のような、前頭前野を動員する努力を要する課題の実行に影響を及ぼす。

　同様に、ヒトや遺伝子組み換えを行なった動物において（この遺伝子組み換え動物の場合、たとえば神経伝達物質受容体のいくつかのサブタイプの機能的、とくにアロステリック特性は組み換えられている——第2章参照）、現在進行中の病理学的変化に関する研究は、意識という現象に関わる脳の回路と分子機構を解明するのに役立つはずである。ニコチン受容体に関する私たちの研究と関係のある一つの例を挙げれば[89]、意識の変調にアセチルコリンが寄与していることは、首尾一貫した詳しい実験的観察の全体によって示唆される。たとえば、ニコチンによる注意の調節、コリン作動性ニューロンによる睡眠や夢のなかでの速い眼球運動の調節[90]、アセチルコリンのムスカリン性拮抗剤による幻覚誘導（注意制御を逃れることによって作業空間で起こる）などの場合である[91]。同様に、いくつかの物質はコリン作動性システムに変調効果を及ぼすので、老化やアルツハイマー病に伴って起こる最近の思い出の再記憶化障害を減らすことができる[92]。

　非常に特殊で、とりわけ例証的な実例は、前頭葉に関わる、もともと遺伝的な常染色体優性てんかんの例である。てんかんの特徴の一つは睡眠時の意識状態の急激な変化である。被験者は突然目覚め、強度の恐怖から顔の表情をさまざまに変えて激しく身動きし、そのあとで改めて眠り込む。オーストリアの神経学者バーコヴィッチと共同研究者は最近、この特発性てんかんは、アセチルコリンにきわめて高い親和性を持っているニコチンのニューロン受容体サブユニット（$\alpha 4$および$\beta 2$サブユニット[93]）に対してコードする遺伝子のなかに突然生じる局部的な突然変異によって引き起こされることを発見した[94]。こうした突然変異の結果、この受容体の「アロステリック」構造変化は修正される（第1章参照）。したがって、てんかん症状が起きているあいだに生じる意識状態の変化は、直接的または間接的に、内因性アセチルコリンによるこの受容体の変調と関係があるという仮説を立てることができる。患者が眠っているとき、

てんかんの発作が夜中に突然起こることは、覚醒と睡眠というさまざまな状態のあいだの移行のときに内因性アセチルコリンのレベルが変動することに関係があるのは納得できるように思われる。この現象は1960年代にハーバート・ジャスパーによってすでに指摘されている[95]。

幻覚と記憶の想起

　ニューロンの作業空間の仮説で、まだ形式化されていない別の側面は、意識的経験は報告の対象になりうるという事実に関わっている。被験者は、「体験した」主観的経験を、明示的に、参照することができる。これは意識の定義においても、主観的状態についての実験においても、きわめて重要な点である。そのような実験については、被験者は何らかの仕方で報告することができるはずである――最も単純な実験はボタンを押すことである。報告の可能性は、現実には、過去の出来事とその出来事の主観的色合いを再記憶化することに基づいている。

　幻覚は、適切な外界からの刺激がない場合に自発的に、また意志とは関係なく生じるという意味で、過去の思い出の意識的な報告とは区別される。幻覚は統合失調症の患者では頻繁に起こるし、幻覚があることが診断の一部になっている。磁気共鳴画像は薬理学的治療を一度も受けたことのない統合失調症の患者において記録されている[96]。こういう患者は聴覚と視覚の幻覚に同時に苦しんでいる。たとえば「体から切り離された頭が自分に話しかけ、また自分に命令を下しながら空間のなかを転げ回っている」。磁気共鳴画像法は、視覚連合野、話し言葉の聞き取りにかかわる領野、そして皮質下ネットワークの複雑な集合の賦活を明らかにした。奇妙なことに、それでも予期されたことであるが、一般に統合失調症の主要標的として提示される前頭前野皮質は、沈黙したままであった。この点については、ほかの多くの点と同様に、幻覚は長期記憶に属する思い出の意識的再記憶化とは区別される。反対に、幻覚は逆説睡眠のいくつかの構成要因との類似性を示す。あたかも覚醒した被験者の意識的な作業空間のなかに逆説睡眠が制御のきかないかたちで闖入したかのようである。

　昔の思い出の意志的で意識的な再記憶化は19世紀末以来おびただしい研究対象となっていて、最初の適用例はヘルマン・エビングハウス（1885）による

人間の記憶分析への実験的方法である[97]。そうした実験において、エビングハウスは、自分自身から始めて、被験者に対して記憶すべき一連のデータを、たとえば意味のない一連の単語の綴りを提示した。次に、彼は記憶されたデータの数を数量的に測定することができた。バートレットは『記憶』(1932) という題の古典的な個別研究において、この方向に研究を進めた。彼は被験者に一つのお話、たとえば「幽霊の戦争」というインディアンの古い伝説を語ってみせた。その後で、今度は被験者が一定の時間を置いてそのお話を話すように努めなければならない。バートレットは、被験者が繰り返すお話が、次から次へと続く話の反復につれて変わってゆくことに気づいた。このことを元にして、彼は記憶の想起というのは偽の思い出を含むことのある過去の出来事を想像上で再構成することであると示唆した。記憶の想起のなかには不正確さやねじれが入り込むことがあるという事実は、思い出は単に事物の直接的な再記憶化にあるわけではないことを示唆している。むしろ思い出は、さまざまな仮説を対象とする内部的なテストの結果であるらしい。再記憶化に介在する意味の選択プロセスにおいて、再活性化された思い出は、前もって存在する知識によって、または過去の経験の実際の思い出と混ざり合う情動の共鳴によって、無意識的にバイアスをかけられているかもしれない。思い出は「真実」を裏切る新しい情報が意図的に入り込むことによって決然と修正され——改訂され——ていることさえある。前頭葉に損傷があると、明示的な、したがって意識的な再記憶化能力が悪化する。こうしたことはすべてニューロンの作業空間モデルと整合性がある。

　磁気共鳴画像法の最近の研究は記憶の想起において前頭葉の役割が不可欠であることを確認している。まず初めに、数多くの実験による観察が「海馬」と呼ばれる大脳皮質の非常に古い領域が関与していることを明らかにした。磁気共鳴画像法という研究は、可変的であるが非再現的な活性化のイメージを明らかにし、前頭前野皮質と海馬を含めて、矛盾した結果を出している。記憶想起の実験をしてみたところ、時には、海馬がまったく活性化しないこともあった。別の場合には、前頭前野皮質が沈黙したままであった。それでシャフターと共同研究者は磁気共鳴画像は記憶想起が成功しているか否かで異なっているということに気がついた[98]。彼らは意図的な再記憶化、つまり明示的な思い出を探そうとする努力が前頭前野皮質（とくに右）を徹底的に活性化するのだという

結論を得た。しかし海馬は記憶想起が成功している場合にだけ活性化している(図23)。

ニューロンの作業空間仮説の一環としてのこのような観察を次のような仕方で解釈することもできるかもしれない。前頭前野皮質に位置する作業空間の

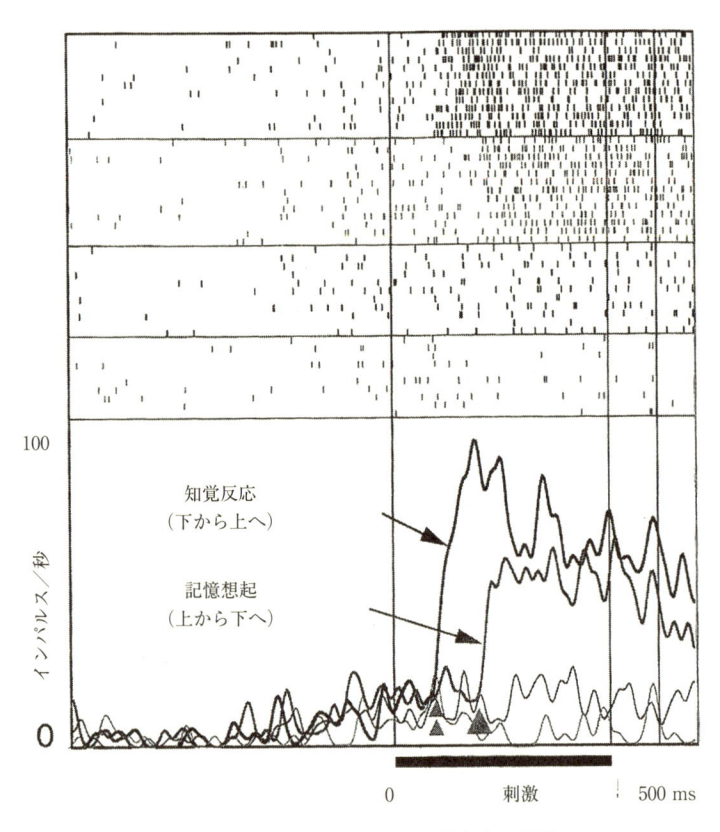

図23　前頭前野皮質による記憶想起の制御

図の上の方の4本の線は、視覚野と前頭前野皮質の中間にある下側頭皮質のレベルで行なわれた細胞の記録に対応する。下の線は、同じ結果を秒あたりのインパルスで表したものである。サルは二つの異なる条件の課題を実行する。1) 外界と直接つながっている知覚(下から上への反応)、2) 前頭前野皮質の制御下にある記憶想起。一方では、同じニューロンが上から下へ、また下から上へと活性化されることがあり、他方では、上から下への反応はおよそ100ミリ秒の遅れが必要になることに気づく(H. Tomita, M. Ohbayashi, K. Nakahara, I. Hasegawa et Y. Miyashita,《Top down signal from prefrontal cortex in executive control of memory retrieval》, Nature, 401, 1999, p. 699-703 による)。

ニューロンは、感覚器による知覚や運動行為に直接、間接に関係する領域では、前頭前野皮質に蓄えられた思い出の海馬による再活性化のためのコンテクストを提供する仮説または内的な前－表象を試しているのだ[99]。適切な思い出が見つけられるとき、また内的な評価の承認がポジティブ（報酬）であるとき、思い出は海馬を経由して作業空間の表象に統合される。このような解釈はバートレットの考え方と整合的である。バートレットは記憶の痕跡を見つけることは「理解しようとする努力」を前提としていると考えているのだ。これまで部分的に保持されてきたことについてさまざまな仮説をテストしながら再構成するのである。換言すれば、これは記憶された知識の想起は決して「完璧」ではなく、想起というプロセスによっていつも必ずバイアスをかけられているということを示唆している。

このことを上から下へと検証する動物モデル（トップダウン）は、サルの場合に展開されてきた[100]。実際、下側頭皮質のニューロンの電気生理学的記録が示すところによれば、これらのニューロンは、「上行」感覚入力がない場合に、思い出の探究を実行する制御プロセスにおいて前頭前野皮質の「下行」信号によって活性化されている（図24）。さらに、こうした下行信号は皮質下の経路、たとえば視床皮質によっては伝送されない。ニューロンの作業空間仮説に従えば、これらの信号は、さまざまな領野を結び、脳梁を貫通する長距離連結によって水平的に伝播する[101]。

結局、長期記憶の再記憶化が成功するというためには、ある瞬間に、決定が必要になる。喚起された思い出や知覚された出来事に関して脳が決定する仕方についても、脳がそれらのことにどう反応するかについても私たちはまだほとんど何も見当がついていない。ところで覚醒したサルについて最近行なわれた記録は、たとえば触覚や音の刺激や、曖昧なイメージ（フロイトの横顔に見えることもあれば、裸の女性に見えることもあるようなイメージ）に関する単純な知覚決定が「決定細胞」と呼ばれる細胞の特定の集合を活性化していることを明らかにしている。私たちの関心があるのは、こうした細胞がここでは主に前頭前野皮質に属しているということである[102]。

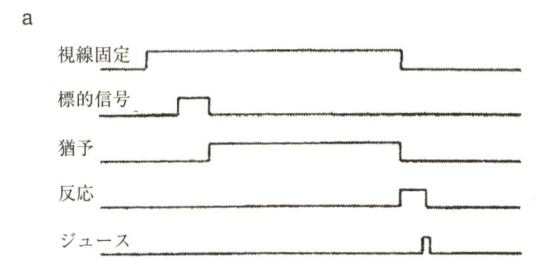

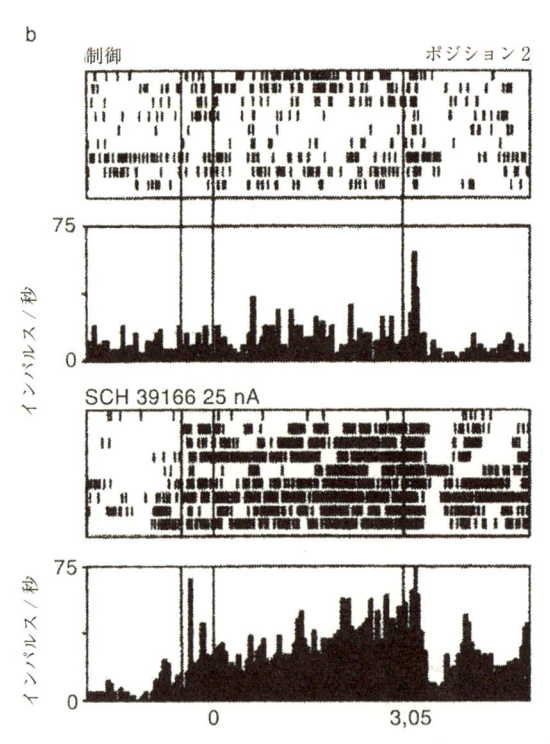

図 24 サルの遅延反応課題（努力を要する）達成の際の前頭前野レベルで見られる電気生理学的記録と、この反応に対して SCH 39166 という薬剤（ドーパミン D_1 の受容体拮抗剤）が及ぼす効果（垂直の線は神経インパルス）

　サルは、要求された規則に応じて反応する前に猶予期間に消滅する標的信号に視線を向ける。反応がポジティブであれば、サルはオレンジジュースをもらえる。学習の後、サルは作業空間内の信号をつかまえる。この信号把持は信号がないときにも変わることのない活動によって示される。SCH 39166 は記憶課題を容易にし、猶予期間内に記録されるニューロンの放電を増大させる（Williams et Goldman-Rakic, 1995 による）。

9. 意識のメロディー

　ストループ課題のような遅延反応課題、記憶想起実験、そしてほかの意識的計画の認知課題は、要素連続的に時間の中で進展し、かなり短く、単純な「メロディー」の時間連鎖を産み出す。すでに述べたように、ストループ課題やコーヒーの準備[103]のようないくつかの課題は、コンピュータ上でシミュレーションすることさえできる。しかしそれでも、知識、すなわち「思考」や「推論」と呼ばれるものの意識的組成のニューロンモデルを私たちが持つにはまだほど遠いということを認めなければならない。意識空間はさまざまな表象と知識を産み出し、選択し、保持することができるし、原則として、そうした心的対象に対してさまざまな操作を行ない、心的対象を評価し、一つのメロディーに結びつけることもできる。もちろんこのメロディーは、内界と外界の間でのさまざまな比較によって絶えず検証されるわけだが、現在、過去、未来の出来事の現実を「ニューロン自我」への絶えざる参照と関係づける。
　この図式と一致する磁気共鳴画像法の研究は、一つの同じ課題を行なっているときに、被験者が、簡単ではあるが、しばしば間違いを犯す知覚様式から困難で、より批判的な演繹的様式へと移行する際に生じる急激な変化を明らかにした。論理的思考という操作に移るとき、オリヴィエ・ウーデと共同研究者は、脳の後部の賦活分布（腹側経路）から左前頭前野の分布（とくに中前頭回、ブロカ野、前部島、補足運動野を含む）へとはっきりと大きな変動が起こることを観察した（図25）。
　意識についてのどんなまじめな理論も、心的対象の首尾一貫した流れの「オーケストレーション」を説明する任務を帯びているはずである。心的対象の首尾一貫した流れが一つの命題の合理的確定[104]を許可し、「形式的真理」への接近を許すわけで、この形式的真理は、カントにとっては、あらゆる対象と、それらの対象のあいだのあらゆる差異から抽象された、知識と真理との一致の中にある。しかし私たちはまだその一致からはほど遠いところにいる。
　将来においては、意識と現実検証のニューラルアーキテクチャの科学的研究は、新生児の、すなわち誕生から子ども時代の初めまでの行動的発達の検討か

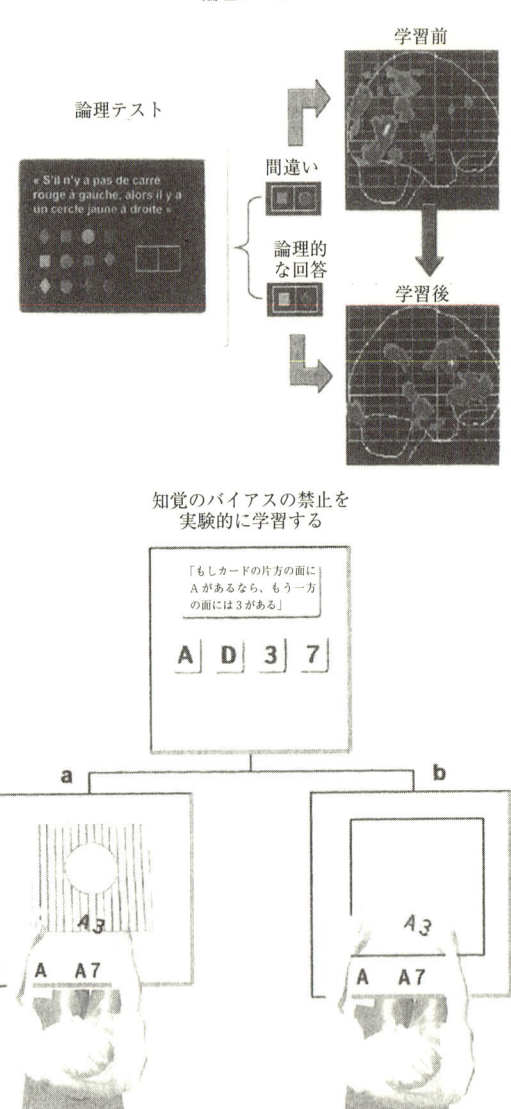

図 25　知覚から論理へ

第3章 意識状態

　努力を要しない知覚課題と努力を要する論理課題の達成のときに得られる脳画像。論理課題とは、「左に赤い四角がないならば、左には黄色い円があるはずである」というような質問に対して正しいか、間違っているかを答えるものである。知覚様式から論理様式への移行の際に、基本的に「後部の」賦活分布（視覚野）が、左前頭前野（ブロカ野）、島、補足運動野を含む主として「前部の」分布に取って代わられる（Houdé et coll., 2000）。

ら有益な結果を引き出すこともできるだろう。たとえば、幼児における意識の出現にはいくつもの継起的な段階が区別される[105]。最小意識の当初の状態は、模倣行動がすでに起きているときに、自我と他者との区別がはっきりしているとしても、自我の明示的な意味に準拠することなく、対象（たとえば乳房）との関係による予期と一人称の表象によって特徴づけられる。新生児は自分が見ているものを意識しているのだろうが、非反省的にであり、また現在に方向付けられた仕方で意識している。新生児は自分が見ているものを記憶することがすでに可能であるが、自分が見たものを見たと覚えてはいない。しかしながら新生児はすでに、私が第2章で述べた認知作用に関わりを持っているし、イニシアチブの取り方も知っている。

　1歳の終わり頃に、行動は大きく変化する。子どもは対象の方向に指を向けることができるし、隠れている物を探すことができるし、また後で第4章で見るように、やや遅れて真似をすることができるし、他の人の注意を引くこともできる。はっきりと異なる二つの心的表象を結合したり記憶に保持したり、幼児期の基本となる自動的な反射運動のレパートリーから自由になることができる。子どもは回帰的意識を獲得するのである。この段階で、私たちが記述してきたニューロンの作業空間のアーキテクチャは確立しているし、機能していると言うことができる。実際に、子どもは遅延反応課題に成功することができる。本物の自我意識、すなわち「私」は、2歳の終わり頃にしか現れてこないし、もっと念入りな反省的意識の特徴的規則の使用は、もっと遅くて、2歳半から3歳のあいだに現れてくる[106]。そうだとすると心の理論の獲得（第4章）は、子どもにおける意識の発達の最後の段階になるだろう。

　したがって、意識の発達のこうした連続的段階に関わるニューロン・ネットワークは、子どもの生後数年間のあいだに徐々に確立されるのだと考えるのはもっともなことである。このような段階的な進化の結果、次のようなかたちでの出現が起こることになる。1）最小意識。これはプロセッサニューロンの配

置と、プロセッサニューロンの間隔の短い相互連結の実現に対応している。2) 回帰的意識。これは作業空間のニューロンがプロセッサにさらに付け加わるときに形成される。3) 反省的意識。これは自己評価のネットワークが設置されるとともに機能的になる。4) 心の理論。これは自己表象と他者の表象を合体させる評価という高度なネットワークの発達とともに現れてくる。当然のことながら、これらの仮説はまだあまりにも単純である。

　動物種の行動の比較研究が示唆するところでは、意識の生物学的進化は、この進化が新生児の発達に類似しているという点できわめて参考になりうる[107]。ラットやハツカネズミのような模倣ができない動物は、それでも予測ができるし、古典的条件付けまたは道具として使える条件付けに従うことができる。困難を伴うとはいえ、これらの動物も遅延反応課題に成功することができる。意識の基礎を持っていると言えるだろうか。哲学者のトーマス・ナジェルが思い出させているように、コウモリやハチドリの主観的状態を客観的に評価することは相変わらず難しいだろうし、さらには不可能である。確かに、次の章で見るように、社会集団のなかでの個人と個人の関係は、下等哺乳動物とヒトを分ける進化の過程での意識空間の差異化を評価する上で役に立つことがある。たとえば、模倣は、オオカミやサルのような哺乳動物の一団では、相互の理解がなくても、現在では限られたかたちで存在することができる。したがってこうした動物種は、ヒトの新生児の「最小意識」に見合う「最小意識」を示しているのだろう。チンパンジーは相互理解、回帰的意識、そしてミラーテストによって証明された自己意識のいくつかの兆候を示すことがある。たとえば、鏡のなかの自分の姿を見ながら額に赤い染みがついているのを認識することができる。しかし間違った信念の承認も含む「心の理論」は、ヒトという種の専有物であるだろう。

　いずれにしても、高等霊長類とヒトとのあいだには非常にはっきりとした違いがある。「オンラインで」保存することができ、作業記憶の中で、すなわち作業空間の前頭前野ニューロンの寄与とともに、評価することのできる知識の量の違いである。詳しくは第5章で見るように、新皮質全体と比べて前頭前野皮質の面積は、イヌでは7%、原猿類では8.5%、マカクサルでは10%、チンパンジーでは17%、そしてホモ・サピエンスでは29%である[108]。このように解剖学的に見て拡大していることを意識の発達と結びつけて考えてみたいとい

第3章　意識状態

う誘惑は大きい。意識の発達こそ生物界のなかで現代人をそれに近い仲間から区別するものなのだ。チンパンジーからヒトまで、作業空間のために使うことができる前頭前野皮質のニューロン同士の連結の可能性は、少なくとも 70% 増加していることが観察されている。これは否定しようもないほどに第一級の重要性を持つ変化である。ヒトゲノムについて後で見るように（第5章）、このような拡大は、神経基板の形成と分化のときに、初期の胚段階で活発な発達遺伝子の限られた集合の調節の変化だけを必要としたのかもしれない。

「序」で指摘しておいたように、進化の過程での意識の発達は、知識の所有に加えて、この知識を主体の「自我」に、また主体が記憶に保持する思い出に準拠させることが可能になる。換言すれば、意識は情報と知識を日常の生活に統合させ、個人に特有な社会的、文化的記憶を「遺伝的外観」に囲まれた種の基本的行動へと統合させるのである。意識は、種の生き残りにとって特に有益な真理の評価という付加的な方式を個人に提供する。生物が、現在「オンラインの」知識の現実を記憶に保存されている知識とともに、または記憶の対象のあいだで、内的に検証する仕組みを持っているという事実は、心理的に特に短い時間（100ミリ秒）のなかで、来るべき動作に対する行動や意志決定の暗黙の刺激を可能にしている。したがって、この検証は、個体と種にとってしばしば危険な、現実の行動のかなりの数を節約することを可能にするし、知識のきわめて速い「後発生的」習得と、その知識の習得の確定につながる。確かに、最大の効率を上げるためには、意識的知識は偽の記憶、再記憶化の間違い、夢、幻覚といったもののどんな痕跡も取り除かれていなければならない。さらに、それは新しい、予期せぬ状況に順応するために、想像力に富むものでなければならない。こうした残留要素は、主体が形成される前 ‒ 表象のなかになんらかの新しさを持ち込み、世界を対象とする予言的知識を改善することに寄与し、そのようにして個体の、したがって種の生き残りを助けることができるのだろう。人間は合理的な個体であると同時に、社会的なパートナーでもある。次の章で見るように、社会的レベルへのアクセスは、私たちの知識の真実性をもっと効率的に検証するための新たな可能性を提供する。

第4章

知識と社会生活

　小さな子どもが知識を習得するということは、生体と外界のあいだに認知作用を介在させることである——これが私たちの仮説である。人間の発達の過程でこの認知作用は徐々に拡大してゆき、ついには意識空間の私的領域を満たすに至る。そうであるとするならば、現実吟味は、前‐表象あるいは「内的モデル」が産出されること、および外界から課される検閲（肯定的であったり否定的であったりする）や、作業空間の中心に生起する自己評価に応じて絶えず改訂されることを通して顕われることになる。子どもの発達過程において、知識の意識的処理は徐々に「反省的」になってゆくようである（第3章参照）。外界への働きかけは内的な計算に、自動的な行動は遅延シミュレーションに、しだいに取って代わられるようになる。そうであるならば、知識の習得とその処理は、個々の脳のレベルで暗黙裏に行なわれている計算によって操作されているということになる。

　それでは、内的に一人称の形で知覚しているもの、表象しているものが、確かに世界の妥当な描写であるということを、私たちはどのように決めているのであろうか。単に、日常生活のなかのありふれた事物や出来事の性質や意味を問題にするときですら、意見が分かれることがよくある。たとえば地球は平らなのか、あるいは自転しているのかとか、死者の復活や転生といったことについてはどうであろうか。また天体が私たちの行動に及ぼす潜在的な影響についてはどのように考えるべきであろうか。広く普及しているこうした信仰は、真実なのであろうか。

　統合失調症の患者が、外的な刺激がなくても経験する幻覚や妄想の症例についても、私はすでに言及した。そうした患者は自分について語る声が聞こえて

くるのを、自分より高等で上位に位置する地球外の超自然的な存在のものであると受けとめ、その真実性についていささかも疑いを挟まない。また、そうした患者には怪獣や怪物の幻覚が見えることもある。そしてそんな声や映像が現実のものであり、真実を表しているのだと断言する。だがどうやってそれを確かめるのだろうか。こうした妄想的な信念があまりにも強力で、近親者や医者が批判的に検証しようとしてどんなに試みても、結局その信念を捨てさせることができないことがよくある。患者は説得に負けないだけでなく、狂人だと思われないように幻覚を隠すことさえあるのだ。

　真実にわけ入る方法は、不十分ながら一つある。それは、主観的な内的体験を第三者に語り、個人間で議論してみるということだ。意識的な主体間のコミュニケーションによって問題が解決することもありうる。その際、言語というものが世界に関する私たちの個人的な知識の真実性をテストするのにもってこいの方法となる。

　私たちが知識を共有しようとする際に、別の原因に端を発するもう一つの困難に直面する。すでに言及し、また第6章でもっと長く述べるつもりだが、それは同一の遺伝子を持つ個体のあいだでも、それぞれの脳に解剖学的な違いがありうるという点である。私はすでに「ニューロンのコーディング」を、精密な神経結合が再生産されると考えるのではなく、大脳皮質全体に分散している神経細胞群のあいだで「機能的関係の分布」が共有されていると考えたほうがよいだろうと述べた。しかし新たに問題になるのは、そうであるとするならば、二人の人間が、互いに大きな違いがあるのに、特にそれぞれの脳の構造組織がかなり異なるのに、どうして互いに理解しあえるのだろうかということである。互いに異なる個体が、経験もそれぞれ違うのに、互いのあいだに実際に相互理解が達成されるように、機能的関係の同じ分布を利用すること、あるいは互いに似たクオリアを産出することさえできるのはなぜだろうか。生物学的進化の文脈から言えば、ニューロン・ネットワークの後発生的発達のために払わねばならぬ代償は高くつくように思われる。また一方、表象や意味や思考を伝達し、それらの真実性を社会的なレベルでテストするために話し言葉を用いることは、もう一つの問題を引き起こす。すなわち、言語の多様性の問題である。話し言葉の使用が人類に特有の性質であるとしても、集団のなかでコミュニケーションに用いられている音韻構造は共同体間ではっきりと異なっていることが

ある。そうであるならば、ある社会集団に属する者同士が、本当に互いに理解しあっていると確信できるのはどういうわけだろう。ルートヴィヒ・ウィトゲンシュタインは、その著『哲学探究』のなかで、意味、すなわち「〔話し手が〕何を言っているか、何をしているか」を決定するのは、伝えられるものの「使用」であると断定している。しかしそれで足りるであろうか。知識のコミュニケーションが抱える本質的な問題、社会的レベルでのその真実性の検証の抱える問題、それらを理解するのに神経科学が役に立つのではないだろうか。

　私がここで議論したいと思っている仮説を繰り返して言うならば、知識の処理における言語の使用は、音と意味との単なる結びつき以上のものを表しているのではないか、ということである。すなわち言語の使用によって、ある意味でニューロンの作業空間が「共有化」され、そこに展開する表象が分配されて文脈化し、同時にその表象が社会集団の成員によって集合的に選択されることになるのだ。

1. 記号の三角形

　20世紀の転換期に、独創的な二人の人物が、人間による話し言葉を用いた知識のコミュニケーションについて、今日私たちが理解していることの基礎となる功績を残した。アメリカの哲学者チャールズ・サンダース・パースとスイスの言語学者フェルディナン・ド・ソシュールである。この二人はともに、外界の対象とそれが喚起する心的イメージ、そして言葉による心的イメージのコミュニケーションという、アリストテレス以来の古典的な区別を再検討したのだった。この古代ギリシャの哲学者にとっては、物と概念の結びつきは「自然な」ものであって、模倣に基づいているが、音声と概念の関係は「恣意的」で、伝統から帰結するものであった。

　C・S・パースはこれをさらに進めて記号の一般理論すなわち記号論を創始した。これは知識の習得とその伝達を直接対象とする理論である。パースにとって最大の問題は、どうして人が自分の「精神」のなかにあるものについて、それが現実のものであるか否かにかかわらず、それと同等の、あるいはそれよりむしろ詳しいものを、他人の「精神」のなかに創り出すことができるのか、と

いうことであった。パースは、外界の対象と、主体による「解釈的思考」または解釈項（今日であれば指向対象と呼ぶだろう）、そして対象が頭のなかに形成する聴覚（または視覚）イメージまたは表意体とのあいだの関係は三角形を成すという仮説を立てた。

　フェルディナン・ド・ソシュールは、有名な1915年の『一般言語学講義』のなかで、言語記号の定義に関してチャールズ・サンダース・パースと意見を同じくしている（とはいえソシュールはパースの著作を知らなかったのだが）。ソシュールによれば、記号とは心的表象であり、それは言葉と物を結びつけるのではなく、概念と聴覚イメージを結びつけるものである。パースの用語で言うならば、記号は彼の三角形の底辺に対応していて、解釈項と表意体を結びつけるものである。しかしソシュールは自らの解釈をさらに先へ進める。ソシュールにとって、記号は二つの面を持つ心的実体で、それは一枚の紙にたとえられる。思考、すなわち記号内容［シニフィエ］を表とするならば、音声、すなわち記号表現［シニフィアン］は裏である。ここで私だったら、記号内容は主体がある対象について持っている知識、すなわちその対象に対応する特性を備えた神経分布を参照するのだと言いたい。そして記号表現のほうは、個々人のあいだの知識の伝達機構の配置を可能にすることだけが、その唯一の役割ということになる。ソシュールは指示関係すなわち記号表現と記号内容の結合は、個々の脳それぞれの内部で習得された結果であると考えた。それはすなわち私たちの概念規定によれば、共通のニューロン・ネットワークが後発生的に安定化した結果であるということだ（第2章および第6章を参照）（図26）。

　記号表現によるコミュニケーションの効果を評価するに当たって、もしもこう言ってよければ、パースはウィトゲンシュタインの上を行っている。それは解釈項の三つの大きなカテゴリーを次のように区別しているからだ。情動的解釈項、すなわち記号に固有な効果を私たちが理解している証となる「情態」。活動的解釈項、すなわち肉体的な努力が必要となるもの。そして論理的解釈項、すなわち習慣の変更を引き起こす「心的効果」。別の言い方をすれば、聴覚イメージが話し手の意識状態、とりわけその行動計画や実際の行ないに変化をもたらしたとするなら、個人のあいだで効果的なコミュニケーションがなされたということである。

　ソシュールはコミュニケーションに関しても重要な区別を加えている。第一

第4章　知識と社会生活　　　　　　　　　　119

対象
「現実の、または想像上の、あるいは想像し得ないもの」
（例・グラナダという名の町）

表意体　　　　　　　　　　　　　　　解釈項
言葉の音声または視覚イ　　　　　言葉に伴う、または言葉なしの
メージ（「グラナダ」）　　　　　　　「心的」イメージ（「町」）

↓　　　　　　　　　　　　　　　　　　↓

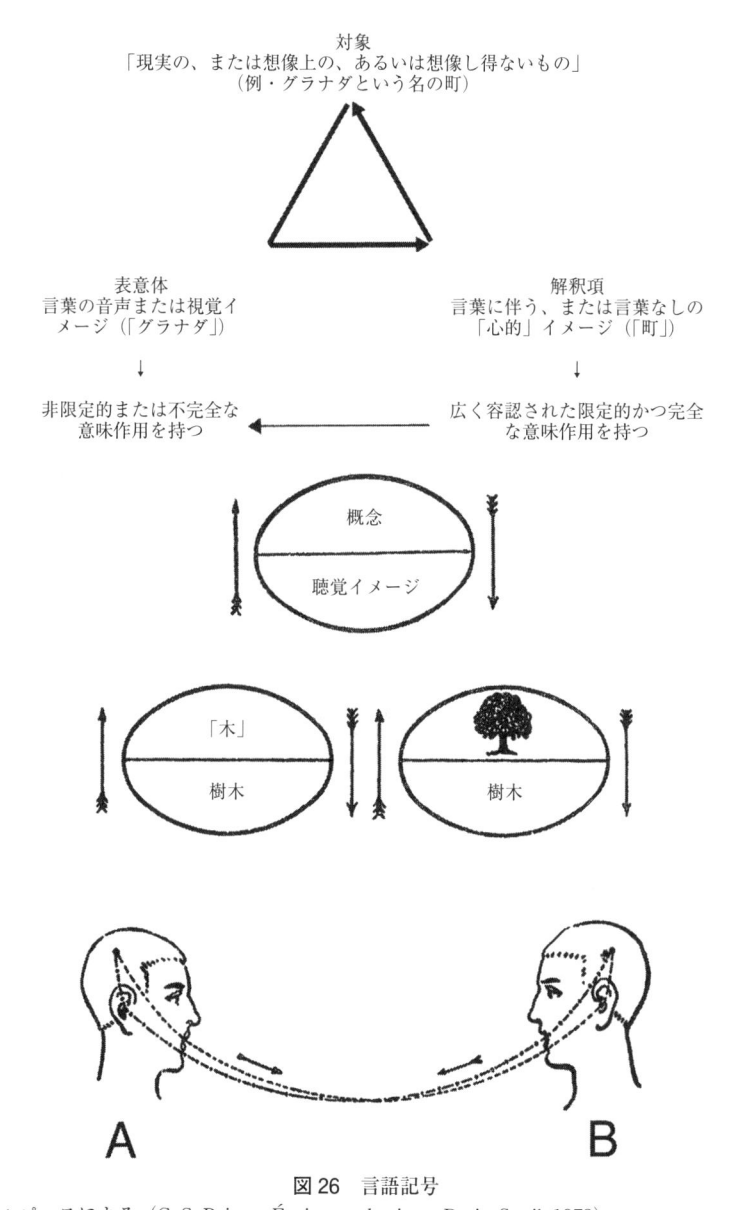

非限定的または不完全な　　　←　　　広く容認された限定的かつ完全
意味作用を持つ　　　　　　　　　　な意味作用を持つ

概念
聴覚イメージ

「木」　　　　　　　　　　　　　🌳
樹木　　　　　　　　　　　　　樹木

A　　　　　　　　　　　　　　B

図26　言語記号
上：パースによる（C. S. Peirce, *Écrits sur le signe,* Paris, Seuil, 1978）。
下：ソシュールによる（F. de Saussure, *Cours de linguistique générale,* Paris, Payot, 1979)。

の区別は、たとえ「意識状態」に変化をもたらしても、言語記号自体は無動機であ021る、というものだ。すなわち言語記号は「現実との自然な結びつき」を一つも持たないし、聴覚イメージと指向対象のあいだの相似性を創出するような模倣的な参照対象を持っていない。このことから結論づけられるのは、記号表現と記号内容の結合は恣意的であるということだ。表象される概念と音の連鎖のあいだには、内的な関係など何もない。ある慣習が社会的な集団によって採用され、それが社会集団のレベルで集合的合意によって正式に認められたというだけのことである。だからある共同体に属する複数の主体の脳のなかに登録された刻印の総数が、この共同体の言語［ラング］ということになる。そうであるならば、記号内容と記号表現の結びつきは長い時間をかけて後発生的に学習する必要があるわけだが、これこそが、子どもが生後の発達過程において、社会的環境に接しながら自発的に行なうことなのである。

　パースやソシュールは直接には脳とその生理学に関心を示していない。しかしソシュールは聡明なことに、記号表現と記号内容の結合は脳のなかで起こるにちがいない、そして言語は「個々人の脳のなかに登録された刻印の総数」であると断言していた。しかし彼はそれ以上進むことはなかった。

　ところで19世紀の、とりわけフランスとドイツでは、言語学的アプローチと平行して、言語活動［ランガージュ］と大脳の組織構造の関係を直接に探る試みが数多くなされた。ガル（1822－25）の骨相学は、大脳の特定の局所に心的・知的能力を割り振った。その頭蓋診察は空想的なものだとひどく批判されてはいるが、有用なモデルとしては最初のものとなった。というのもそれはその後、大脳の損傷によって引き起こされる話し言葉の障害に関する実り多い臨床研究の発想の源泉となったからだ。ブイヨー、次いでブロカらが、大脳の前頭葉の損傷と、言語活動の特定の機能の喪失とのあいだに相関関係があることを示す、説得力のある症例を初めて発表した。ブロカの最初の患者ルボルニュ氏は、単語や簡単な文も発音することが困難になったが、それらを理解することはできた。ブロカはその言語障害が、大脳の左半球の第三前頭回の損傷に由来するものであるという説を提示した。それ以来、この場所は「ブロカ野」と呼ばれるようになった。ソシュールの用語を用いるならば、記号表現を産出する能力が冒されているが、記号内容を理解する能力は、（すべてではないにしても）おおむねそのまま保たれている、ということになる。

第 4 章　知識と社会生活　　　　　　　　　　121

　それから数年後、ウェルニッケがかなり異なる障害を示す患者について報告した。それは、流暢にいくらでも話すことができるが、言っていることが実際にはまったく理解不能であって、単語を勝手につくったり、不適切な単語、意味のない単語、文のほかの部分とまったく関係のない単語ばかりを話すという患者だった。そうした患者がつくり出す言い回しはまったく理解することができなかった。たとえばウェルニッケのある失語症患者は、一枚の絵を次のように描写した。《Les costelles qui se frenent, ici un sacrène, deux enfourches à jampié, deux zénes sobe, un chandier qui met le clistone[1].》【まったく意味を成していないため、翻訳不可能】そして同時に、こうした失語症患者はひとが正しい言語で彼らに言ったことを理解することができなかった。新たに大脳の左半球に損傷が見つかったが、今度は側頭葉の一次聴覚皮質のやや後ろに位置していた。この種の障害は、的確な記号内容を産出する能力の欠如、すなわち大脳による言語処理の「分類学的」側面の侵害というふうに解釈された。

　最後に、その少し後にまた別の類の患者が発見された。その患者たちは、ブロカやウェルニッケが記述したのとは異なる失語症の兆候を呈していた。彼らは話し言葉を用いることはできるし、対象を視覚的に知覚することもできるのだが、ある特定の対象の意味を認知する能力を失っていた。こうした失認症患者の存在は、大脳のなかには記号内容のデータベースがニューロン・ネットワークに書き込まれているのだという考え方を後押しした。

　リヒトハイム（1885）による古典的な図式（図27）は、上で述べたような過去の材料を要約したものである[2]。この図式で初めて、パースやソシュールの言う言語記号がニューロンにどのように導入されているかが示された。しかしもちろんそれは、ニューロンとはちがって、もっと肉眼で見えるレベルで、すなわち、今日では大脳皮質の領域と呼ばれる皮質「中枢」の規模の話である。この図式はさらに、大脳の接続性という概念の起源にもなった。というのもこの図式の基底には、記号表現と記号内容のあいだの関係は、皮質ニューロンの集合体間の解剖学的な連結システムに対応しているという前提があるからだ。だからこそ、リヒトハイムの図式の示すネットワークは、「語の意味」（記号内容）にとって不可欠の「概念中枢」をなかに含んでいるのだ。これは言説の産出や知覚において適用される中枢とははっきりと区別されるものである。こうした領域はすべて、それぞれのあいだで神経繊維の束によって連結されていて、

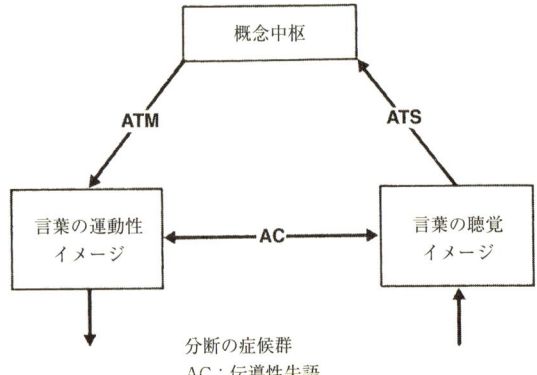

概念中枢

ATM　ATS

言葉の運動性イメージ　←AC→　言葉の聴覚イメージ

分断の症候群
AC：伝導性失語
ATM：超皮質性運動失語
ATS：超皮質性感覚失語

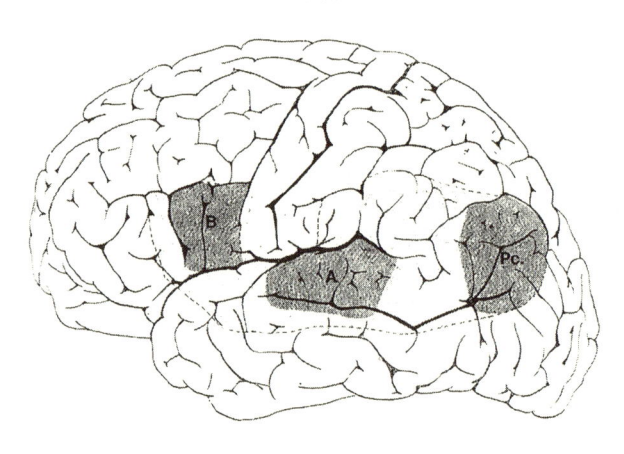

図27　言語活動のニューロン・ネットワーク
　上：リヒトハイム (1885) の図式では、概念（または記号内容）の「中枢」と言葉の運動性イメージの中枢、そして言葉の聴覚イメージ（または記号表現）の中枢とが区別されている。これらのさまざまな中枢間の結合は損傷によって遮断されることがあり、それによって「分断」のさまざまな症候群が現れる。すなわち伝導性失語 (AC)、超皮質性運動失語 (ATM)、超皮質性感覚失語である (R.A. McCarthy et E.K. Warrington, *Neuropsychologie cognitive*, trad. S. Dehaene, Paris, PUF, 1994 による)。
　下：デジュリヌ (1901) による言語活動の皮質における機能局在。B：ブロカ中枢。A：ウェルニッケ中枢。P：言葉の視覚イメージ中枢。デジュリヌはブロカ野とウェルニッケ野に加えて、脳の左半球の角回領域にある領野を加えている。これは、書かれた言葉を読むことに特化した領野で、そこが損傷すると「純粋な語盲」すなわち書字は可能だが読むことはできない失読症を引き起こす。(Déjerine, 1901)

大脳を貫く「経路」ができている。そのなかでも特に、聴覚イメージ中枢と概念中枢は、ニューロンが結びついてできた皮質間の経路によって結合されている（ATS）。この結合が冒されたときに、先に述べた失認症が現れるのである。

　この皮質間の経路は、記号表現の処理と記号内容の処理とを結ぶ接続システムにとって不可欠の要素である。フェルディナン・ド・ソシュールの用語を用いるなら、この経路は記号表現と記号内容の恣意的な関係がニューロンに導入されたものと考えることができる。同じ言語を話す一群の人びとにあっては、各人の大脳において、概念中枢と言葉の産出中枢とを結びつける共通の経路、また言葉の聴覚イメージ中枢と概念中枢を結びつける共通の経路が共有されているのであろう。そうであるならば、言語の多様性はまずなによりもATSとATMという皮質間の経路（図27）が可塑的であることから生まれたのだということになる。

　複数の言語のあいだにどれほど大きな違いがあろうとも、人は互いに理解しあうことができるということは、周知のことである。翻訳することができるからだ。翻訳が記号表現の違いを乗り越えることができるためには、記号内容のデータベースに最小限の普遍性がなければならない。この普遍性こそが、パースがあらゆる解釈項に「共通の財」と呼んだものである。問題は、個々の異なる脳にある意味論的データベースが、これまた文化的にさまざまである記号表現と調和して、どうしてそんな共通の財のようなものを実現することができるのかを理解するように努めることである。

　最後に、人間に固有な脳の可塑性という、きわめて重要な過程に言及しておかなければならない。この過程こそが、記号内容のコミュニケーションに大きな役割を果たすと同時に、神経系のデータベースを人間の脳の外側へ拡張することを可能にしたのである。すなわち、文字の使用のことだ。文字は、人類史に欠かすことのできない出来事であり、それはだいたい紀元前3500年頃かあるいはもっと前にメソポタミア、そしてエジプトで発明された。そしておそらくそれより少し後（紀元前1500年頃）に中国でも発明された。いずれの場合もホモ・サピエンス・サピエンスの、立証されている最初の出現（紀元前10万年以上も前）から非常に長い時間が経っている。アルファベットを用いる成人の大脳には、読書と書字に関わるニューロンの回路が存在していることがわかっている（第6章を参照）。新生児の大脳にもすでに書字に対する素因が存

在しているのだが、それは状況次第であることは言うまでもない。実際、原始の人間のように文字を持たない人びとにおいてもこの書字に対する素因がやはり見られるのだが、機能は別のものになっている。マッカーシーとウォーリントン、あるいはシャリスによれば、読み書きを習得しない場合、それに関するニューロンの経路はおのずと言説の音韻論的処理や、視覚的形態と意味論的表象との連合に使われるようになるという。これらの素因はしたがって、後発生的要因によってもとの用途から逸脱することもあれば、書字の発明によって増幅されることもあるということだ。

　アルファベットを用いる主体にあらかじめ形成されているニューロン経路の、こうした「後発生的逸脱」現象によって知識データベースの飛躍的な拡大が可能となり、いまやそれは非生物の媒体に保存されるまでになっている。この現象が、個々の脳のデータベースを言語使用のなかで共有化することによって増幅するのである。ディドロとダランベールの『百科全書』においては、各項目の最後にほかの項目へのクロスレファレンスを置くことによって、意味論的ネットワークの共有化が表されている。今日では、こうした相互接続は地球規模で、すなわちいまや世界中に普及している電子システムと電子機器によって導入されている、「ネットワークのネットワーク」、つまりインターネットによって実現されている。

　したがって、ニューロン・ネットワークの後発生的可塑性は、個々の脳の意味論的データベースの相互接続を可能にしているのである。それによって、社会集団レベルで知識や信念が確かに共通のものとして分配されるのである。ここで私たちは、この共通理解のニューロンへの登録がどのように起こるのか、そしてその真実性を検証するに当たって、ニューロンへの登録がどれほど役立つかという点を理解する必要がある。

2.　統辞法と理解

　言語記号に関するパースとソシュールの理論は、当然のことながら次のような批判を受ける。すなわち、言語活動は単に記憶に保持された名前と意味の集合ではないということだ。ブロカと同時代のジョン・ヒューリングズ・ジャク

ソンは、当時すでに言語活動の本質は命題の産出にあると強調していた。ウィトゲンシュタインにとっては、「科学は語の体系ではなく、言表の体系である」。語や文を自然に組み合わせて統辞法にかなった順序を創出する脳の能力が、人類の祖先にあってはまったく存在しなかったか、あるいは存在したとしてもごく初歩的なかたちでしかなかった新たな次元を、言語活動に加えることとなった。統辞法とは、適切で相補的な意味を持っている単にばらばらの状態にある語を順序よく並べるだけに限らない。それは同時に、命題〔節〕や完全な文がコンテクストに応じて異なる意味をとり得るそのあり方を反映している。文のコンテクストのなかで語の意味を統御する規則、すなわち形態学的規則が存在するのであり（規則の概念については後で再び述べる）、そうした規則の複雑さは言語によってさまざまである。さらに、統辞法の再帰的な特性によって、対象を描写する際の多様性と自己言及性は潜在的には無限である。その特性はまた、潜在的には無限に続けることが可能な入れ子構造に心的状態を付与することも可能にしてくれる。たとえば次のような文を考えてみればよい。「私が知っているということを彼が知っていると彼は思っている……[3]」。この点についてはまた後で見ることにする。問題は、ある一つの意味を持ち、限定的なコンテクストに収まるように文や命題を産出するためには、どのようなニューロンの処理過程が用いられているかということである。また、そうした文や命題は社会集団のレベルでどのように共有されているのか。さらに、実際に私たちの脳のなかで起きていることと比べて、そうした文や命題の真実性を評価することができるのはなぜだろうか。こうしたことが問題となる。

　この点についてもまた、神経心理学の分野における臨床研究が重要な情報をもたらしてくれる。それによってわかることは、大脳の損傷によって失語症が引き起こされた場合でも、それは単に語の使用が変質されるにとどまらないということである。そうした損傷は、文を理解したり産出したりする患者の能力をも、同時に損なうのである。たとえば、ブロカの失語症患者も、困難を伴いはするが、単独の語は産出することが可能だったことが知られている。ブロカの歴史的著作の症例として挙げられているルボルニュ氏は、「タン、タン……」としか発声できなかった。同時に、そうした患者は正しい構文で命題をつくることや、文法的に正しい文をつくることができないという所見がある。たとえば、「そうなんだ、でも。ずっと前に。いやちがう、本当は。そうと決まった

わけじゃないよね。自転車。ああ、ブタ野郎め」とか、あるいはまた「男性、かばん、歩く」[4] など。彼らも単純な実詞を理解するにあたっては、ともかくかなりの程度まで能力を保持している。しかし、能動態ないし受動態のような文法構文を用いた従属節を含む文となると、それを理解することはできない。そうした患者たちは、無限にたくさんある言語表現を産出したり理解したりするための「生成能力」が深く冒されてしまっているのである[5]。さらにまた、すでに見たように、ウェルニッケの失語症患者は非常にたくさん言語化することができるのに、統辞法を備えた文は産出できない。失語症患者は、語を文の正しい順序に並べることができなくなってしまった者と、活用語尾を落としてしまったり、まちがった活用語尾をつけた語しか産出できない者に分けることもできる。文の理解や産出におけるそうした失文法やそのほかの障害のさまざまな形態を、もっと細かく区別しようとする試みもあった[6]。ともあれ結論だけははっきりしている。統語処理において選択的に関わる神経経路が確かに存在するということである。磁気共鳴画像法による研究はこの結論を裏付けているし、さらにそれを拡張してくれる[7]。

機能的磁気共鳴画像法（fMRI）や脳波記録法による画像を詳細に調べてみると、文の理解において統辞法と意味ははっきりと分離していることがわかる[8]。ダプレットとブックハイマーは、二つの非常によく似た文を用いて、被験者に違いがあるかどうか答えさせるフレーズテストを行なった。意味論的な点で違いを設ける際には、一つの語を同義語か、またはまったく異なる語で置き換えた。たとえば「弁護士が証人に尋問する」と「弁護側が証人に尋問する」。一方、統辞法的な点で違いを設ける際には、異なる態（能動態／受動態）に置き換えるか、または語の順序を入れ替えた。たとえば「警官が泥棒を逮捕した」と「泥棒が警官に逮捕された」。磁気共鳴画像は明瞭だった。活動が見られた部分が、統辞法的情報の処理の場合（ブロカ野の一部）と、文の意味論的側面の処理の場合（左脳の前頭回前部）とで、異なる分布を示したのである。

こうした磁気共鳴画像法によって言語処理の分析をさらに先へ進めて、「命題的言説」と「自動的」言説あるいは語の産出というヒューリングズ・ジャクソンによる区別が見てとれるような、さらに高等な組織構造のレベルまで検討することができるようになった[9]。フランス語しか話さない被験者に、言語理解がはっきりと異なるような条件下で大脳の血流量がどうなるか記録をとっ

第4章　知識と社会生活

た。被験者には、彼らの知らないタミル語で書かれたお話を聞かせ、彼らが理解できるフランス語の単語リスト、偽の単語や意味論的に異常な単語を含んでいるため理解するのが難しい文、フランス語で書かれていて簡単に理解できるお話を、それぞれ聞かせた。得られた大脳の画像は、この四つのあいだではっきりと異なるものとなった。まず最初に、フランス語話者にタミル語のお話を聞かせたときの大脳画像は、一次聴覚野および二次聴覚野（左右の上側頭溝）の賦活が見られたが、そのほかは一切活動がなかった。被験者は単に、自分が理解できない言葉の音だけを聞いていたことになる。フランス語の単語リストの場合では、賦活のあった部分の分布はさらに広がった。こんどは下前頭回も含まれたが、これは左脳だけに起きた。偽の単語や意味論的に異常な単語でできた文の場合には、聴覚野に加えて左右両側の側頭極に賦活が見られたが、右脳よりも左脳のほうが賦活が大きかった。最後に、フランス語のお話の場合には見事な画像となった。お話を理解した被験者の脳は、非常に多くの大脳の領野を動員していた。なかでも左脳の前頭前野の賦活が顕著だった。

　この実験の重要な結論の一つは、被験者がお話を完全に理解するときには、前頭前野皮質が動員されているということである。同じ一つの「お話」のコンテクストのなかに統合されている知識の効果的なコミュニケーションは、ブロカ野やウェルニッケ野といったいわゆる「言語」野だけではなく、はるかに多くの皮質領域を利用しているのである。前頭前野皮質の損傷に伴う障害を見ると、私たち人間の脳のなかでは非常に最近になってから発達したこの領域が、言語活動の処理においてきわめて重大な関わりかたをしていることがわかる。そうした患者は、非一貫性、注意力の喪失、決まりきった固定的表現などを伴う言説の過度の攪乱状態を呈する。言説の産出とその理解の基礎となるべき知識の組織化と形成能力が冒されてしまうのである。

　フランス語の「理解」という語は二つのラテン語の語源 *cum*（「いっしょに」）および *prehendere*（「つかむ」）からできている。一つのお話の理解は単に、明確な思考の方向性も持たない単語や文の集積ではない。逆にそれは、数多くの大脳領野を「いっしょにつかむ」ことが可能になるような予見を前提としている。ある言説が理解できなかったのであれば、その予見が失敗しているのだ。前頭前野の領野の賦活は、大脳皮質全体に散在する複数の処理単位を互いに結びつけ、ほかの部分を抑制することができるようなニューロンの活動が

開始したことを表していると私は考えている（図28）。第3章で示したニューロンの作業空間の仮説との関係は明らかである。作業空間のニューロンは、脳のレベルでは位相的に異なる部位に位置する領野を動員するような大脳の処理過程を、長い軸索突起を用いて結集させるのだ。前頭葉皮質にはそうしたニューロンがとりわけ豊富にあるのだが、19世紀末にイタリアの神経学者ビアンキがすでに語っていた「心的総合」は、まさにこの前頭葉皮質によって行なわれるのである。

前頭前野皮質のいくつかの領野が文や言説の処理に寄与していることから、人間同士のコミュニケーションのきわめて洗練された形態、すなわち命題と言説という形態において作業空間のニューロンが重大な役割を果たしているのではないかという考えが裏付けられる。第3章で私は、作業空間のニューロンが組織だって活動し、心的表象の「メロディー」を形づくるという仮説を披露した。統辞法を用いることで、作業空間のニューロン・ネットワークによってもたらされる組み合せは膨大な数が可能となり、言語のメロディーはその組み合せを利用している。「したがって有限の手段を用いて無限の用途をつくり出している」のだ。

統辞法的コミュニケーションに特化したニューロンのシステムの発達を考えると、命題や組織化された言説というものは、前頭前野皮質の拡大に伴う進化の一現象であると見なしてもよい。そうした解剖学的な発達は、後で見るように、人類の祖先からホモ・サピエンスへと認知能力が、とりわけ意識の作業空間が進化する上で、きわめて重要な遺伝的一段階に相当している[10]。

3. 知識の共有

社会集団のなかで各個人が産出する文が膨大な多様性を持っているということは、裏を返せば個人個人によって変わってしまうという問題だけでなく、それに加えて、そうした文を認識し、その「真実性」をコントロールするという問題もまた、膨大なものとなるということである。統辞法の使用の結果として組み合せ爆発が起こるため、社会集団の成員同士が効率的な理解に到達するのにふさわしい知覚様式と処理様式が必要とされる。

第4章　知識と社会生活

統辞法

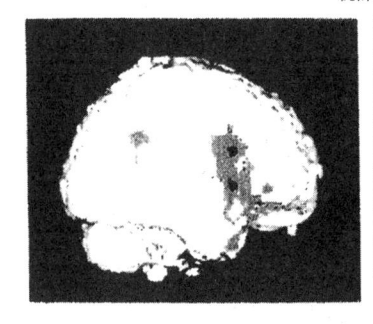

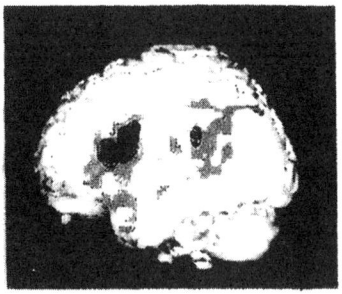

意味論

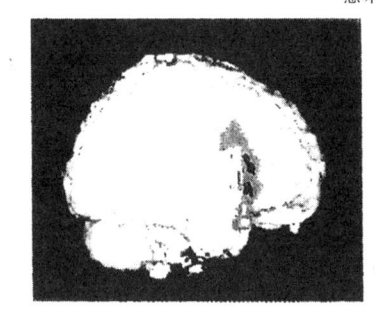

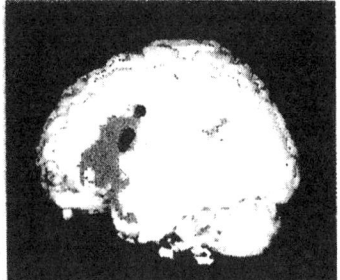

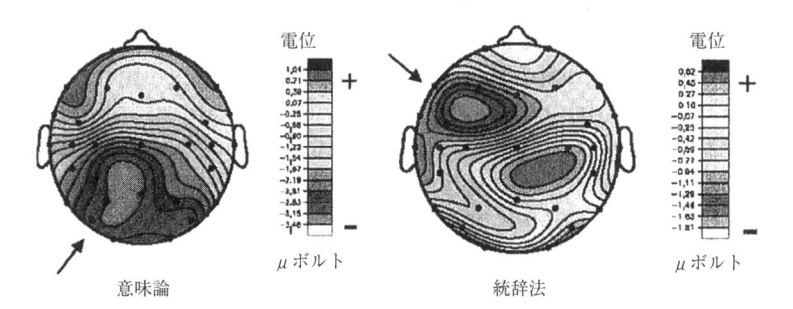

電位　　　　　　　　　　電位

意味論　　　　　　　　統辞法

図28　統辞法と意味論とでは、介在するニューロンネットワークが異なる
　統辞法的な変数と意味論的な変数ではっきりと区別された言語課題を行なう被験者の大脳の分析。機能的磁気共鳴画像法（fMRI）による画像を用いたもの（上）（M. Dapretto et S. Bookheimer, 1999）。脳波記録計を用いたもの（下）（Helen Néville の許可を得て掲載）。統辞法的情報は優先的に左半球のブロカ野を動員する。

推論的コミュニケーション

　私たちはここまで、言語コミュニケーションが位置するのは、標準的な経験主義の枠組み、すなわち相互作用する脳が入出力様式で情報を処理する装置のようにふるまうという枠組みであることを、暗黙のうちに容認してきた。この見方は、情報科学や人工知能、また言語学でもたいへん広く採用されている。クロード・シャノンとウォーレン・ヴィーヴァー[11]が、今日でもいまだによく使われているこの「コード化された」コミュニケーションという理論を練り上げたのである。それによれば、情報源から発せられたメッセージはコード化された信号に変換され、聴覚的インパルスや電気的インパルスのような形態をとって物理的な経路を伝わってゆく（反対側の終端すなわち受信者は、今度はこれを解読する）。たとえば、一つの文章を構成する文字の連なりであるメッセージは、それぞれの文字に対応して細かく決められた電気信号の連続にコード化される。こうしたコミュニケーション様式の制約は数多くある。コミュニケーションが成立するためには、情報経路の両端に位置する話し手と聞き手が同じコードを用いなければならない。さらに、こうしたコミュニケーションでは、ほんの少しの信号の間違いや雑音も拾われてしまう。たとえば、よく知られているように、電子メールのアドレスは、たった一文字置き換えるだけで使い物にならなくなる。こうした図式は遠距離通信には実用的である。しかし、人間同士の言語的（あるいは非言語的）コミュニケーション、とりわけ「思考」のコミュニケーションを説明するには不十分である[12]。脳は通常のコンピュータのようにデジタル信号をやりとりしているのではない。ダン・スペルベルとディアドリ・ウィルソンが示したように[13]、実際の情報源と宛先はコード化された遠距離通信機械ではない。言語による思考のコミュニケーションとその理解は、言語的信号の復号化には還元されない。L・ヴィゴツキーが書いているように、「経験や思考の理性的かつ意図的なコミュニケーションには、媒介するシステム」、とりわけ「情動の伝播」を必要とする[14]。一般的に人のコミュニケーションは、対話者が互いに情報を交換する、知識という限定的なコンテクストのなかで行なわれる。スペルベルとウィルソンはさらに次のように主張するに至る。すなわち、コミュニケーションにおいて対話者は、互いの脳の「認

知環境」すなわち「相手が心的に表象し真実であると認めることのできる仮説の総体」に変化をもたらすことを意図している、と。各対話者は、コミュニケーションの効率を最大にするために、相手の意図を認識し、推理しようと努める[15]。別の言い方をするならば、コミュニケーションを開始するや、相手の言説のあり得る内容を頭のなかに持つということだ。それはすなわち、相手が世界に関して考えていることの部分集合を成すものである。そのなかには、話し手が置かれている物理的な環境に関する情報だけでなく、科学的な仮説であるとか宗教的な信条、政治的な立場といった、話し手の心的状態に関するあらゆる種類の仮説が含まれている。そうであるとするならば、言語コミュニケーションは単なる入出力という経験主義的図式に従うものではないことになる。それとは逆に、脳はコンテクスト化した前－表象を用いながら投射的な様式で機能しているという説に従って、対話者は互いに相手の頭のなかに、絶えず自分の思考の枠組みを投射しようとしていると考えることができる。互いに相手の意図を認識し、自分にも意図のあることを認めることができれば、たとえコードがなくてもコミュニケーションは可能である[16]。コミュニケーションには、対話者が互いに相手のなかに共通する目的を、すなわち意図を認めることができるように、互いの協力が要請される。会話が始まったということは、協力関係が築かれたということだ（図29）。

　さらにまた、この推論的モデルはノーム・チョムスキーの説にも合致することに気づかれるだろう。チョムスキーの説によれば、言語コミュニケーションにおいては、対話者の頭の内部には知識が豊かに見いだされるのに比べて、「刺激は貧困」である。たとえば「気をつけて！」のようないくつかの音の連なりは、意識空間のなかで進行しつつある表象に対して、大きな喚起的影響を与える。この場合、どうしてほんの少しの発話信号が発せられただけで、そのように長期記憶の動員が引き起こされるのだろうか。ダン・スペルベルとディアドリ・ウィルソンは『関連性理論』〔内田聖二ほか訳、研究社出版〕のなかで、会話においてはかなりの数の情報が古いもので、個人が世界について持っている表象のなかにすでに存在していることを示した。その他の情報は新しいが、古い表象とは何の関係もない。そうした古いデータと新しいデータがいっしょになって、推論に基づく処理過程（あるいは前－表象の産出）で利用されるとき、それらは新たな別の情報を生み出すに至る。こうした増殖効果が起こると

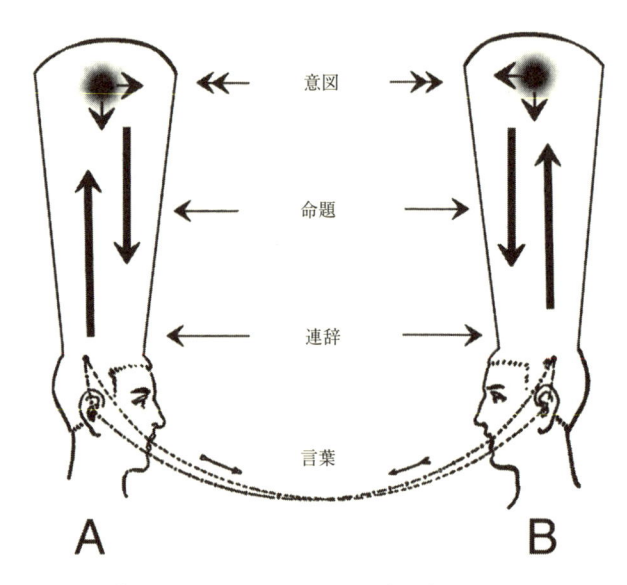

図29 ソシュールの図式をスペルベルとウィルソン（1989）の意図的コミュニケーションのモデルに適用したもの。
　コード化されたメッセージの伝達によるコミュニケーションという伝統的な図式を改変して、対話者同士が世界に関する仮説や疑問について、ある認知的なコンテクストのなかでコミュニケーションを図ろうとする意図が共有されているという図式に合うようにした。

き、その情報は関連的であるとスペルベルとウィルソンは言う。増殖効果が大きくなればなるほど、関連性はその度を増す。会話における各個人の認知目標は、処理される情報の関連性を最大にすることである。意図を明示する処理過程によって相手の注意を引くことができ、その結果、共通の意図的な枠組みの内部で相手を双方向的「オンライン」状態に置くことができるのだ。

　ニューロンの用語を使うなら、意図的な枠組みとは、あるいはもっと簡単に言えば意図とは、大脳ネットワークの階層秩序の頂点で形成される、長期間持続する包括的表象の総体であると考えることができる[17]。もちろん意図には、ニューロンの作業空間の高いレベルにある全体的前－表象も含まれる。そうした前－表象の組み合せという特性は、「多様性を発生させる心的装置」の真ん中でそっくり保持される。しかしながら、延々と続く予見という前－表象の活動は、表には現れない感覚性の、あるいは運動性の、または抽象的な操作に対

してトップダウン的に制約を課すことになる。だから、限定的な意図の枠組みの範囲内で、ある一群の処理ユニットをあらかじめ選択することによって、ヒトの脳が扱うことのできる膨大な数の命題を認識し、処理することが容易になるはずである。

推論的コミュニケーションにおけるミラーニューロンと相互性

　共通の意図の枠組みの範囲内で「コミュニケーションを図ろうとする、相互的な意図」について、その説得力ある神経機構を構想するに当たっては、神経生理学者のジャコモ・リゾラッティによるミラーニューロン〔物真似ニューロン〕の発見[18]という最近の出来事が役に立ってくれるだろう。このニューロンは、大脳皮質のなかで運動の準備に関与している場所、すなわち前頭前野皮質に属する腹側運動前野で発見された。リゾラッティと共同研究者らは、大脳皮質のこの特別な領域の機能に関心を持った。そこで覚醒したサルのこの領野のニューロンを一つずつ記録することによって、手や口の意志的運動、たとえばサルがピーナツをつかむとか、それを口に持ってゆくなどの際に放電が起こることが観察された。さらに、こうした放電は個々の運動にそれぞれ関連しているというよりは、そうした個々の運動が構成する包括的な身振りに関連づけることができそうだった。彼らはたとえば六つの基本的な運動性行為に対応する「ニューロンの語彙」を同定することができたが、いくつかのニューロンは「腕や口でつかむ」「手でつかむ」「持つ」「取り上げる」に対応し、またいくつかのニューロンは「手を伸ばす」「口や身体のほうへ持ってくる」に対応していた。この実験の最中に、彼らは思いがけない観察をする。サルが物をつかんだり、いじったりするときに放電するニューロンのうちのいくつかが、同じ身振りを実験者がするのをサルが見たときにも活動を開始したのだ（図30）。まるでそのニューロンは運動性であると同時に感覚性でもあるかのように！　リゾラッティとその研究チームは、こうした「ミラーニューロン」の活動は、特定の行動に相関関係を持つと同時に、その行動の表象にも相関関係を持っているのだろうと考えた。そうであればそれらは行動をまねするために利用できるだけでなく、それを理解するためにも利用できるはずである。そのようにして他者の行動を認識し、それをほかの行動から差別化し、結果的にその行動をふ

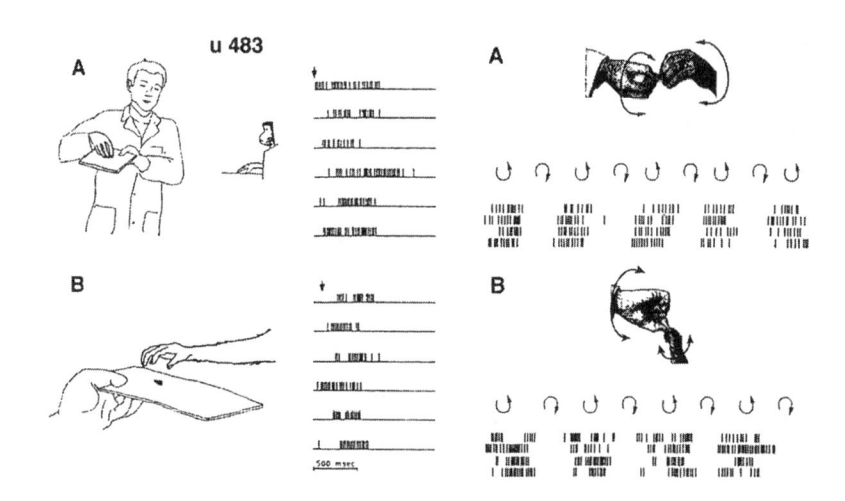

図30　ミラーニューロンと模倣
　賦活状態にあるサルの前頭葉の運動前野（第6野）のニューロンを一つひとつ記録したもの。左のA：実験者がピーナツをつかむのをサルが見ているとき、B：サルが自分でピーナツを口に持ってゆくとき（G. Rizzolatti et coll., *Exp. Brain Res.*, 82, 1990, 337-350による）。
　右のA：実験者がブドウの種のまわりで手を回転させるのをサルが見ているとき、B：サルが自分も実験者といっしょに同じ回転運動をするとき。それぞれの場合で、反時計回りの回転運動のときだけニューロンが反応し、時計回りのときには反応しないことに注意（G. Rizzolatti, L. Fadiga, L. Fogassi,《Premotor cortex and the recognition of motor action》, *Cogn. Brain Res.*, 3, 1996, 131-141）。

まえて自分の行動を決定することを目的とする処理過程にも介在することができるだろう。したがって、こうしたミラーニューロンが、これまで述べてきた意図の推論的コミュニケーションに関与していると考えることには説得力がある。
　さらにもう一つの驚くべき説得力の根拠は、解剖学的な点にある。実際、解剖学者たちは古くからサルの腹側運動前野は、人間では言語活動のブロカ野に相同すると示唆していたのである。検査画像の研究や、経頭蓋的磁気刺激によって、確かにヒトのブロカ野のレベルにミラーシステムが存在することが確認された。したがってブロカ野は言語活動だけに割り当てられているのではないことになる。それは行動の認識にも使われているのだ。そこには手の表象や、口の動きや単語の発音に関わる筋肉の表象も含まれる。このことに基づいて、リ

ゾラッティはミラーニューロンは発話の認識に一定の役割を演じているのではないかという仮説を発表した。ある身振りを見ることによってブロカ野が賦活するのであれば、その賦活は言語コミュニケーションにおける音声によっても引き起こされるが、同時に話し手の口や顔に発生する音声学上の運動の認識によっても引き起こされるのではないか。そうなるとスペルベルとウィルソンの主張に従って、行動の認識と推論的コミュニケーションのあいだには、このレベルで密接な関係があることになる[19]。

他者の意図を認識すること――「心の理論」

英国の哲学者S・アレクサンダー[20]はすでに19世紀初頭に、彼が他者の心と呼ぶものが経験的に存在するか否かという問題に取りかかる前段階として、「心（mind）とその神経的基盤は経験的に存在するか否か」を問題にしていた。どのようにして私たちは互いに相手を意識を備えた主体であると認識するのだろうか。アレクサンダーはこの性質が動物には備わっていないものであると考えた。なぜならイヌは推論したりしないからである。私たち自身の持つ反省的意識は、他者についての意識のなかで、またそれを通して成長する。それは社会生活に、あるいはもっとアレクサンダー的に言うなら「社会本能」に関わりがあるのかもしれない。「社会本能」は私たちに、自分自身について意識するように他者についても意識させるものであり、協力なり競争などを通して相互的な活動がなされるときには「満足」が生まれる。子どもの認知的発達に関する最近の研究によって、アレクサンダーの驚くほど先駆的なこの見方が確かに正しいことがわかってきた。事実、巧妙な実験によって、ハイレベルの推論的コミュニケーションの処理過程がすでに子どもたちにも見てとれる。そうした実験は、子どもたちが「意識的に」他者の心的状態を理解し、操作し、またそのことによって自分の行動を修正する能力を持つことを明らかにしている[21]。他者に心的状態を帰属させるこの能力を表すのに、病因学者のデヴィッド・プレマックと哲学者のダニエル・デネットはそれぞれ「心の理論」「志向的姿勢」という用語を使った。先に示した意識の進化においては、この能力は第四段階、すなわち最終段階に当たり、この段階は人類に特有のものである[22]。この能力は単に、ある人物が現実と合致する「正しい」信念に基づいてこれから行なお

うとしていることを予言するということだけではない。たとえば「意識化」といった活動のような場合には、他人が間違った信念に基づいて行なおうとしていることも計算することができる能力であることを、批判的実験が保証している[23]。

意識化活動の能力は、自分自身の身体についての簡単なイメージを形成し、それを他者の身体のイメージと関連づける、表に現れない、より原始的な素因に基づいて、4歳前後で徐々に発達する。そうした身体の表象は、第3章ですでに見たように、非常に早くから現れる。赤ん坊は1か月半から、物まねをする能力を持っているのだ[24]。次いで2歳の終わり頃に、真の自己意識が発達し、2歳半から3歳のあいだに反省的意識が姿を現す。心の理論が有効になるのはその後である。バロン＝コーエンとその共同研究者たちは、いまではすっかり古典的なものとなった「サリーとアンの課題」と呼ばれる心の理論の習得を調べるテストを考案した（図31）。これによって子どもが間違った信念を認識できるかどうかを確かめることができる[25]。漫画に描かれたシナリオのなかで、アンはサリーのボールを移動させる。つまりサリーのいないところでサリーのボールを籠から出し、それを箱に入れてしまう。サリーはその後に姿を現す。そこで子どもに尋ねる。「サリーは自分のボールをどこから取り出そうとするでしょう？」サリーはボールが移動されてしまったことを知らないわけだから、子どもはサリーが間違ってボールはまだ籠のなかにあると信じていることを理解しなければならない。こうした間違った信念は、後で見るように、日常生活のなかで重要な役割を果たしている。間違った信念は、すでに子どもたちの学校の教室でも、文化的システムや宗教的システムによって意図的に利用されているのである。しごく都合のよいことには、科学教育や批判精神を養うための訓練によって、非常に選択的なやり方ではあるが、そうした間違った信念の大きさは打ち消されることになるのだが（第8章および9章を参照）。

子どもたち自身も、「ごっこ遊び」や、自分のアイデンティティや本当の意図について周囲の者を「だます」ことのなかで、この能力を非常に早くから行使している。古代ギリシャにおける演劇の発達もまた、帰属という仕掛けに基礎を置いているし、舞台の上で俳優が演じる役に観客を感情移入させる。ディドロが「俳優のパラドクス」と呼んだものによって利用されている認知機構はいまだによく解明されているわけではないが、はっきりしていることは、俳優

第4章　知識と社会生活　　　　　　　　　　　　　　　137

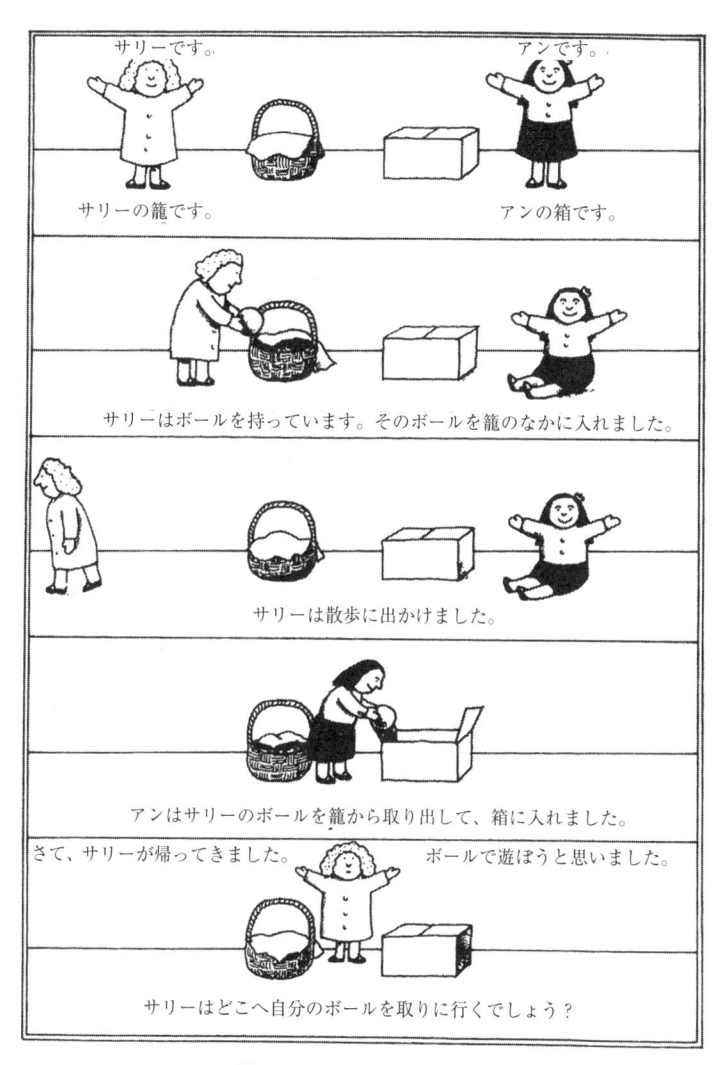

図 31　サリーとアンの課題

サリーとアンの課題と間違った信念の認識。Baron-Cohen (1986) in Utah Frith, *l'Énigme de l'autisme*, Paris, Odile Jacob, 1992 による。

が、顔や肉体の身振りとセリフで役を「装っている」のであって、自分自身をその役に同定していることはめったにないということだ。俳優は、必ずしも自分自身の個人的「自己」とは一致しない属性を、観客の側から自分に帰属させるようにするのだ。俳優の意識の作業空間では、自分自身に属する表象と自分が演じる役に属する表象の図式とが二重化していることになる。意識空間に関する私たちの考察に基づけば、この能力が「再帰的」意識（はっきり区別される二つの表象をオンラインで結びつける能力）と心の理論の両方を動員していると考えられるだろう。俳優の演技からトランプのポーカーまで、また政治的駆け引きからプロパガンダまですべてがそうであるように、真実を判断する私たちの脳の能力は、真実を裏切ることもできるのだ。

　心の理論へ向かう性向がなんらかの病理学的変質を被ることは、自閉症の子どもにおいて確認されている。自分のなかに他者の心的状態を表象する能力の発達が阻害されるのである。自閉症の子どもたちの多くは知能指数は高いが、他者を理解することができず、他者を無生物の物のように考える傾向がある。彼らの多くは「サリーとアンの課題」に合格できない。青少年期になってもそうである。統合失調症や、大人になってから発症した精神障害、被害妄想などは、他者の意図に関する間違った推論によると解釈することができる。統合失調症患者は、他者の行動について、間違った推論を「過剰に生産」するらしい[26]。統合失調症と同様に自閉症においても、発達の途中で遺伝子の発現過程（第5章参照）が異なるものに変質することによって、まだ十分には解明されたわけではないが，おそらくは前頭葉前部の皮質にあって、他者に対する自己の表象の自己評価に寄与しているニューロンシステムが影響を被ったのだと考えることは説得力を持つだろう。

　前頭前野皮質、特に眼窩部や正中部に損傷を受けた患者は、社会的行動に重度の障害をきたす。彼らは他者との関係のなかで、短期・長期の行動を計画することができない[27]。磁気共鳴画像法によって、前頭葉正中部皮質は、被験者が自分自身の心的状態に注意を向け、それを描写するよう求められたときにも賦活することが明らかになった[28]（図32）。またこのとき被験者の前頭葉皮質の側頭頭頂部および外側下部の賦活も認められた。

　帰属能力はすでに霊長類に見いだされる能力の総体から派生する[29]。たとえばサルでは、側頭溝にあるニューロンの一つひとつの記録が取られているが、

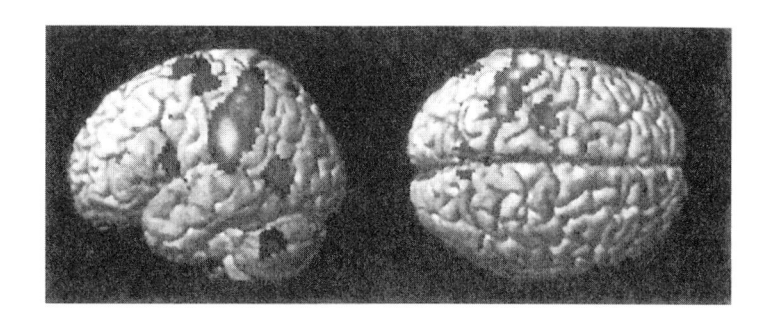

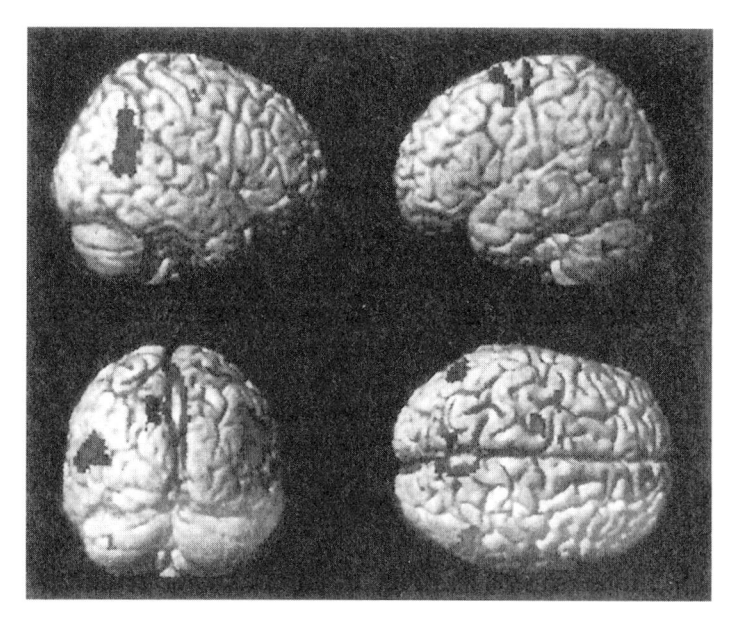

図 32 心の理論――一人称および三人称の主体のシミュレーション
以下の 2 種類の条件下での、PET（陽電子放射断層撮影）によるボランティア被験者の皮質の活動の記録。1）一人称（下）：被験者はカミソリ、シャベル、ボールなど写真によって提示される身近な物を使っているところを想像する。2）三人称（上）：被験者は実験者が同じ物を使っているところを想像する。被験者が物の写真を無抵抗に見るよう、実験を調整している。どちらの場合でも、以下の運動野が活動を示した。すなわち中心前回と楔前の二次運動野、視覚系 MT/V5 野である。一人称の視点と異なり三人称の視点だけで動員されていたのは、右下部および楔前、後帯状束、そして前頭頂部の頭頂葉皮質である（P. Ruby et J. Decety, 2001 による）。

これはすでに見たように(第2章)、生物と無生物を区別する。同様にサルでは、他者の視線の先を追っていってなにかに注目するときに活動するニューロンの記録も取られている。そうした「ミラーニューロン」は、他者の目的を表象するときの神経的基盤であるが、自己と他者の区別はしていない。最後に、側頭葉皮質において、他者が産出した音声を認識し、自分が産出した音声を認識しない神経細胞を記録することができた[30]。帯状束皮質および前頭前野後正中部皮質のニューロンは、自発的に始めようとしている運動を予見したときに活動を示した。したがってこれらのニューロンは、「自己」の心的状態や目的の神経的基盤であるわけだ[31]。マルク・ジャンヌロー[32]は、現在における知覚と心の理論の両方を同時に含むような、運動性行為のシミュレーション・ネットワークが存在すると主張した。相互作用をしている者の脳のなかでは、現に観察されている行為の表象（ミラーニューロン）と、予見されている行為の自己産出表象（頭頂葉皮質のニューロン）の両方が形成されているようだ。後者の表象は、意識の作業空間でその表象が（多くの場合、繰り返し）評価され、自発的決定が導かれるまでは、発動する限界以下にとどまっているのだろう。そうであるならば、予見される行為と、他者を前にした自己表象の評価とのあいだで、機能が意識的に分離され得るものと思われる。そのときこそが「だまし」行為なのであろう。しかしながら、長期記憶の評価のほうが、意識空間の評価よりも「確固としている」だろうから、主体の意志に反して評価が表に顕れてしまうということがあり得るだろう。それにしても私たちは、嘘の神経的基盤を解明する合理的な理論からはまだまだほど遠いところにいる。

　結論として、前頭前野皮質が帰属の処理過程と社会集団のレベルでの行動の計画化の処理過程に寄与していることは、ニューロンの作業空間の仮説に一致している。意識化活動の処理過程と、決定の機能における前頭葉の役割との詳細な関係については、知らなければならないことがもちろんまだまだたくさんある。

　推論的コミュニケーションの枠組みの内部では、心の理論は各対話者に、情報を与えようという相手の意志を認識するだけでなく、それを評価することも可能にしてくれる。そのことが持つ社会生活における有用性は言うまでもない。そうであればこそ、対話者は知識のコミュニケーションにおいて協力という規範を尊重するのである[33]。ポール・リクールの用語を使うなら、主体は「他者

の立場に立つ」こと、「自分自身が他者のようになる」ことができるのだ。そのようにして主体は他者の心的状態に対して、自分自身の心的状態の相違と類似を認識し、それによって社会集団の規範に従って（または逆らって）、他者を前にして行動することが可能となるのだろう。帰属能力は、個人個人の作業空間を、会話によって共有することを可能にしてくれる。社会集団の成員のあいだで議論が始まれば、その結果として、知識の真実性を社会的なレベルで判断する幾多の新しい手段が与えられる。真実性の検証はもはや、単に個人的な認知作用ではなく、社会集団にまで広がりを持つ「ゲームと闘争[34]」という行ないなのである。

4. 象徴化と報酬の分配

　ギリシャ語の *symboln* という言葉は「まとめて投げる」という意味だが、これは「再び結合する」「再び結びあわせる」という意味も含んでいる。それは、二つの家族が互いに歓待しあう古くからの関係の証として代々伝える目印の記号で、一つの物を二つに分けた割符のようなものだった。「象徴」という言葉の意味は、ソシュールの言う言語記号と正確には一致しない。しかし、二つに分裂した部分の再結合という隠喩は、言語の習得過程に、記号表現と記号内容のあいだの神経結合が後発生的に形成されるという仮説とはよく一致している。ところがこの仮説は、複数の大きな問題に直面する。これまで何度も述べてきたように、大脳組織は人によってさまざまに異なっているにもかかわらず、共通の意味作用が共有されているので、そうした意味作用を普遍的なものと見なしてしまうことがあり得るほどである。さらにまた、少しソシュールの表現に戻って言うならば、記号表現と記号内容のあいだの関係は恣意的な性格を持っていて、ある言語集団と別の言語集団とでは文化的に異なってもいる。「象徴」のこの二つの部分は、どんな社会集団にも観察される慣習の採用とどのように結びついているのだろうか。この問題について考えるに当たり、いくつかの例が役に立ってくれる。一つはサルに関わる例であり、そのほかは子どもの発達に関わる例である。

　ドロシー・チーニーとロバート・サイファース[35]は、自分たちの重要な研

究の一章を割いて、世界に関する知識伝達の方法として声のコミュニケーションを用いるアフリカのオナガザルのことを報告している。

　フィールドでの綿密な観察によって、彼らはこのサルたちがさまざまな警戒音声を発することを明らかにした。それはサルが対峙する捕食者の、ヒョウ、ワシ、ヘビという少なくとも3種類のはっきりしたカテゴリーに応じて異なっていた。力強い「吠え声」はヒョウに対する警戒で、これを聞くと地上にいたサルは一目散に樹上へと逃げ込む。反対に、ワシのうち彼らの捕食者であるゴマバラワシとカンムリクマタカという2種類のワシがいることに気づいたときには、2音節の「短い咳」のような声を発する。これを聞くとこのサルたちは、今度は茂みへと駆け込む。三番目の種類の警戒音声はヘビが現れたときに発せられる。チーニーとサイファースはこれをシーッと呼んでいる。これはヘビの音を真似ているのである。それを聞いたサルは二本足で立ち上がり、辺りの草木を注意深く見張る。

　こうした警戒音声は一般的な警戒信号ではない。また、どれほどのレベルの恐怖が迫っているか、その違いも反映することはない。ウィトゲンシュタインを敷衍するなら、これらのサルたちは仲間に「いま起きていること、そしてその件について何をなすべきか」を伝えているのである。確かに、こうした警戒音声に対する反応は一斉に起こるわけでもないし、集団として反応が調整されることも、反応の統合があるわけでもない。こうした音声はある限定された対象を「参照させる」のであり、その対象に代わって社会集団の仲間の頭のなかにその対象の表象を生成させるものなのである。しかしヒトと違って、その仲間が今度は自分が同じ音声を発して、同類に伝達するという能力は備えていない。

　チーニーとサイファースはこの警戒音声の三つの大きな構成要素の発達を調べた。すなわち正しく発声すること、特定の出来事を声でマーキングすること、発せられた音声にふさわしい反応行動をとること——パースの用語を使うなら「活動的解釈項」——の三つである。若いサルは大人と同じ警戒音声を発し、それは大人に同じ反応を引き起こす（図33）。

　ヘビの出現を警告するシーッは、はっきりした習得を経ないでも自然と発している。これは脊椎動物に属する種ではよくあることだ。ヘビはどうやらある種の普遍的で生得的な恐怖を喚起するらしい。そしてこれは高等脊椎動物の進化

第4章　知識と社会生活　　　　　　　　　　143

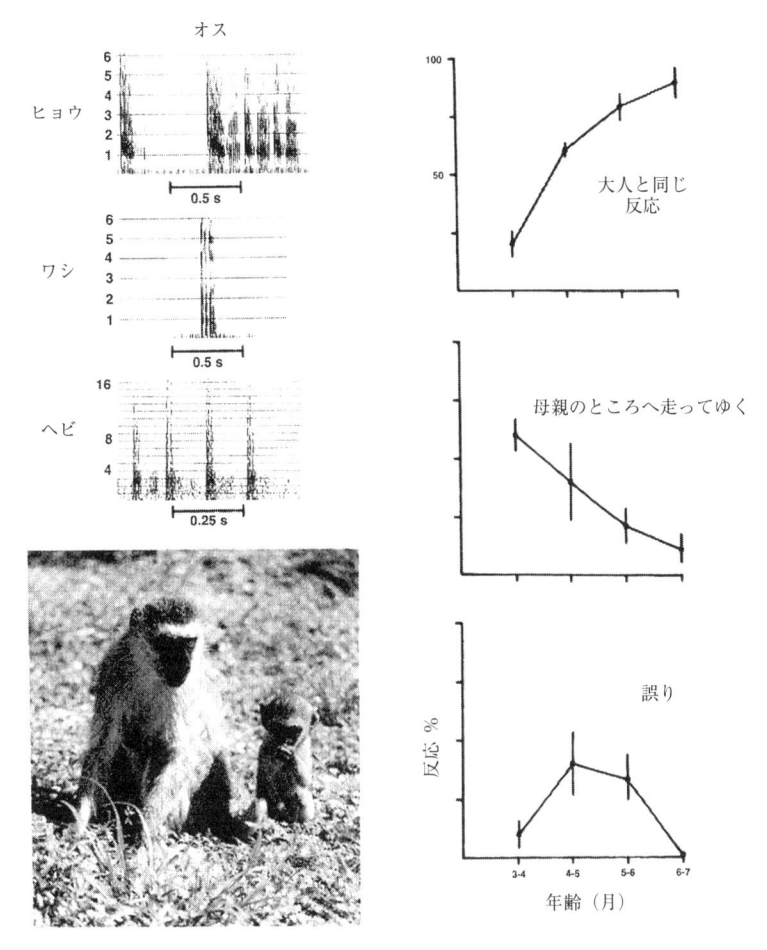

図33　アフリカのオナガザル（ベルベット・モンキー）における警戒音声の習得
左上：ヒョウ、ワシ、ヘビが出現したときに雄が発する警戒音声
左下：メスの大人とその2か月の息子
右：赤ん坊サルが年齢に応じて警戒音声に反応する仕方。新生児において「母親のところへ走ってゆく」という自然な反応が徐々に消えていき、試行錯誤期間を経て大人と同じような反応に取って代わる（D. Cheney et R. Seyfarth, *How Monkeys See the World*, Chicago, University of Chicago Press, 1984 による）。

の過程においてかなり早くから発達していたようである。鳥類にもすでに見られるこのヘビへの恐怖は、生物の生存に欠かせない機能として大脳において生得的に結合されて分布している。これを個体から別の個体へと再生産できるようにするために、この分布は遺伝子という包みのなかにはっきり書き込まれている。毒ヘビに初めて咬まれた経験は、それっきり最後の経験になる可能性が大きいのである。

　逆に、ある種の捕食者を認識するためには経験が不可欠となる。若いサルはしばしば間違える。彼らは自分たちにとって危険がないような、ハトが飛ぶのを見たり枯れ葉が落ちたりする場合にも警戒音声を発する。危険な鳥に対する特定の警戒音声を発声させた刺激の種類を体系的に分析することによって、チーニーとサイファースは非常に若いサル（1歳以下）が捕食者に対しても非捕食者に対しても見境なく反応していることを明らかにした。1歳から4歳までの若いサルはもっとはっきりした区別をつけ始め、最終的にはゴマバラワシとカンムリクマタカという本当の捕食者に対してのみ選択的に反応するようになる。ノーム・チョムスキーの用語を使うなら、「初期状態」においては、サルの新生児はあらゆる形態の空を飛ぶもの、すなわち大分類で鳥に属するものすべてに反応すると言うことができる。次いで、だんだんと危険な種の形態への反応が選択的に安定化してくる[36]。しかしそれはどのような機構によるのだろうか。この問いは重要である。というのも、この問題は社会集団の内部で記号表現と記号内容という関係を築くのに用いられる、もっと一般的な選択の機構の概観を示してくれるかもしれないからである。

　この問いに対する答えは、若いサルが大人のサルとのあいだに打ち立てる社会的関係のなかにある。もしも集団のなかで最初に警戒音声を発したのが若いサルだった場合、最も近くにいる大人のサルが見上げる。それが危険のない鳥であれば、その大人のサルは反応しない。逆に、若いサルが本当にゴマバラワシを発見したのであれば、大人のサルは反応して警戒音声を発する。大人のサルの警戒音声は、若いサルが発した警戒音声が正しかった場合、それを確認し、有効とすることになる（図34）。選択は、大人のサルと若いサルのあいだの相互作用過程の機会になされる。私がここで出しておきたい仮説は、この選択は報酬の分配過程を実地に適用しているということだ[37]。大人のサルの警戒音声は、若いサルの脳のなかにできあがった形態と音との関係が正当である場

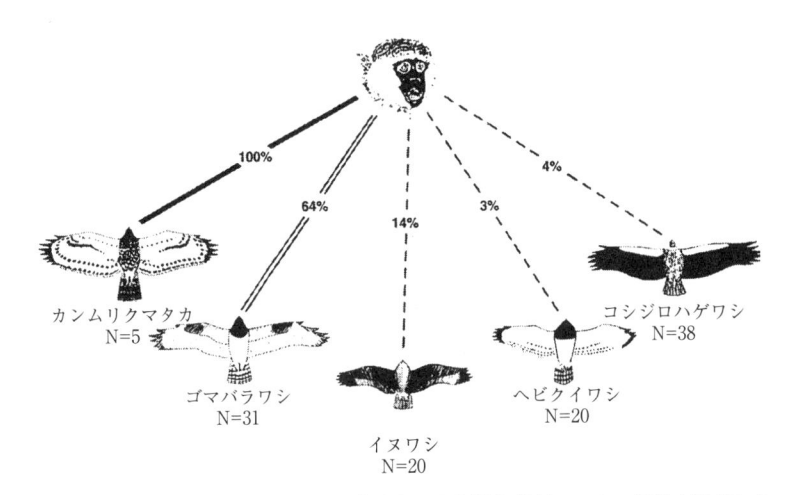

図34 サルの赤ん坊は警戒音声を発して警戒すべき危険な種類のワシの形態を選択によって学習する

　最初サルの赤ん坊は、さまざまな形態の猛禽に無差別に反応する。もしも母親があらためて警戒音声を発したならば、それは危険な形態が確認されたということである。図に示したパーセントは、サルの赤ん坊が発する警戒音声に続いてその次に母親が警戒音声を発する割合を表している。ゴマバラワシとコシジロハゲワシとでは形態学的類似性が大きいのに、サルはこの二つの種を見分けていることに注意（同上）。

合に、その有効性を承認する。第2章で個人の認知作用に関して示した報酬のニューロン機構がこうした個体間での作用にも同じように介在し得るのではないだろうか。しかしながら、大人のサルが厳密な意味での教育を若いサルに施したとか、若いサルが習得した知識を操作したなどということは一切言えないのである。社会的レベルでの単なる報酬の分配があれば、若いサルの頭のなかで形態と音を正しく結合する分布を選択するのには十分なのであろう。この段階では本物の教育は必要ない。教育はたいへん広い範囲で人間固有の特質なのである。

5. 言葉のはたらきと社会的意識

　ヒトにおける言語によるコミュニケーションは明らかにサルより複雑であ

る。記号表現と記号内容の結合として考えられる単語は、もはや言語の基本的な構成要素とは言えない。そのような素朴な考え方は、現在では推論的コミュニケーションのコンテクスト図式によって異議を唱えられている。さらには、音と意味の関係は、一連の複雑な言葉のはたらきと選択の分配を通して、徐々に子どものなかでできあがるものなのである（図35）。

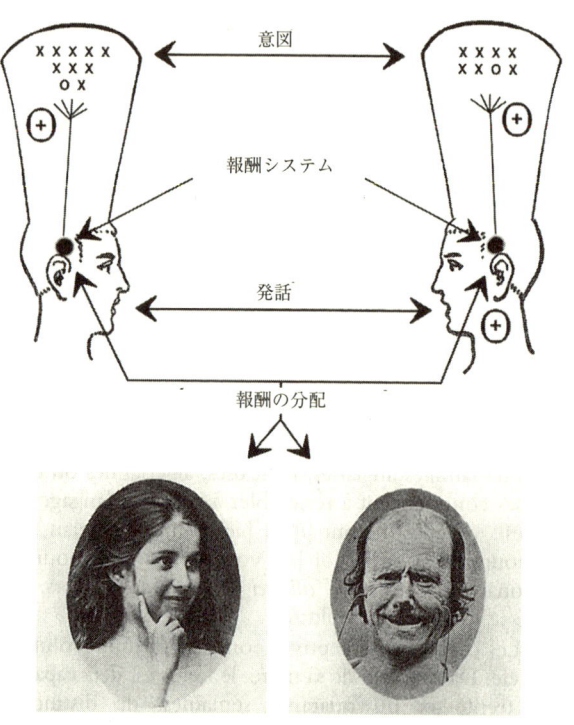

図35 報酬の分配による音と意味の関係の学習モデル（本文参照）
写真は C. Darwin, *L'Expression des émotions*, Londres, J. Murray, 1872 より。

子どもにおける音の産出と知覚

　赤ん坊は生まれてくるときに非常にさまざまな音を発する。叫び声をあげたり、泣き声をあげたりする。生後4か月、5か月ですでに、自分が発する音の調整をしたり、言説の音楽的な覆いである調音と呼ばれるもの、すなわちリズム・テンポ・アクセントを操作したりして、「声の遊び」に没頭する[38]。そ

第 4 章　知識と社会生活　　　　　　　　　　147

　の後子どもは m や [prr] や [brr] といった初めての子音、また初めての母音を発音する。16 週間で初めてほほえむ。5 か月で感情を伝えるために声を発して遊び、近くにいる者の発声をまね始める。4 か月から 7 か月の間に音節らしき [arrheu] や [abwa]、次いで papapa や bababa といった本当の音節を発するようになる。標準的な片言は 7 か月前後で確立される。それは子音と母音の組み合せというのが比較的普遍的であるようだ。しかしすぐその後に、音の産出は親の言語に特徴的な調音、発音、リズム編成などによって肉付けされるようになる。イギリス人、フランス人、アルジェリア人、広東人の家庭の赤ん坊の発する母音が、それぞれ親の話す言語の母音に似てくる。イギリス人の家庭なら [i]、[I]、[æ]、フランス人の家庭なら [œ]、[ɸ] といった前舌母音、広東人の家庭であれば [ə] や [a] といった後舌母音である。つまり文化的片言が発達するのであり、そこでは生得のものが文化的なものと混じりあうのである[39]。

　知覚能力も平行した進化を見せる。胎児は母親の腹のなかで、36 週から 40 週ですでに音節の順序（たとえば「babi」と「biba」）を聞き分けることができる。生まれた後の新生児は、妊娠の終わりの数週間に母親が読み聞かせた散文の文章のほうを好む。新生児はまた、母親の話す言語を認識することもできる。たとえば母親がフランス語話者であれば、ロシア語とフランス語を区別する。しかしこの能力は私たち人間だけに備わっているものではない。人間の赤ん坊と同様、タマリン（サル）はオランダ語と日本語で発音された文を区別することができる。しかし、実験方法を調整して、その文章を逆さにした音を聴かせた場合には、区別することはできない[40]。したがって言説の認識の基礎となる特性は、霊長類の聴覚システムに「普遍的な」生得的処理装置の活動にあるということになる。

　4 か月であれば、子どもが正しく認知できる音節の音階はかなり広がる。たとえば、日本語では英語やフランス語といった西洋の言語と違い、ra と la という音素が存在しない。事実、日本人の大人はこの二つの音素を聞き分けることにたいへん苦労する。ところが、生後数か月の日本人の子どもは、西洋人の子どものように聞き分けることができるのである。彼らの生得の知覚能力は大人のそれよりも広いことになる。したがって言語の習得過程で知覚能力の減衰があるわけだ[41]。知覚上のカテゴリー間にある心理的＝聴覚的境界が単純化されるのである。すなわち母語において関与的でないカテゴリーのあいだにある

境界は淘汰されてしまうのである。初期のずっと広範な一覧表のなかから、言語環境に適合性のある要素だけが選択的に安定化するのである[42]（第6章参照）。そのうえ、新生児の脳はすでに左右半球で解剖学的にだけでなく、機能的にも専門化しているのである。左半球は、発話の音の区別、とりわけ音節認識に右半球よりよく反応する。右半球のほうは逆に、音楽的な音の区別に勝れている。

　子どもの誕生後の発達過程で、言語音の産出と知覚は互いに相補的に作用する。生まれつき耳の聞こえない子どもも、最初は健常な子どものように片言を発する。その後で言語の産出の困難が生じてくるのである。組織化された片言は、9か月から12か月で確固としたものになる。子どもは音韻的な音域やアクセントによる音域などの点で言葉のはたらきを発達させてゆく。赤ん坊は周囲の家族や自分自身に対して、「声の仮説」をテストしてみるのである。そうやって選択してゆくことで、徐々に自分の音の産出と知覚を母語の調音と音韻に適合させてゆくのである（第2章参照）。そうした安定化と淘汰は、ピーター・マーラーが子どものヌマスズメで観察したような、鳴き声学習過程における「音節の摩滅」[43]に類似し、出発点となったシナプスの選択的安定化の仮説にも合致する[44]（第6章参照）。

言葉の理解と産出

　どんな親も自分の赤ん坊の探究心旺盛な活動を見ると感嘆する（そしてときにいぶかしむ）。新生児は絶えず、視線をあちらへ向けてはまたこちらへ向け、物をつかんでは放り投げたり口に持っていったり、また愛着と拒絶、喜びと恐怖の経験をやめない。認知作用についてすでに述べたように、赤ん坊は言葉を完全にマスターする前に、まず対象とその移動を正しく認識しようと努める。赤ん坊は自分の視界の外に置かれた対象の物理的存在を認識することができるし、少しのあいだ並べて聞かされた非常に似通った音の配列を区別することもできる[45]。生まれつきできあがっている主要回路による単純な認証活動が、第2章で示したような報酬を介する選択的な学習機構によって生じる知識の習得によって豊かになり、「機能的関係の神経分布」をきちんと貯蔵したり、外界の特定の対象や出来事を直接指向する「原始的神経分布」を適切に組み合わせ

第 4 章 知識と社会生活

るには十分なものとなる。このようにして、脳に意味論的データベースが徐々にできあがってくる。

　言葉の理解は 8 か月から 10 か月のあいだに現れる。一方、記憶すること、過去の表象を呼び起こすこと、過去と現在を比較すること、すなわち第 3 章で「再帰的意識」と呼んだ能力は、7 か月から 10 か月のあいだに発達する。そうした子どもはピアジェの A 型と非 B 型という遅延反応課題にも正解する。前頭前野皮質のニューロン連結も、厳密に言えばこの時期に起こることである。錐体ニューロンや抑制性インターニューロンの軸索や樹状突起は大きく成長し、またその違いが大きくなってくる。特に第三層のニューロンは長距離連合関係の接続を確立し、ニューロンの作業空間の仮説に従えば、これが意識的な「心的総合」に寄与するようになると考えられる[46]。

　言葉を産出する能力は、言葉を理解するよりも遅く、10 か月から 17 か月のあいだに現れる。その後その能力は増加の一途をたどる。生まれてから 2 年間で習得する単語の数は、平均して 340 に達する（20 から 674 のあいだでいろいろである）[47]。18 か月から 6 歳まで、子どもは平均して毎日五つの新しい単語を覚える。語彙が飛躍的に増えてゆくのである。

　ウィトゲンシュタインは、その著『哲学探究』のなかで、子どもは「言葉あそび」を通して音と意味の結びつきを習得するという考えを述べている。子どもは家族という環境のなかで大人と相互作用をしながら言葉あそびに没頭するのだ。子どもの社会化はこの言語習得の過程に本質的な役割を果たしている。子どもの「コミュニケーション宇宙」は、非常に早い段階からほかのもっと社会性の乏しい動物とは異なっていることがわかっている。子どもは生まれつきありとあらゆる認識の能力（とりわけ表情の認識）を普遍的に備えている。そしてまた身振りや動作の能力も備えている。そういったことが社会的なコミュニケーションのさまざまなやり方をつくり出す。すなわち、子どもを取り巻く社会集団で使われている音声構造の一覧表と、認知作用を通して脳のなかで実行される意味作用のコーパスとのあいだを「結合すること」が可能になるのである。そうなると、個人間のコミュニケーションの調和をとり、流布している知識や、現実世界のさまざまな物や現象によって喚起されるクオリアをしっかりと調整するためには、社会的なレベルでの標準化の過程が必要になってくる。獲得した知識の標準化がないところには、社会集団のなかで推論的コミュニケーショ

ンが標準化されることもない。

　新生児は非常に早い段階から、母親（あるいは父親）の視線を追うことによって母親と関係を持ち、大人とのやりとりのなかで情動のコンテクストをつくり上げる。情動のコミュニケーションは推論に基づいて知識をやりとりするためには欠かすことのできない枠組みとなる。そうであるならば、「意味論の分配」が起こるのだと言ってもいいかもしれない。大人と相互作用する子どもは、大人の関心の中心に注意を向ける。子どもはトマセロが「共同注意[48]」と呼んだ過程をやって見せるが、そのやり方はだんだんと洗練されてゆく（図36）。9か月から12か月で子どもは大人の注意がある物に向けられていることを確認する。ただしそれはその物がはっきりと見える場合に限られる。11か月から14か月では、子どもは相変わらず大人の注意を引いている物に自分の注意を向けるが、二つの物のうち大人が注視している物を区別することができる。さらに子どもは模倣によって覚えることができる。13か月から15か月になると、赤ん坊は指で指すようにして、積極的に大人の注意をどこかに向けようとする。そして言葉に訴えて、その物の名前を聞こうとする。

　ルーブル美術館に収蔵されている『ウサギの聖母』と呼ばれるティツィアーノの絵は、御子イエスと聖母、そしてその母親のアンナの視線の戯れを描き出している。大人と子どものあいだで注意が分配されていること、物を示して見せること（この場合は聖母がウサギを見せている）が、典型的な言葉あそびを思わせる。この場面は、アンナと御子イエスがウサギという同じ対象に注意を向けた瞬間をとらえたものだと想像することができる。一方、聖母は、子どもの視線を追ってゆくことで、大人によって発音された名前が音と意味との適切な関係をつくりあげて、正しくウサギを指していることを確認している。

　私はここで、オナガザルの例を挙げて示した「報酬の分配」というニューロン機構が、ここでは人間にも適用されている――ただし「注意の分配」という補足的な特徴を伴って――という仮説を主張しておきたい。この場合それは単なる模倣ではなく、情動の大きな備給を伴う非常に豊かな意図の交換が動員される過程なのである。

第4章 知識と社会生活　　　151

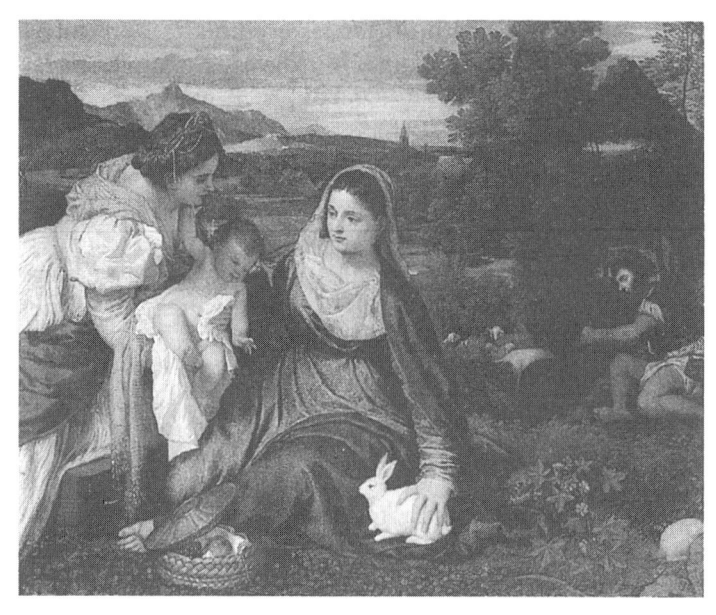

図36　注意の分配
上：ティツィアーノの『ウサギの聖母』（ルーブル美術館）。御子イエスとアンナは視線を聖母が示すウサギに向けている。聖母は御子イエスとアンナの視線が一致していることを彼女の視線によって確認する。このときアンナか聖母のどちらかが「ウサギ」という言葉を発したということはあり得ることのように思われる。
下：9か月から15か月の子どもにおける注意の分配の進歩を示す図式。注意の確認、視線の追随、注意の方向（M. Tomasello, *The Cultural Origins of Human Cognition*, Cambridge, Harvard University Press, 1999 による）。

　注目している物を確認する　　注意を向けている視線を追う　　注意を差し向ける
　　　（9〜12か月）　　　　　　　（11〜14か月）　　　　　　（13〜15か月）

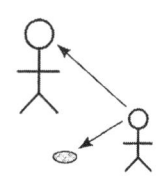

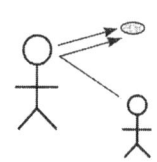

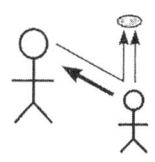

推論的コミュニケーションの発達と「社会的意識」

　推論的コミュニケーションの発達は、個人から個人へと再生産することが可能であるように、一人の個人のなかでも再生産することが可能な仕方で音声と意味の結合関係の選択的安定化に適切なコンテクストを、つくり上げる[49]。確かに、アフリカのオナガザルとは違って、人間の大人は、子どもの行動と子どもが従うべき社会規範とがずれていないかということを観察し、判断し、働きかけるときに、絶えず象徴関係の有効性を確認している。人間は子どもをしつけるために教育法をつくり出した。こうして「社会的意識」が分配され、発達するのである。

　子どもにおける言葉の発達は、単に記号表現を一つひとつ記号内容に結びつけていって言葉を習得するというような素朴な概念とは一線を画している。それは逆に、推論的コミュニケーションの図式に合致するのである。そこで言葉の意味の習得過程が発達してゆく力学が問題となるのである。事実、子どもが言葉の意味を習得するのは、単語の数が徐々に増えてゆき、その次に連辞や熟語の数が増え、そのあと節の数が増えるというようなものではない。ピーター・ジュシックは実際には逆のことが起こることを明らかにした。子どもが環境のなかで身をゆだねる発話の絶え間ない流れから汲みとって理解することは、徐々に制限されてゆくのである。子どもが直面する最大の問題は、音声の塊を意味の単位に分割することである。5か月の子どもは節の切れ目で一拍休みを置きながら話をしてもらうのを好むことがわかった。これが9か月になると、もう単語を理解することができるのに、連辞の切れ目に休みを置いてもらうことを好む。結局、11か月では、単語の切れ目にあわせて休みを置くことを好むのだ[50]。別の言葉で言えば、最初のうちは言葉の理解と産出の習得が、より広い意図のコンテクストに対して緊密に統合されていると思われる。そこで音声と意味の関係（さらに関連的な神経接続との関係）は、報酬の分配による選択の過程を通して徐々に制限されてゆき、特化してゆくと考えることができる。つい最近ルイジ・リッツィは、子どもにおける統辞法の学習が、いま私たちが取り組んでいる後発生的規則の学習の問題に直接関係している例を示した[51]。彼によれば、言葉の産出が始まるやいなや、子どもは膨大な数の可能性のある

統語規則を、一時的なものや個人個人で変化するようなものまで探究するらしい。その後、子どもはまわりの社会的環境から直接引き出した有効な文法的知識に合致しない構造を「省略し」「忘却する」――すなわち除外する。こうして子どもは母語に特化した文法を選択するのである。大人の脳の言語に特徴的な点が、選択が分配されることによって子どもの脳へ文化的に伝達されたわけである。この選択は、子どもが母語を習得する際には、なんの努力もなく自然に働く。しかし、後になってから第二言語を学習しようとすると、困難はずっと大きく、なんらかの教育法が必要となる（第6章参照）。

　記号表現と記号内容のあいだの「恣意的な」関係、そしてまたそれらの統辞法的およびコンテクスト的関係のネットワークが社会的「標準化」にいたるこの緩慢な進化は、社会的な共同体のなかでの相互理解に必要なものである。漸進的な制限による言語学習のこの進化的発達は、社会集団によって話される言葉と、その集団の歴史を通して蓄積してきた知識のコーパスの文化的進化を、ずっと小さなタイムスパンではありながらも、引き継いだものである。

　ニューロン・ネットワークの情報工学モデルが、音声と意味のあいだの結合を説明するために数多く提示されてきた。それらの大部分は、教育による連合の学習機構に依拠している[52]。ここで示す仮説は、記号表現と記号内容のあいだのコンテクスト化された適切な関係は、個人のレベルで統合され、同時に社会のレベルで分配されている報酬システムを利用する試行錯誤過程の結果として生じるものだということである。投射的であると同時に選択主義的で、おまけに私たちの当初の進化論的主張にも一致するこの機構の仮説は、今日ではニューロンの次元では現実主義的な性格を持っている[53]。片言は、鳥の鳴き声学習における音節の摩滅と同じように、運動性前－表象レベルで起こる音声の産出のときは表へ出ないはずの内的な「作用」が、外へ顕われたものに対応している。こうした作用は、音声と意味のあいだの関係の適切な調整を可能にしてくれる、ある意味で内因性の試行錯誤[54]を外在化しているのであろう。

　生後20か月から24か月で、子どもは二つの単語を組み合わせるようになる。この時期は知識を猛烈に獲得する時期で、文の理解と産出が目を見張るほど増加する。赤ん坊の世界は赤ん坊を取り巻く文化的世界にまで徐々に広がってゆく。このように赤ん坊の内部世界が文化的社会的環境に開放されることによって、もともと主に意味論的あるいは運動性のものだった心的対象がうまく利用

されるわけだが、そのおかげで人間だけが例外的に、言葉の発達とそれと結びついている象徴の使用とを享受することができるのである。

　外界の直接的な相互作用と報酬を含む表に現れた言葉のはたらきは、表に出ないかたちで子どもの内的世界へ広がり、発達してゆく。そうすると子どもはすぐにも簡単な論理的推論[55]ができるようになり、他人の行動を予測できるようにもなる[56]。反省的意識の暗黙の前-表象や自己評価を生成する機構の発達は、論理や熟考を可能にしてくれる（第3章参照）。こうした操作において、象徴の使用は知識の真実性をテストすることに大きな影響を与える、心的対象の新たな処理様式を可能にしてくれる。まず、現在の知覚と記憶に保持された思い出のあいだの適合性、一貫性に関わる思考の経験が、第2章で言及した単なる「認知」作用や思い出の喚起よりずっと広い選択肢を持つ操作にまで広がる。そして同時にこの経験は、会話というものを媒介にして個人の知識を社会集団のレベルで会話相手の知識と比較し、突き合わせるという新たな可能性を与えてくれる。こうして公的な議論が始まるのである。議論や論理を共有化すること、それらを批判的に検討することは、視点や知識の共同体の効力を量ることを可能にしてくれるだけでなく、幻想や共有されていない判断を排除することも可能にしてくれる。個人的な自由検討が共有された自由検討になるのだ。

　こうした知識の有効性の検証は、もともと社会的なコミュニケーションに使われている象徴という手段に訴える。しかし象徴は新しい様式の計算にも開かれている。「他者の言説の通訳とならない限り、思考することはできない[57]」と考えるドナルド・デイヴィドソンのような哲学者もいる。分析哲学者にとっては、「分析的思考にふさわしい唯一の方法は、言語の分析である[58]」。しかし第2章と第3章で見たように、「言語なき思考[59]」は人間だけでなく動物にも存在するのだが、象徴の使用、あるいはもっと一般的な用語で私が「後発生的規則」と名付けるものの使用は、人間の意識の作業空間を、個人レベルでも社会集団レベルでも、人間の思考の「真実性」を制御する新たな様式へと開放してくれるのである。

6. 後発生的規則の概念と文化的伝達

　最初の例として数学を取り上げよう。ガリレイ以来、数学こそが宇宙を記述する際に至高の真理へ到達させてくれるのだということが繰り返し言われてきた。確かに鳥もネズミもほかの動物も、そして人間の子どもも、5までかあるいは時としてもっと多くといったぐらいの少ない数であれば、物や出来事の数を探る能力を分配されている。この能力は「数の探知機」すなわち生得的なニューロンの仕掛けである数の処理ユニットに依拠している。子どもの能力をまったく忠実に再現できる、計数能力を示すニューロン形式の組織体がすでに作られてもいて、その数の探知能力がコンピュータ上でシミュレーションできる[60]。しかしそうしたことだけで数学の発達を説明するのに足りるわけではない。

　第二の計算機構は、量的な評価を近似値的に実現するが、デジタル的には正確ではない。よく言われる言い方で言うなら「概数」であり「当て推量」である。これは多くの種類の動物に見いだすことができる。これは言語からは独立していて、特に頭頂葉を動員する。この仕掛けは、大量の物、液体の体積などを「直感的に」量るのに効果的な役割を持っている。コップ半分か三分の一かを判断する能力は、液体の体積を何立方センチメートルと正確に計量することに依るものではない[61]。

　人間は数学的処理の第三の重要な資源を持っている。それは上の二つのシステムに依拠するものではあるが、言葉の象徴体系を必要とする。それは正確な計数を産出する。この計算の仕掛けは、現実を描写するための新しい不可欠の道具、すなわちいまや量的に描写するための道具を提供してくれる。脳の損傷によって「近似値」の経路と「正確性」の経路との連絡が分断されてしまうことがあり得る。たとえば、左半球に大きな損傷を呈する患者は、2 + 2 が 3 なのか 4 なのか決めることができない[62]。正確な足し算はできないのだが、しかし一貫して 9 より 3 のほうが好きだと言う。したがってこの患者は近似値的な評価能力は保持しているが、正確な計算能力が失われたわけである。

　数を正確に表象するシステムは、人間社会の進化の過程のなかでは最近に

なって、話し言葉の発達に伴ってだけでなく、とりわけ書き言葉の発達に伴って完成されてきたものである。最初に人間は具体的な記数法を利用していた。たとえば指であるとか、木片に入れた刻み目であるとか、インカ人のキプという細ひもの結び目であるとかだ。それが足し算と掛け算の原理を用いる記数法となり、ついにアラビア数字のような位取りの記数法となった[63]。子どもは言葉を学習すると同時に、数の概念と記数法を学習する。それは数を表す単語とアラビア数字の多くの用法を習得することを含んでいる。

　さらに、子どもは大きな数を正確に表象できるようになるや、大きな数を用いて加減乗除ができるようになる。抑えようのない組み合せ爆発と戦うためには、文化的に選択された「後発生的規則」が学習によって子どもが獲得する「演算子」の役に立つ。たとえば、それは、暗算に用いる主要な算法の規則と九九の算表などだ。おどろくべき事実として、7か月の赤ん坊にはすでに、代数的規則を表象し、抽出し、一般化する能力がある[64]。世界の現実を把握するために、抽象的な後発生的規則が、子どもの発達のかなり早いうちから習得され、使用され始める。

　認知課題のシミュレーションに生物の行動を「組織する」規則を組み込んだ、ニューロン・ネットワークの形式的モデルが多数提案されてきた（第2章を参照）。こうした仮想生物は選択による学習の認知課題を実行することができる。たとえばウィスコンシン・カード・ソーティング・テスト[65]や、ロンドン塔テスト[66]などである。こうした形式的な生物のニューラルアーキテクチャは、提示される物体のたとえば色、形、数に応じてその行動を組織することが可能な、いくつもの高次の「抽象的規則」のなかから選択する能力がある。といっても、こうしたモデル化の段階では、形式的なニューロン・ネットワークのなかにあらかじめこうした規則が配線されているのである。ニューロンとその連結のこうしたはっきり定義された集合は、もちろん、外部に資源があってもなくても、内因的に多様性を発生させる装置によって産み出される「前規則」の選択によって、意識の作業空間のなかで学習によって習得されるのである[67]。選択による表象の一時的な連鎖を貯蔵し、産出するコネクショニズムのアーキテクチャは、たとえば音節の摩滅過程をたどる鳥の鳴き声習得をシミュレーションするように構想された[68]。こうした形式的生物は、コンテクスト依存という基礎的なニューロンモデルとして役立つかもしれない。実際に音符の相対

的な位置関係は、メロディー認識のために不可欠である。しかし、より一般的には、そうした生物は知識の処理規則がどのようにして後発生的選択のプログラムによって社会的なレベルで産出され得るのかということを示しているのである。

　後発生的規則の概念のもう一つ別の、より長い発達を必要とする論理的帰結は、イニャス・メイエルソンが「所産」と呼んだもの、あるいはもっと特定するなら道具[69]のような安定した物質的形態に、それを導入することにあると私は考える。数が多いだけでなく種類も豊富な人工物を産出するという人間固有のこの能力は、もちろん第一にそれを作る人にとって有用であることは言うまでもない。しかし人間がつくり出したこうした物は、社会集団の別の個体のためでもある。そしてさらにそれが再帰的なかたちでまた別の物をつくり出すのに役に立つ。人間の脳の心的活動にとってのそのような「義手」は、テクノロジーに根ざすものである（第8章を参照）。それは、自然界と向きあったときだけでなく、社会的世界のなかで自分自身と向きあったときの人間という種の存在様式——その生の質——も根本から変えたのである。

　より哲学的な観点から言えば、後発生的規則あるいは「社会的演算子」は、ドナルド・デイヴィドソンが人間の行動の規則性のなかの「規範的な」性格に関して提起したパラドクスに解決を与えてくれるかもしれない。この人間固有の規範化能力を、デイヴィドソンは、人間とは無縁のところで堅固に固定された変わることのないものとして構想される「自然の科学的法則」と対置している[70]。しかし後発生的規則を産出し、記憶し、反省的意識を通して認証し、社会集団の個々人のあいだで共有すべき人間の脳の能力は、自動性を打ち壊し、表象や信念の真実性を検証する新たな可能性を開いてくれるのである。人間は、ほかの動物の種と同じように、ただしまったく例外的に高いレベルで、ピーター・マーラーには馴染み深い「学習本能」を備えている。後発生的規則を産出し採用するこの能力は、人間の行動に新たな規則性を導入する。それは獲得された文化的規範ではあるけれども、「ニューロン」的な性格を持つものであるのだから、いまや自然界に所属するものだと言ってもよいだろう。脳の「所産」によって、人間は自分たち自身の性質を通して新たな環境をつくりあげるのだ。心的出来事と肉体的出来事のあいだの架け橋となる法則が存在するとすれば、そのうちの一つは後発生的規則のレベルにある。

数学の対象は、再帰的で生成的であるというその性質によって、典型的に後発生的規則に属している。名高い数学者フレーゲが「概念記法」と呼んだものは、後発生的規則の連鎖を具体的に例示したものではないだろうかと考えることさえできる（図37）。

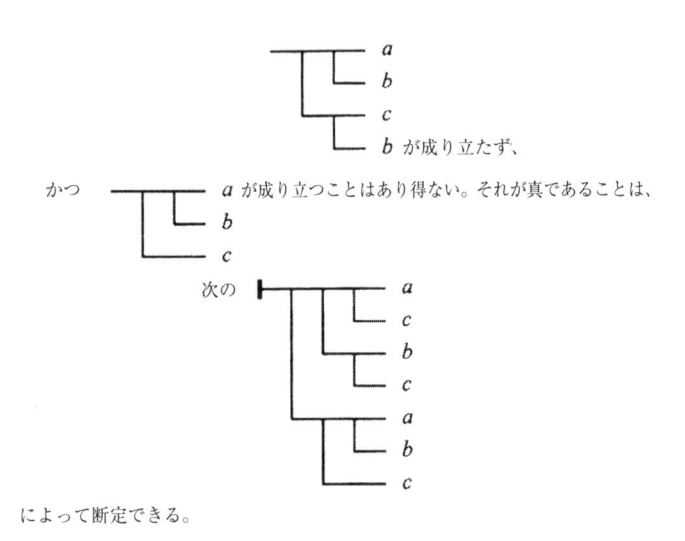

```
            ┌── a
         ┌──┤
         │  └── b
      ───┤
         │   ── c
         └── b が成り立たず、

かつ    ┌── a が成り立つことはあり得ない。それが真であることは、
     ──┤
        │   b
        └── c
                        ┌── a
              次の    ┌──┤
                     │  └── c
                  ┌──┤
                     │  └── b
                  ──┤     c
                     │  ┌── a
                     └──┤   b
                        └── c
```

によって断定できる。

図37　概念記法
数学者ゴットロープ・フレーゲが論理的思考の連鎖を表すために提案した、図式的な記録表象あるいは「概念記法」(1879) (G. F. Frege, *Idéographie*, Trad. C. Besson, Paris, Vrin, 1999, p. 32)。

　後発生的規範の使用は、数学の使用よりも、あるいはもっと一般的な言い方で言えば、メイエルソンがその作品のなかで「客観化」と呼んだものよりもはるかに大きな影響を人間の行動にもたらす。そうした後発生的規範については、私たちはすでにアリストテレスの論理学の法則や、あらゆる「できあいの正しい思想」、真理の探究のなかに、ただしデカルトの言う生得的な規則を拡張するような様式で、それらを認識しているかもしれない。道徳的規則についてはあとで再び述べるが、それは社会集団のなかで調和をとって行動するよう、個人に対して与えられる教育のことである。それは個人が自分自身の存在と社会集団の存在を同時に危険に陥れるような行動をすることを避けさせる[71]。本書ではこの後も引き続き真理のための格闘を見てゆくが、それは社会生活と調和

することに結びつく部分があると予想することができる。いずれにせよ、「後発生的規則」は、人間が歴史を通して選択し、蓄積してきた文化の不可欠な構成要素であると私は思う。それは時間、エネルギー、世界に関する実験のすべてについての明らかな節約なのであり、そのおかげで後発生的規則を産出し、使用する方法を習得した社会的な種には、例外的な選択的優位性が与えられるのである。科学的知識の出現と発達という、表象や信念の真実性の評価にとっての決定的な契機が、この能力に依拠していることはきわめて明白である。

第5章

遺伝子から脳へ

　「真理の器官」としてのヒトの脳の機能は、すでに見てきたように、個人レベルにおいても、また社会集団のレベルにおいても、神経生物学者が今後、理論面および実験面で取り組むことが可能な多くの重要な問題を提起している。しかし脳の進化の起源の問題はいまなお謎めいたままだ。分子生物学の最近の発展によって、幸いにも新しい考察のテーマ、とりわけ新しい実験方法が提示されている。

　ヒトゲノムの配列決定はほぼ完全に終了した[1]。しかし、配列決定を解釈しおえるため、すなわちすべての遺伝子とそれらに関連した調節のメカニズムの機能を理解するためには、さらに数年の年月が必要だろう。だからといってこの知を持つことによって、私たちの脳機能の起源についての古来からの論争に決着をつけることができるのだろうか。私たちの脳は私たちの知的能力一般を説明するような生得の構造に恵まれているのだろうか。それとも生まれたときは、脳はタブラ・ラサ（白紙状態）で、経験の影響を受けた感覚を通してしか満たされることのない空の集積所なのだろうか。正確な事実が不十分なまま「ヒトの視覚システムの初期状態に匹敵する遺伝子発現[2]」としてノーム・チョムスキーが定義づけた、言語能力に恵まれた新生児の脳の「初期状態」がどういうものであるのか、私たちは本当に知ることができるようになるのだろうか。

　これから見てゆくように、遺伝子発現のいくつかの調節が、自然環境および／あるいは社会環境との特殊な相互作用を必要としていることはほぼ確実である。とはいえサルの脳とヒトの脳がまったく異なった二つの対象であることに変わりはないし、さらに行動における数多くの特徴が、ヒトとサルとを分けている。したがって種に固有なこれらの差異は、遺伝的な起源があり、染色体の

DNA の中に刻まれたメカニズムと結びついている。実際、これらの遺伝的メカニズムは境界を定め、一種の「遺伝子の膜」をつくり、その内部では出生前だけでなく出生後や成人の脳と素質の発達が起こっている。

現在私たちはヒト（およそ4万個の遺伝子）のほかにも、主な5生物の全ゲノム配列を入手することができる。すなわち酵母 *Saccharomyces cerevisiae*（遺伝子数6144個）[3]、植物（シロイヌナズナ）*Arabidopsis thaliana*（25706個）[4]、線虫 *Caenorhabditis elegans*（18266個）[5]、キイロショウジョウバエ *Drosophila melanogaster*（13338個）[6]、そしてマウス（約27000から30500個の遺伝子）の五つである。こうしていまやまったく異なった種の遺伝形質全体を比較し、理論的には細胞の構造を制御する遺伝子配列、多細胞生物を形成するための細胞の集合方法、とりわけ中枢神経系の発達を明らかにすることが可能となった。私たちはDNAの配列の観点から「人間本性」の「署名」を知ることができる状況にあり、とりわけ知識の習得に関して、ヒトと、ヒトに最も近い化石人類とを区別する遺伝子を特定できる状況にある。したがってついに生物学的思考における決定的瞬間にたどりついたのだ。

1. ゲノムの複雑性と脳の組織化

最初のアプローチは、単純で、いささか単純すぎるくらいだが、遺伝子の数を数えることである。それは遺伝子の数の進化と、脳をはじめとする諸組織の複雑性の進化が、一対になっているにちがいないという、常識的な直観に基づいている。ところが事実はそうではない。人々はパラドクスにぶつかる。脳が進化の過程で発達したのは確かである。脳を構成する細胞の数と多様性が、多細胞生物において、ハエからハツカネズミへと増加するのも確かである。しかし脳の組織化は単に遺伝子数の増加の結果ではない。言ってみれば、プラスになることが、必ずしもよくなることを意味しないのである。

まず第一に、ハエ（タンパク質8065個）や線虫（9453個）のような多細胞生物において、ゲノムによってコード化され非冗長化されたタンパク質の数は、単細胞生物である酵母の2倍にすぎない[7]。およそ30%のタンパク質がハエと線虫において同一であり、20%近くのタンパク質がハエと酵母に共通であ

る。ヒト、ハエ、線虫、酵母はそれぞれ 3 129、1 445、1 503、1 441 種類のタンパク質を持っているが、ほぼ 1 308 個のタンパク質群を共有している[8]。共有されたタンパク質は、あらゆる真核生物に共通の機能を持っている。それらは「ハウスキーピングタンパク質」と呼ばれ、とりわけ DNA の複製と修復、生合成、タンパク質の立体構造と変質、およびタンパク質の輸送と分泌において作用する。この「ハウスキーピングタンパク質」は細胞の生命にとってきわめて重要である。しかしハエやヒトと酵母を区別しているのはそれらではない。

　さらに、線虫 Caenorhabiditis からヒトに至るまで、総遺伝子数がせいぜい 3 倍から 4 倍にしか増加しないのに対して、ゲノム内の DNA の基本数は、1 億対から 320 億対へと 30 倍近く増加している。コード配列(すなわちエキソン)は、全ゲノム配列の 1.1% から 1.4% を占めているにすぎない（図38）。DNA の大部分は繰り返されるが非コード配列で形成され、その大きさは進化とともに増している。これは古生物学の歴史の名残りなのかもしれないが、ゲノムの形状の変化において積極的な役割を果たしている可能性がある[9]。いくつかのきわめて原始的な動物から哺乳類に至るまで保存されている遺伝子集団の徹底的な比較によって、ゲノム全体の複製が二度にわたって次々と起こることが、脊椎動物の原形であるナメクジウオ Amphioxus と魚類のあいだで起こったらしいことが明らかにされている[10]。そうなると、3 万個あるいは 4 万個の遺伝子を持つヒトゲノムは、ハエあるいは線虫よりもややサイズの大きい、非冗長の一連のタンパク質を備えた、より単純なゲノムの増大版に相当するということになるだろう。言い換えれば、線虫からヒトに至るまで、主な差異は生体すなわち「からだ」の構成を専門とする遺伝子群に基づくものと考えられる。

　先ほど脳の組織化とともに述べた、さまざまな種の遺伝形質を比較するとき、パラドクスはさらに顕著となる。一方でヒトゲノムの中に存在する DNA の総量は、およそ 30 億の塩基対に相当するが、それはわずか 3 万個から 4 万個の遺伝子である。他方、ヒトの脳の中にあるニューロンの総数は、ほぼ 1000 億個であり、各ニューロンは特異性を持っている。したがってからだを構成するためだけでなく、より決定的な方法で脳を形成するためにも、単に数字の観点からではあるが、極端な制限と遺伝情報の節約があるのは明らかである[11]。

　第二に、遺伝子の総数と脳組織の進化との関係は、線形性の驚くべき欠如を示している[12]。線虫とショウジョウバエのゲノムは、規模が似通っており、そ

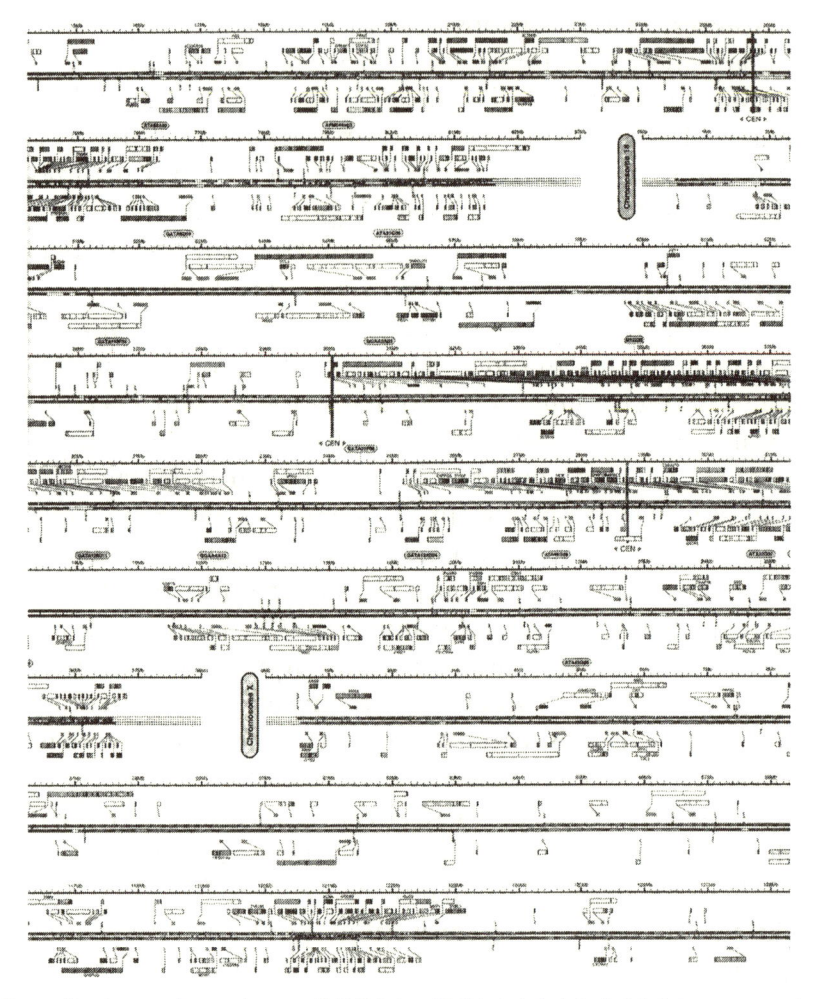

図38 『サイエンス』2001年、291号付録として掲載された完全な配列をもとにセレーラが注を付けたヒトゲノムの地図の断片（p. 5507）。
水平に走る二本の線はDNA分子の二本の鎖を表す。端から端までDNAによってコード化された遺伝子が表されている。遺伝子は総ゲノムの25.5%から37.8%のあいだであるが、コード配列（すなわちエキソン）の割合は塩基対全体の数の1.1から1.4%でしかない。染色体と遺伝子そのものは非コード配列のかなり多くの量を含んでいる（J.-C. Venter et al., *Science*, 291, 2001, p. 1304-1351）。

れぞれ 18 424 個と 13 601 個の遺伝子を持っている。ところがニューロンについては、線虫の神経系には 302 個しか存在しないのに対し、ショウジョウバエはほぼ 25 万個である。そして顕花植物であるシロイヌナズナ *Arabidopsis* については、神経系がないというのに、遺伝子の数はさらに多く、約 25 706 個もあるのだ！　さらに驚くべきことには、硬骨魚類から実験室のハツカネズミ、さらにはヒトに至るまで、遺伝子の数はほぼ一定である。しかし細胞の数の増加（ハツカネズミでは 4 000 万個であり、ヒトは 5 000 万個から 1 億個）にもかかわらず、哺乳類の脳の解剖学的構造の進化は、（たとえば視覚、聴覚、運動制御を専門とする）わずか 10 か 20 の皮質領野に分けられた大脳皮質を持つ、滑らかな脳から始まって、きわめて高度で相対的な大脳皮質層を持ち、平行であると同時に階層化された方法で組織された、多種多様な層の内部に組み込まれた、少なくともおよそ 100 の皮質領野を持つ脳へと至ったのである[13]（第 1 章参照）。

　オランウータン、ゴリラ、チンパンジー、そしてヒトの染色体を注意深く比較してみると、いくつかの一定の構造が見られる[14]。さらにチンパンジーとヒトでは、非コード DNA については 98.3% の配列が同一であるが、この割合はコード配列について言えば、約 99.5% となる。しかし DNA の断片におけるいくつかの転座と逆位が、たとえば第 4 染色体、第 9 染色体、第 12 染色体においてすでに観察されている[15]。チンパンジーとヒトとの遺伝的距離は、人類の中に存在する遺伝的距離の 25 倍から 26 倍しかない。遺伝子的見地からすれば、チンパンジーとヒトはきわめて近い。とはいえ脳とその機能を検討した場合、違いは明白である[16]。

　チンパンジーは、ブロカやウェルニッケの言語野に相当するが、ヒトの言語処理を特徴づける、接続が豊富でない言語野を持っているようだ[17]。500 万年ものあいだ、アウストラロピテクスからホモ・サピエンスに至るまで、脳の体積と形態は著しく変化した（図 39）。三つの大きな再編成が起こったのである[18]。まず頭頂葉が脳の他の部分と比べて発達したことが挙げられる。頭頂葉は視覚注意力、空間の関係、そして空間におけるからだの調整を専門とする大脳皮質の領域の一つである。この領域は環境と個体の身体的関係、とりわけ手による道具の製作と取り扱いに直接関わっている。大脳の右半球と左半球の分化もまた増大した。最後に何よりも重大なのは、前頭葉の急速な拡大が、脳の体

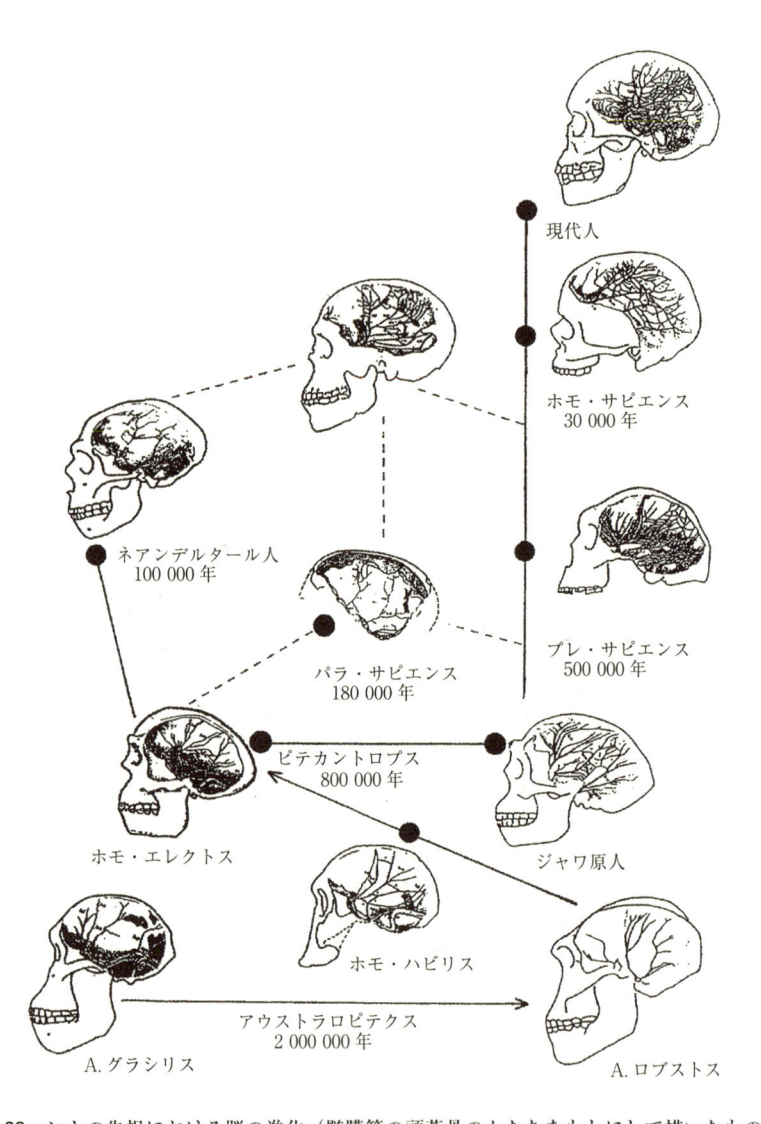

図 39 ヒトの先祖における脳の進化（髄膜管の頭蓋骨のかたちをもとにして描いたもの）
R. Saban,《Image of the human fossil brain : endocranial casts of the meningeal vessels in young and adult subjects》, in J.-P. Changeux et J. Chavaillon, *Origins of the Human Brain*, Oxford, Oxford University Press, 1995 による。

積が大きく増加するよりも前に起こったことである。これほど顕著な形態の変化を産み出すために必要な遺伝子イベントの数はごくわずかだと考えられる。

　ヒトゲノムの編成の迅速な調査は、私たちの「知識の器官」の起源、あるいは一部の哲学者たちが進化する「創発」と呼ぶものによって提起される問題に対して、ただちに答えをもたらすものではない。パラドクスが増すだけとも言える。もしハツカネズミの遺伝子がヒトの遺伝子とまったく同じではないとしても、きわめて似通っているとすれば、何が二つを区別するというのだろう。

2.　遺伝子の節約

　遺伝子の固有の配列が哺乳類の種類によってほとんど異なっていないとすると、何が遺伝子発現とその調節に関与する構成のレベルでゲノムを識別しているか、探さなければならなくなる。生物の細胞によって、すべての遺伝子が同時に発現しているわけではないことは知られている。筋肉繊維や血液の赤血球、網膜の視覚受容体のことだけを考えてみよう。確かにこれらの細胞はすべて、細胞生命にとって必要不可欠な「ハウスキーピングタンパク質」と私たちが名付けたもののためにコードする遺伝子を共同で発現する。しかしさらに細胞は、ミオシン、ヘモグロビン、あるいは視覚色素、ロドプシンなどの特殊なタンパク質を区別して発現する。したがって胚成長期において、細胞の分化の過程で起こる遺伝子の発現調節が存在する。遺伝子からタンパク質への移行――遺伝子発現――は次々と起こるいくつもの段階、すなわち遺伝子のデオキシリボ核酸（DNA）の安定した配列が、リボ核酸（RNA）の変化しやすい補助的配列へ転写する段階で行なわれる。DNA だけが RNA に応答するわけではない。遺伝子転写の結果として生ずるメッセンジャー RNA はそれ自体アミノ酸の配列すなわちタンパク質に「解読され」、翻訳される。このようにしてメッセンジャー RNA で表された遺伝子地図は、細胞が分化した状態の最初の再現イメージとなる。それゆえ生体の細胞のタイプ、とりわけそのニューロンの多様性と、胚成長と進化の過程における生体それ自体の多様性の起源は、転写の調節のレベルにおいて調べる必要がある。

　ショウジョウバエやヒナ鶏やハツカネズミの胚成長の初期段階の分子遺伝学

は、遺伝子の節約のみならず、遺伝子の複雑性に関連する脳の組織化の非線形的進化に結びついたパラドクスを解くために最も重要な材料をもたらしてくれる。

　ショウジョウバエについては、胚の形状、体の分割と体節の同一性を制御する圧倒的多数の遺伝子を突き止めることができた[19]。これらの成長遺伝子の中に、体節の同一性を制御するホメオティック HOX 遺伝子がある。たとえばハエにおいて触覚が脚に変化したのは、HOX 遺伝子の突然変異が原因である。さらにハエのゲノムにおいて、これらの遺伝子は染色体の上に一直線上に置かれているが、これは胚の成長過程で、頭から尾まで、前後の軸に沿ってそれらの発現の産物が並ぶ、その秩序に従っている（図40）[20]。

　驚くべきことに、脊椎動物の胚にもきわめて類似した遺伝子がある。たとえば、ヒトには160のホメオボックス分野があり、ハエでは100分野、線虫では82分野であるが、酵母では6分野にすぎない[21]。それらの「非偶発的類似」は、胚の形状の起源としての共通の進化の起源を暗示している[22]。からだの設計図にとっての真実は、脳の座標にとっても真実であるにちがいない。

　ショウジョウバエにおいて、胚のデカルト座標（これは前後、背腹、左右の位置を定めることを可能にする）は、卵が産み落とされる前の、きわめて早い時期に母親の胎内で定められる。反対に、哺乳類においては、もっと遅く、すなわち受精卵の第一分割後に形成される。ハツカネズミにおいては、受精からおよそ6日目に、母親の子宮の中に着床した後に生じる。この段階では、卵の分割の結果生じる細胞の集合体は、閉じた円柱の形をしている。半分が胎盤のような母親の子宮内で胚を着床させるのに役立つ専門化した組織を形成するのに対して、残りの半分は胚そのものになる。母親の子宮の壁の中での構造のローテーションは、前後の軸の分化を導く。胚細胞の小さな集合である内臓の内胚葉が、胚の頭の位置を示す[23]。（たとえば Orthodenticle 遺伝子のように）ショウジョウバエの胚で見つかる（OtX_2 などの）成長遺伝子を、先駆者的役割を果たすこれらの細胞が発現することに注目することは興味深い。さらにたとえばハツカネズミにおいて、OtX_2 のようなこれらの遺伝子の突然変異の後には、胚は正常な前後の軸の成長ができず、頭そのものが形成されないほどである。したがって OtX_2 およびこれと相同の遺伝子は、ハエと同様にハツカネズミにおいても、頭の形成において必要である。たとえば、細部の発現と位相の反応

第5章　遺伝子から脳へ

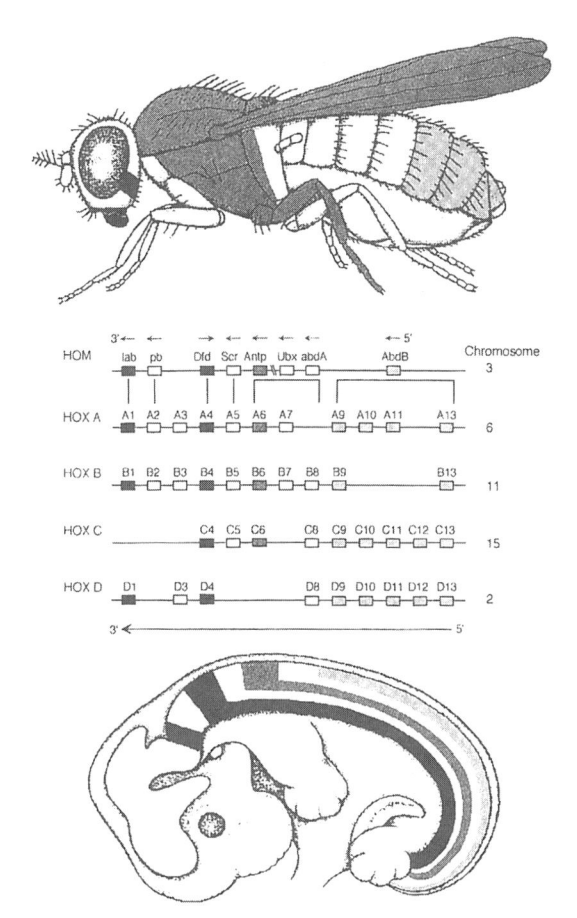

図40　ハエとハツカネズミにおけるホメオティック型成長遺伝子の発現分布の比較
この図式は第一にショウジョウバエの成虫とハツカネズミの胚のからだの軸に沿って、遺伝子が染色体に線状に配列していることと遺伝子の産物が線状に配列していることとのあいだに平行関係があることを示している。それはまた、ショウジョウバエから高等脊椎動物に至るまで、遺伝子発現の「設計図」が見事に保存されていることも示している（W. Gehring, *La Drosophile aux yeux rouges*, Paris, Éditions Odile Jacob, 1999）。

速度にはさまざまな違いがあるにもかかわらず、生物の早期の成長過程で発現される遺伝子の配列は、昆虫から脊椎動物に至るまで、驚くほど似通っているのだ[24]。

比較分子発生学は、この観察を確認している。確かにショウジョウバエとカ

エルの神経管の発達の早期段階を注意深く研究することによって、神経芽細胞の縦の配置、つまり胚の神経細胞の縦の配置が、正中線の両側に並行する三本の帯など類似の縦の組織構造を表していることがわかる[25]。これらの柱状構造の中に現れる、さまざまなタイプの細胞レベルで発現される遺伝子を詳細に分析することによっても、顕著な類似性が明らかになる。神経系の組織全体の設計図を説明する遺伝メカニズムは、無脊椎動物から脊椎動物、そしてヒトに至るまで、進化の過程で保持されてきた。これが遺伝子の節約のパラドクスに対する最初の答えである。脊椎動物の脳をつくるために、まったく新しい遺伝子から新たに（de novo）つくりあげる必要はない。ジョフロワ・サン＝ティレールは「生命設計の単位」について語ったとき、最初にこの考えを表明した。つまり私たちの祖先の無脊椎動物を起源とする、多数の遺伝子の決定因子が現在まで残されているというのである。

しかし無脊椎動物の神経系と脊椎動物の神経系の違いは明白である。まず第一に、神経系は無脊椎動物においては主として腹側にあるが、脊椎動物では背側にある。脊椎動物は、要するに、背で歩く無脊椎動物に他ならない。胚成長の、きわめて早期の段階、とりわけ原腸形成期に発現した遺伝子構造を注意深く調べると、新たに多くの類似点が明らかになる。だが神経系の推定部位、すなわち腹の位置から背の位置においては、完全な逆位が見られた。のちに考察するが、少数というよりもただ一つの遺伝子イベントが、神経系の組織において、これほど大きな変動を引き起こすことができたのである[26]。

無脊椎動物と脊椎動物のあいだのもう一つの一連の相違は、からだのセグメント（＝体節）すなわち神経系の分節にも関係している。体節というと、よく話されるのは甲殻類、昆虫、クモ、「環節」動物についてであるが、それというのも、これらのからだが、頭の先から腹部の末端まで、しなやかな関節によって互いにつながれた硬いセグメントに分かれているからである。これに対し、脊椎動物において、このセグメントが（たとえば脊柱のレベルにおいて）存在していても、ほとんど目立たないように見える。したがって「セグメントの極性」を持つ遺伝子、すなわち早期成長遺伝子の影響で、ショウジョウバエにおいて、横列が形成されるが、この組織は脊椎動物においては消滅している。その場合、相同の遺伝子が縦の柱状構造のかたちで表される[27]。

要するに、脊椎動物においては、からだの諸器官（肝臓、心臓、その他）と

大脳半球（哺乳類、とりわけヒトにおいて）の際立った非対称が認められる。ハツカネズミにおける lefty 遺伝子やヒトにおける situs inversus（内臓逆位）遺伝子のような、はぐれ遺伝子と、それらによって決定されるタンパク質（ダイニンと呼ばれる分子）が、生体設計の左右の非対称を決定することがすでに明らかにされている[28]。

以上のすべての場合において、少数の明確な遺伝子イベントは、からだと脳の三次元の組織設計を命令する、成長遺伝子の発現の共通分布を完全に変えてしまう。遺伝子発現の分布の保存現象に対し、それらのうちのいくつかの「突然の」非線形の発現が妨げとなる。したがって「非線形の発現」の意味するものを理解することが今後の課題である。

3. 遺伝子調節の非線形ネットワーク

先ほど述べたことによれば、胚の形態の発達は、空間と時間における成長遺伝子の差次的発現の結果として解釈することができる。ゲノム全体の N 遺伝子の発現に起因する可能状態の理論上の数字を、生体の複雑さの尺度と見なそう。それぞれの遺伝子が二つの可能状態を持っているとすると、2 の N 乗の状態を持つことが可能である[29]。したがってヒトと線虫との複雑性の違いは、2 の 2 万乗分の 2 の 3 万乗、すなわち 10 の 3 千乗となる。これは実際きわめて高い数字であり、宇宙全体に存在する粒子の総量を超えている。理論的には、胚の三次元の組織構造の相違とさまざまなタイプの胚細胞の分化、そしてもちろん成人の脳のニューロンやシナプスの相違が、ゲノムの一次元の配列の中に存在する遺伝子の結合的発現に起因するという考えを、妨げるものは何もない。しかし現実はそれほど簡単ではない。生体は遺伝子発現状態の不確実なコレクションではない。私たちにわかっているのは、それが一つの形態を持っているということだ。

チューリングモデル

生物学的な形態すなわち形態形成の発達の根本的な問題に取り組んだのは、

ごく一部の数学者と生物理論の専門家だけであった。「形態形成の化学的基礎」と題された1952年の論文の中でその研究分野の基礎を築いたのはアラン・チューリングである[30]。チューリングが提起した問題は根本的なものである。胚の成長過程において、一つの球、すなわち卵から変化し、特徴的な形態、頭、尾、四肢に恵まれたからだを得る。この形態の発生過程を、物理的および化学的作用だけに基づいて理解することは理にかなっているのだろうか。チューリングは次のような原則を立てる。「形態形成素（モルフォゲン）と呼ばれ、互いに反応することが可能で、組織を通じて拡散することのできる、これらの化学物質のシステムによって、形態形成の根本的な現象が説明できる」。さらに彼はこの説を数学的に証明する。彼が選んだ例は有名だがきわめて単純なものである。すなわち切れ目のない円形の口腔からのヒドラの複数の触手の形成である。チューリングによれば、球あるいは環状の初期の状態では、システムは空間内に均質に分布した一連の化学反応との同一視が可能である。次に、成長の過程では、システムは不確実なイベントによって引き起こされる不安定性さのため、自然発生的に構造すなわち形態を発達させる。チューリングによって提示された数学理論は、形態形成はシステムを構成する化学反応が相互に作用するときにしか起こらない、というものである。しかしこれだけでは十分ではない。反応／拡散のシステムは、大規模な自己触媒作用的反応やフィードバックループや、化学反応、すなわち化学システムそのものの中で非線形プロセスの出現を可能にする現象のあいだの交換を含んでいなければならない。たとえ熱力学的均衡状態からかけ離れたものであっても、そこでは安定できる新しい構造を生み出す「対称性の破れ」が起きる。

　これらの推測と、要するに脳の設計図の原因となる遺伝子の発現構造に関して私たちの扱っている問題とのあいだに、どのような関係があるのだろうか。私はすでに何度も、たとえば部位間の境界、帯状構造あるいは左右非対称をつくり出す「オール・オア・ナッシング」タイプのイベントについて述べた。これらの明確で安定した不連続性が、チューリング理論の枠内で、対称性の破れの機構として解釈されるという仮説を提示することは当然のようにみえる。本章の最初の部分で紹介した理論に従えば、チューリングの言う「化学物質」は、私たちが「成長遺伝子」とか成長遺伝子の発現を調節する信号システムと名付けた、胚成長早期に発現された遺伝子の産物となるのかもしれない。実際、ヒ

第 5 章　遺伝子から脳へ　　　　　　　　　　　　　　　173

トゲノムの 4 万個の遺伝子が、胚成長の初期において、すべてが同時に活性化されるわけではないことはすでに述べた。それらの遺伝子は交替で独立的に発現されることもない。それらの活性化（またそれらの不活性化）は、一定の空間と時間のシェーマに従って、念入りに準備され、段階的に（時として再利用されて）生じる。遺伝子の発現は、それらのあいだでつながっているが、それは DNA 連鎖のレベルで物理的につながっているわけではなく、染色体の上に散らばった遺伝子のあいだの一時的なコミュニケーションを確立する信号の拡散によってつながっているのである。こうして遺伝子間コミュニケーションネットワークが形成されれば、遺伝子を互いに結びつける信号ネットワークのレベルで非線形効果が生じるという仮説が成り立つ。局所的自己触媒作用のメカニズムと長距離抑制効果が、化学反応のシステムにおいてチューリングが前提とした「相互作用」を実現しながら、ネットワークの内部で生じる[31]。これらの遺伝子発現調節のネットワークのさまざまな構成要素の識別において過去数十年のあいだに達成されてきた目覚ましい進歩を役立てようではないか。

　バクテリアにおける遺伝子発現のコントロールについてのジャック・モノーとフランソワ・ジャコブらの先駆的な仕事は、今日「プロモーター」と呼ばれる専門化した DNA セグメントが果たす重要な役割をすでに明らかにしていた。これらのセグメントは、隣接する遺伝子の DNA をメッセンジャー RNA に読み取ることを活性化（あるいは抑制）するのを直接的にコントロールしている。私たちはこのプロセスを転写と名付けた[32]。これらのきわめて特殊な調節配列は、大抵の場合、構造遺伝子の末端の一つに位置しており、それゆえ転写を側面からコントロールしている。一部の専門化した拡散性のアロステリックタンパク質、いわゆる転写因子（第 1 章参照）がこの調節に介入する[33]。このタンパク質がこれらのプロモーターの中に存在する特殊な DNA 要素に結びつき、コンフォーメーションに応じて、隣接する遺伝子の転写を引き起こしたり、抑制したりする[34]。特別な酵素――より正確に言えば、超高分子酵素複合体――すなわちポリメラーゼは、メッセンジャー RNA への遺伝子転写のための触媒の役目を果たす。転写因子はポリメラーゼの活動を活性化（あるいは抑制）することによって転写を開始あるいは阻止する。すでに数多くの転写因子が確認されている。それらは遺伝子に近接する DNA の複数の調節要素に定着したポリメラーゼ[35]とともにきわめて大きな超高分子の集まりを構成する（後

出の図43c)。

　今ここで紹介しておきたい仮説は、これらの転写因子が、遺伝子調節の細胞内のネットワークを構築するために、いわば「連結部」あるいは「分子結合」の集合要素の役目を果たすことができるというものである。これらの転写因子のネットワークの効果自体は、細胞内と細胞間に存在する数多くの信号の発生と伝達のシステムによってコントロールされると考えられる。

　ミシェル・ケルスツベルクと私は数学的基礎に立って、徐々に複雑化する三つの状況において問題を解決しようと試みた。すなわち境界の形成、ショウジョウバエの胚における成長遺伝子の発現帯などの遺伝子発現の限定分布、そして中枢神経系の形態形成である[36]。

境界の問題

　私が検討しようとする最初の例は、存在しうる中で最も単純なものである。すなわち遺伝子の転写を引き起こすか否かという目立たない切り換えに見られるような、オール・オア・ナッシングタイプの遺伝子発現における突然の境界形成に関することである[37]。選択された実験システムは基本的なもので、運動神経と骨格筋繊維とのあいだの接合部の発達である（図41）。これは「運動神経終板」と呼ばれているものである。このオーソドックスなシナプスの神経伝達物質はアセチルコリンで、アセチルコリンの受容体は接合部のシナプス後側に蓄積されている。この受容体は、よく知られているように、特定された膜状のアロステリックタンパク質である[38]（第1章参照）。成体において、アセチルコリンの受容体は密度の高い安定した集塊を形成する運動神経の末端にのみ存在する。成長の早期段階では事情は異なる。その場合にはアセチルコリンの受容体は筋繊維の表面全体に散らばっている。胚の筋繊維には数多くの核があり、これらの核はすべてアセチルコリンの受容体の遺伝子を発現している。これとは反対に、成人では、運動神経の末端にあるいくつかの核のみが受容体の遺伝子を表している。そのため接合部に位置する筋繊維の核とこの接合部以外に位置する核とのあいだには、遺伝子の転写の明らかな不連続性が生ずる。その仕組みはチューリングが研究したヒドラの触手よりもはるかに単純である。ヒドラの触手では筋繊維の中央に遺伝子発現の帯（縦模様）が一つだけある。

第5章　遺伝子から脳へ　　　　　　　　　　　　　　　　　　　175

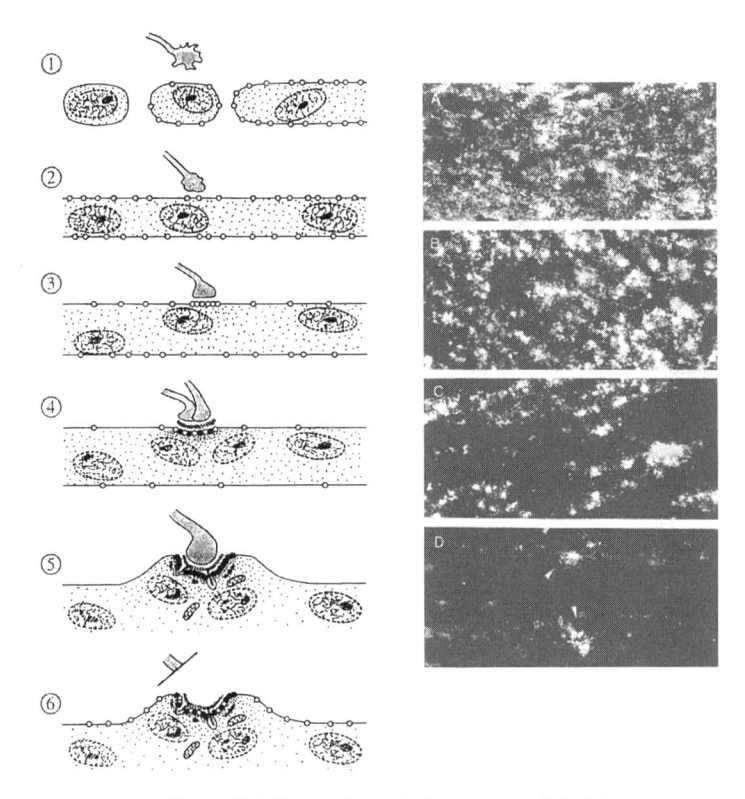

図 41　神経筋シナプスの分子レベルでの形態形成
アセチルコリンの受容体の生合成と分布の変化。
　左：運動神経と骨格筋繊維のあいだのシナプスの発達のさまざまな段階を次から次へと示す図式。胚の筋繊維は表面全体にわたって動きやすく不安定なかたちで受容体（開かれた円）を表している。運動神経の成長毬果が筋繊維と接触すると、神経終末で受容体分子の凝集を引き起こし、同時に受容体をシナプスの外に排泄することを引き起こす。第4段階で、いくつもの神経終末はシナプスごとにあるが、ただ一つだけがその後も残る（第6章、図 47 参照）。成人のシナプスでは、受容体はもっぱら神経終末に安定したかたちで存在する（完全な円）。筋肉の電気的活動は、神経と筋肉の接触から始まるのだが、シナプスの外では受容体の生合成を抑制する。一方、生合成は、神経がもとになる要因（たとえば AGRIN や ARIA と呼ばれる）によってシナプスのもとで維持される（A. Duclert et J.-P. Changeux, 1995 による）。
　右：ニワトリにおける胚成長の 11 日目、14 日目、16 日目、19 日目（左の図の第 2、第 3、第 4 段階に対応する）のニコチン受容体サブユニットの遺伝子の転写分布の変化。成体では神経終末にある核だけを専門にする転写の漸進的な制限がある（B. Fontaine et J.-P. Changeux, 1989 による）。急勾配の境界によって制限される筋繊維のなかで一個だけのコンパートメントの転写の初歩的な形態形成が、M. Kerszberg et J.-P. Changeux (1993) によれば、遺伝子プロモーターのレベルに働きかける転写因子の非線形の応答を介在させているらしい（図 42 参照）。

私たちの仮説は、少なくとも転写因子の一つを開始するオール・オア・ナッシ ングタイプの分子スイッチのメカニズムが、遺伝子転写を指令し、運動神経終 板の両側で「仮想の」境界を形成するのに貢献するというものである。

　このメカニズムは受容体の遺伝子発現を活性化させる特殊な転写因子に関 わっている（いわゆる筋形成のタンパク質）。それは主として転写因子のため にコードする遺伝子レベルで生じる、自己触媒作用のループである。筋形成の 転写因子は、固有の遺伝子のプロモーターの中に存在するDNAの要素につな がることによって、その固有の転写を活性化する。その結果、いわば「爆発的 な」応答、あるいは遺伝子転写のレベルで非線形の応答が起こる。さらにこの オン・オフのメカニズムは、たとえば神経組織によって放出されたニューロペ プチドによって、ポジティブなやり方でコントロールされる可能性があり、そ れによって神経終末で転写が活性化される。このメカニズムは筋繊維の中で伝 えられた電気信号によるネガティブな調節、すなわちシナプスの外側での転写 を停止させる調節を伴っているようである[39]。

　コンピュータ上での仮想シミュレーション実験により、このモデルが少なく とも明確に、アセチルコリンの受容体の遺伝子発現の発達のダイナミックスを もっぱら神経終板の核によって説明することが証明されている[40]。遺伝子発現 の帯は筋繊維の中央に形成される。当然ながら、これだけでは提案された仮説 的メカニズムが正しいものであることを証明するには不十分だ。しかしシミュ レーションが成功したことは、遺伝子転写に対して決定的影響を及ぼし、ポ ジティブかつネガティブなフィードバック・ループを含む、最小限の単純な「化 学物質」が、胚の形態形成の重要な基礎的プロセス、すなわち境界の形成を説 明するのに十分であることを証明する[41]。これは理論の出発点であると同時に 実験の出発点でもある。

勾配の解読

　想定される第二の状況はもっと複雑である。いまやそれは胚と組織設計図の 形成に関わっている。問題は「形態形成物質」の放出勾配の解読であり、それ がこの勾配に沿った転写境界の決定的な配置を導く。このタイプのプロセスは、 たとえば頭部、胸部、腹部と同じくらい主要な領域の胚の分裂の原因となる可

能性がある（図42）。それだから、発生学の歴史においてきわめて早い時期に、形態形成物質の勾配が胚の形態の成長を命じるという仮説が表明されてきたのである[42]。しかし、胚形成の途中での形態形成タンパク質の放出勾配を認める実験的証拠が得られたのは、まだ最近のことである。

　ショウジョウバエの胚のケースは、成長の早期段階で胚が同じ細胞質の中に膜状の障壁なしに複数の核を持っているという点で筋繊維のケースと似通っている。しかし胚がさらなる複雑性の側面を示すことは予想される。筋繊維が中央のシナプスとともに同等の二つの端を持っているのに対し、ショウジョウバエの胚はいわば頭と尾を持っている。この頭－尾の極性は、ショウジョウバエにおいて、特別な成長遺伝子の生成物すなわちここではビコイドあるいはドーサルと名付けられたタンパク質の分布によって、母親の卵巣の中ですでに実現されている。さらにこれらの「モルフォゲン」（形態形成素）は、ショウジョウバエの胚の前後の軸に沿った遺伝子発現を、空間におけるきわめて限定された分布によって制御する。したがって主たる問題は、どのようなメカニズムによって再生可能な状態で、たとえば主要なセグメントにからだを分割する、勾配の特定の位置に遺伝子発現の明確な境界が作られるのかを知ることである[43]。そのような勾配の「解読」を説明するために、提示されたモデルは運動神経終板の仕組みの基本要素を利用している。しかしさらにこのモデルは胚の頭から尾にかけて一定の勾配を形成するモルフォゲンの存在を前提としている[44]。勾配は胚の細胞質の中に存在する核によって、遺伝子発現の著しい増加として「解読される」。私たちの推論は、そのような解読が、最初のモデルの中で言及された分子スイッチに加えて、きわめて限定された位置での勾配の「解読」を可能にする、転写因子のレベルでの新しい種類の相互連結を前提としているということだ。まず最初に、私たちは首尾一貫したやり方で遺伝子を結びつけることによって、ゲノムの中に散在する遺伝子の活性化（あるいは不活性化）を特定の核の内部と関連づけようとした。しかし関連づけは縁がくっきりとした帯の分布が拡大できるように、胚の細胞質の中の核のあいだにおいても確立されなければならない。したがってコミュニケーション・ネットワークは転写因子を通して確立される。分子の「パートナー」が転写因子のいくつもの単位の複合体を形成するために集まり、そこではたとえば勾配のモルフォゲン分子と、胚の核の中に発現された遺伝子によってコードされた転写因子が結合

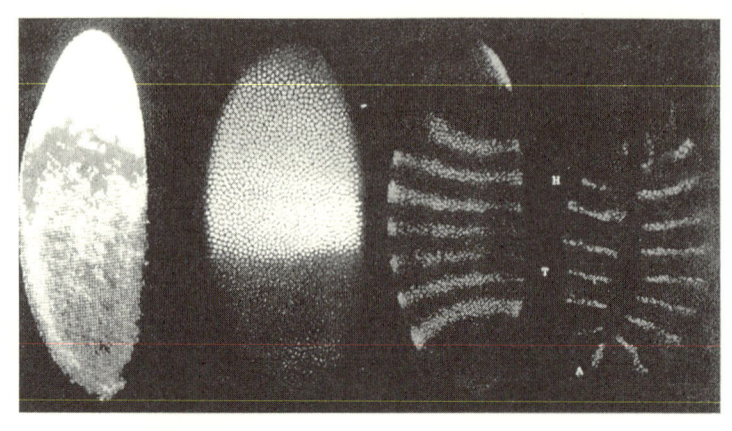

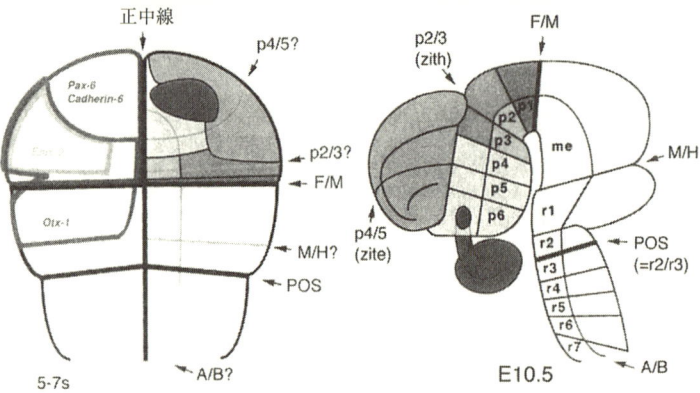

図42 ショウジョウバエの胚成長〔上〕とハツカネズミの脳〔下〕の進化の過程における遺伝子発現の境界とコンパートメント

ショウジョウバエの胚の場合、遺伝子発現の境界は成長の一定の時期に決定的な位置で形成され、体のセグメントに対応する帯の分布が現れる。ハツカネズミの胚の場合、神経系の成長の初期に神経板だけが左側に現れ（第5～7段階）、次に神経管が閉まり、脳が次々と出来る小胞で形成される（受精から10.5日）。遺伝子発現P4/5は大脳皮質の推定されるコンパートメントに痕跡を残す。この領域のレベルでのいくつかの成長遺伝子の発現の調節が、ヒトにいたるまでの哺乳類の中で、大脳皮質の成長を制御すると考えることができる（T.Inoue, S.Nakamura et N.Osumi,《Fate mapping of the mouse prosencephalic neural plate》, *Developmental Biology*, 219, 2000, p. 373-383 による）。

第5章　遺伝子から脳へ

している。そのような「分子の連結」は勾配のモルフォゲンと胚の核の転写因子を「集結させる」ことができるだろう。そうであれば、非線形効果は、神経筋シナプスの単純なケースにおいて存在するスイッチングに類似したオール・オア・ナッシングタイプのスイッチングと共に存在することができる結合関係のために、転写因子の集中とモルフォゲンとのあいだで展開するだろう。プロモーターレベルでの転写因子のさまざまな組み合わせは、モルフォゲンの勾配の上に限定された位置で遺伝子発現の明確な境界を形成するようだ（図43）。言い換えると"partners would make patterns"である[45]。実際、コンピュータ・シュミレーションによって、明確で安定した境界の形成をモデルが説明し、さらに勾配に沿って限定された相対的な位置に分布した帯の形成を予測することが証明される。胚の形状がゲノムの中に散在する遺伝子の限定された集合の中での転写因子ネットワークによって確立される「連結」から生じることがあるその方法の説明を、数学モデルは提供してくれる[46]（図43）。

このような転写因子ネットワークは、私たちの仮説によれば、非線形の組み合せ特性を持つが、ショウジョウバエを使った実験による確証以来、一般に認められている[47]。予測の中でも特に、このモデルは、モルフォゲン因子のレベルを変化させたときに、ショウジョウバエの胚において実験的に観察される遺伝子発現の帯の移動を説明する[48]。それは特定の遺伝子の活性化がどのようにして転写因子ネットワークのレベルで発現される遺伝子の「コンテクスト」に依存しているかを示す。中心となる考え方は、「タンパク質－タンパク質」の相互作用が、これらの遺伝子発現の「協調」調節において仲介者としての役割を果たすだろうというものである。いまなお「機能一辺倒の」体系的な研究が、ゲノムレベルでのタンパク質の相互作用について行なわれている。それらの研究は「ポストゲノム」と呼ばれているものの主要な問題の一つ、すなわちヒトゲノムの完全な理解から発展する研究の一つを構成している[49]。ヒトゲノムのおよそ4万個の遺伝子の差次的発現の過程、すなわち胚から胎児、幼児へと成長する過程での転写因子のあいだに作られる、さまざまな特殊高分子網を理解するためには、膨大な努力がさらに必要と考えられる。

ネットワークの他の構成要素もおそらく考慮に入れられるべきである[50]。第一に、すでに述べたように、転写因子の効果とその遠隔相互作用は、胚細胞の中および胚細胞間で（受容体、キナーゼ、ホスファターゼ、G連合タンパク質

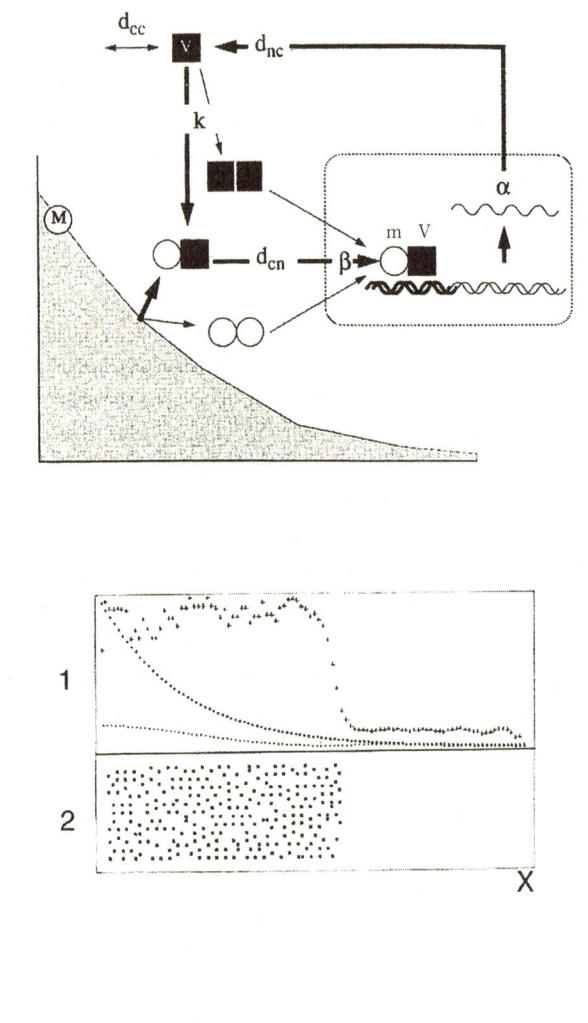

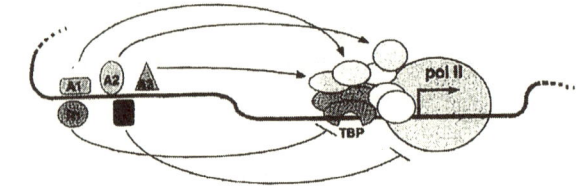

図43 遺伝子発現の急勾配の境界の形成

第 5 章　遺伝子から脳へ　　　　　　　　　181

　問題は胚部位で決定される位置での遺伝子発現の非連続な境界形成である（図 42 参照）。ケルスツベルクとシャンジューのモデル（1994 年）（A）は、まず、Vernier（V）（黒い四角）と呼ばれる同族の転写因子のために自己自身をコードする遺伝子（細線の二重らせん）のプロモーター（太線の二重らせん）に定着される転写因子の部分をなすとここで想定される形態形成物質（M）の濃度勾配があると想定している。そのために V 遺伝子と、V 遺伝子によって制御される他のすべての遺伝子の転写調節において「自己触媒」ループが形成される。V 発現のこのような非線形性は、モデルによれば、遺伝子発現（B）の急勾配の境界形成に責任を負っている。さらにモデルは、モルフォゲンと Vernier が V 遺伝子発現と M の局所的集中を「接続する」「超高分子」集合を形成すると想定して境界の位置決めのメカニズムを予測している。二量体の MV と MM がプロモーターの上で活性すれば、M がきわめて弱くなるので、不活性の二量体 VV のみが存在する位置にまで遺伝子発現が起こる。勾配に沿った境界の位置決めはこうして起こる（M. Kerszberg et J.-P. Changeux, 1994）。下の図（C）は、転写活動を調整するために転写の責任を持つ酵素（ポリメラーゼ II）と連合するいくつもの因子によって転写複合体の形成がありうるということを図示したものである（M. Mannervik, Y. Nibu, H. Zhang et M. Levine,《Transcriptional coregulators in development》, *Science*, 284, 1999, p. 606-609 による）。

による）[51] 信号の伝播と変換に関わる、第一と第二のメッセンジャーの拡散システムに関連しているようだ。これらの拡散性代謝回路網は、それ自体フィードバックループと自己触媒反応を含む。これらの非線形プロセスと、遺伝子転写のメカニズムレベルで生じるプロセスは、それゆえにショウジョウバエのモデルにおいてチューリングによって仮定された数学的規則と化学反応を具現化するものとなる。

　こうした線に沿って、ゲノム配列のデータは、一方で多細胞の生体を構築するため、他方で"big brain"をつくり出すため、必要な遺伝子のタイプについての新しくかつ重要な情報をもたらす。第一に、単細胞種の酵母のゲノムと多細胞種の線虫のゲノムとの比較により、新しい遺伝子の出現と遺伝子の重複による既存遺伝子の増加が明らかになる。これらの遺伝子は、とりわけ転写因子のために（たとえば 270 のホルモンの核受容体）、タンパク質間の相互作用領域（たとえば 156 の POZ 領域）、あるいは信号の変換に関わる領域をコードする[52]。第二に、転写因子のためにコードする遺伝子のはるかに目覚ましい拡大がヒトにおいて生じる。たとえば、いわゆる「亜鉛フィンガー」CH_2H_2 転写因子の領域の数はハエにおいては 771 あるが、ヒトにおいては 4 500 にものぼっている。転写因子の非線形ネットワークの形成についての私たちの仮説に従えば、これらの因子の多くは、転写因子の集合に関係した領域を持つ。た

とえば KRAB や SCAN などの一部の因子は、ハエや線虫のゲノムにおいて欠如している。他のものは、すでに存在する無脊椎動物の遺伝子が持つタンパク質の領域の再編成あるいは「集積」によって産生される[53]。おそらくこれらの領域が転写因子の組み合わせのパートナーを増加させているのだろう。拙著『ニューロン人間』の中で、私はすでにこのタイプの遺伝子を、生物設計の形成に介入する、協調相互作用を専門とする「コミュニケーション遺伝子」と位置づけている[54]。

神経発生

これらの遺伝子の多くは神経系において発現される。したがってからだの形態の成長に関して用いられるコンセプトは、脳の形態形成、とりわけ「神経胚形成」と呼ばれる脳の形成の早期段階においても適用されることが可能であろう。神経系の発達にとってこの重要な段階は、M・ケルスツベルクと私が編み出した仮説の第三のモデルの対象となった[55]。

「神経胚形成」は胚成長の一段階であり、脊椎動物と無脊椎動物において異なった局面で出現する。この二つの場合、神経系は胚の表層、すなわち神経外真皮の分化から生じる。無脊椎動物において、神経系を形成する胚の初期段階の細胞、すなわち神経芽細胞は、神経節の縦の鎖状に徐々に凝集するため、この神経外真皮から離れる。脊椎動物においては、胚の神経細胞は互いに結びついたままで緻密な神経板を形成する。そしてこの神経板は進化の過程で決定的な役割を果たした、背側に位置する空洞の管を形成するため、全体が陥入する。しかし血管構築つまり酸素添加反応の問題が生じることなく、コンパクトな神経節の体積を増やすことは困難である。たとえタコの脳状の神経節には数億のニューロンがあるとしても、それは限界のように見える。それに対して、管の形成は表面の無限の増加と有効な血管構築を可能にする。これは円口類から哺乳類、霊長類からヒトに至るまで、脊椎動物において認められる。この単純であるが決定的な進化の段階は、分子のレベルではまだ完全に理解されていない。しかし、私たちが提示した仮説は、とりわけフィードバックによる転写とコントロールの非線形スイッチを含む、成長遺伝子の転写調節のレベルにおいて、この移行が新たにごくわずかの遺伝子変化しか必要としないことを示している

第 5 章　遺伝子から脳へ

[56]。神経板が分化する十分に進んだ胚成長段階で、胚細胞の働きが大きく変化すると私たちは考えている。細胞の動き[57]とその固着[58]を調節するには転写因子のレベルでのわずかなスイッチングの変化で十分だろう。少なくとも理論上では二つのモデルケースが現れている。まず脊椎動物においては、個々の細胞は、密度が高くコンパクトで連続した神経組織を形成するために、動かずに互いに結びつき、細胞板は神経管を形成するために閉じられる。そして無脊椎動物においては、個々の神経芽細胞が、神経上皮とは無関係に移動し、神経上皮から離れ、集まってコンパクトな神経節の鎖となる。神経胚形成プロセスのために私たちが提案したモデルは、数学的形式化とコンピュータ・シミュレーションの対象となった。モデルは理にかなっているように思われるが、いまなお仮説にとどまっている。しかし、少なくとも理論上では、遺伝子発現の調節システムのいくつかの目立たない遺伝子変化が、たとえばヤツメウナギの脳から多数の大脳回を持つヒトの脳に至るまで、簡単に増加することができる表面を持つ神経管の形成などの、無脊椎動物と脊椎動物の神経系のあいだの根本的な違いの原因となりうることが証明されている。

きわめて重要だが知られていないもう一つの例は、まさしく脊椎動物の脳の進化の過程で作られた大脳皮質の表面積の急速な拡大である[59]。哺乳類の大脳皮質は、並んで配置されたニューロンの垂直のコラムで構成されている。垂直のコラムごとのニューロンの数は、すべての哺乳類の脳においてほぼ同数である[60]。したがって、大脳皮質の総表面積すなわちコラムの数は進化における変化の最初の目標として現れている[61]。食虫動物における大脳皮質の「進化」指数を 1 とするならば、サルの指数は 1 から 25 へ増加したが、チンパンジーにおいては 58 であり、ヒトに至っては 156 である。アウストラロピテクスからホモ・サピエンスに至るまで、前頭葉と頭頂・側頭野は 300 万年かかって急速な拡大を遂げる。これらの拡大がコラムの数の増加による表面積の急速な拡張をもたらす、わずかな数の成長遺伝子の非線形効果であることは、理にかなっているようにみえる[62]（図 44）。ハツカネズミにおける神経終板前部に最近確立した推定地図は、より原始的な脊椎動物の領域と比較して、未来の大脳皮質領域の側面の拡大を明らかにしている[63]（図 42）。

私たちのモデルは、とりわけモルフォゲンの集中のわずかなバリエーションが、成長過程において遺伝子発現の境界を大きく移動させることができること

を証明した。

　同様に、すでに述べたように、ハツカネズミにおける lefty 遺伝子やヒトにおける situs inversus（内臓逆位）遺伝子のようなたった一つの遺伝子が、からだの設計図の左右非対称をコントロールする。（まったく同じではないにしても）類似した遺伝子もまた大脳半球の非対称を決定することができるだろう。

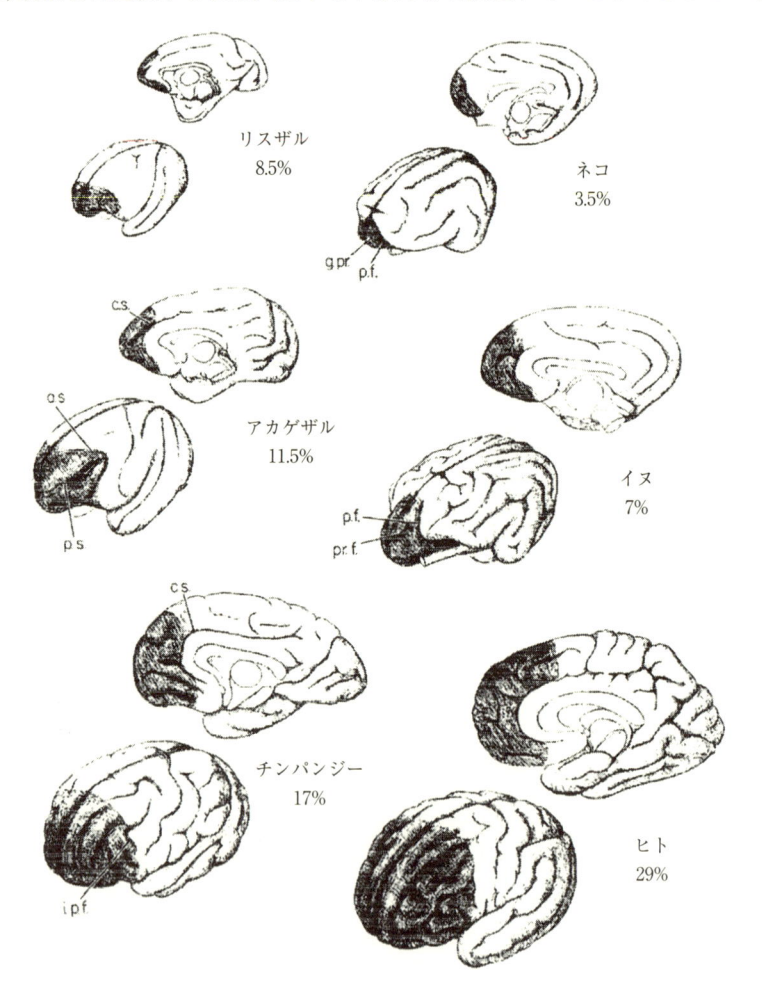

図44 高等哺乳類において前頭前野皮質が占める相対的表面積の進化
(J.Fuster, *The Prefrontal Cortex*, New York, Raven press, 1989 による)

それゆえ、たとえまだきわめて仮説的なものであったとしても、私たちは近い祖先以後のヒトの脳の急速な進化に貢献することができるような、理にかなった遺伝子メカニズムを持っている。それらは、より一般的な方法で、脳の解剖学的形態の複雑性とゲノムの複雑性のあいだにおける進化において観察される非線形の関係を説明することができるだろう。たとえば世界の意識的表象をつくりあげ、それを伝え、その真実性をテストする脳の能力は、とりわけ調整配列のレベルにおいて、私たちの染色体の中に目立たないかたちで存在し、ギリシャから中国、アメリカから日本に至るまで世界中の人間に共通な「遺伝子の膜」によって限定されている。したがって世界の現実と脳の最初の調和は、ホモ・サピエンスに至るまで自然淘汰による遺伝子的進化の過程で実現されたことになるだろう。ホメオスターシスと生殖を確実に行なうために必要な環境の十分に「真である」表象を遺伝子資産をもとにつくりあげることができる種が生き残ったのである。

4. 遺伝子と認知——豊かだが複雑な関係

　ヒトの脳とその固有の能力の特異性における遺伝子の割合はどういうものだろうか。現段階では、種の進化の過程で、私たちの脳を人間的なものにした、遺伝子集団は何であるのかはわかっていない。ハツカネズミのゲノムの配列決定はまだ終了していない。チンパンジーについても進行中である。ヒトと無脊椎動物のゲノムの比較によって、遺伝子集団のうちのわずか7％が脊椎動物に特有であることが明らかになっている。そしてそのうち脳に関係するのは12％のみだと考えられている。ヒトにおける神経のトラブルの原因は多くの遺伝子の変質であるが、すでにショウジョウバエにおいても同種の遺伝子が存在する[64]。テイ・サックス病やデュシエンヌ筋ジストロフィー、X染色体脆弱による知恵遅れに影響する遺伝子は、ショウジョウバエのゲノムの中にも類似のものを持っている。筋萎縮性側索硬化症あるいは副腎白質ジストロフィーの原因となる遺伝子は酵母の中にも存在する。それらのうちのいくつかだけがヒト（あるいは脊椎動物）に特有のものであるようだ。たとえばクロイツフェルト・ヤコブ病やシャルコー・マリー・ツース病の遺伝子がそうである。ヒトゲノム

の中でヒトに固有の遺伝子部分は驚くほどわずかであることが明らかになっている。脊椎動物と無脊椎動物を区別する遺伝子の中に、炎症、免疫、ホメオスターシス、成長、細胞の死と、当然ながら神経系の機能と組織において一定の役割を果たすものが存在する。線虫やハエからヒトゲノムに至るまで、神経系の成長や神経信号の放出に関わるタンパク質の数が増加している[65]。転写因子のためにコードする遺伝子に加えて、結合の確立や軸索の誘導（エフリンとその受容体）、接着分子の形成（たとえばプロテオグリカン）、神経成長（神経成長因子 NGF）、栄養因子（ニューレグリン）に関係する遺伝子が認められる。同様に（アクチンやスペクトリンのような）細胞外皮に関与するタンパク質のためにコードする遺伝子は、ミエリン鞘の構成要素となるタンパク質と同時に成長する。言い換えれば、軸索と樹状突起からなる終末分岐とそれらの相互接合の構築に関与するタンパク質の明確な拡大が生じる。電気信号（イオンチャネル）や化学信号（オピオイドペプチドは脊椎動物だけに存在する）の伝播において関係する分子についても同様である。

しかし遺伝子とニューロンの表現型との関係はダイレクトではあり得ない。すでに述べたように、相互作用のさまざまなネットワークは互いにぴったりとかみ合い、時間と空間の中で、からだと脳の形成過程において遺伝子のあいだで発達する。「収斂」と「放散」がたとえばニューロン・ネットワークの中で起こりうる。その結果、一つの孤立した遺伝子の活動が、表現型に対して多面発現遺伝子と呼ばれる効果を生むことができる。つまり表現型は脳（と生体全体）の機能的組織構造の多様な側面に関与する。また逆に、ある特定の遺伝子の活性化は、すでに見てきたように、複数の調節遺伝子の産生に附随する活動を要求することができる。特定の遺伝子の発現は、いわば「コンテクスト」に依存するのだろう。その発現は組織あるいは器官によって、また発達の段階によって異なることが予想される。複合性がきわめて高いため、「知性の遺伝子」あるいは「言語の遺伝子」としての発現が、科学的語彙から排除されるべきではないかどうか、問題とされるところだ。

遺伝子とニューロンの表現型と反応とを結びつけようとするときに、私たちがぶつかる深刻な問題点を説明するために、具体的な例をいくつか検証しよう。最初の例は一見したところきわめて単純なものである。私たちのゲノムは、視覚色素の一つであるロドプシンのためにコードする一個の遺伝子を含んでい

る。それは「メタボトロピック型〔代謝活性型〕受容体」と呼ばれる膜状分子のすでに述べたタイプに属している（第1章参照）。これは光子の最初の標的である。そして光子は、電気信号の発生によって終わる、連続した酵素反応を引き起こす「アロステリックな」構造の変化をこのレベルにおいて生じさせる。次に神経信号は網膜から大脳皮質に至るまで、連続したさまざまな段階を経て伝播する。この遺伝子の突然変異あるいは消滅は先天性盲目の原因となり、失明は欠けている色素のスペクトルに起因する[66]。遺伝子の不活性は、特殊な限定されたやり方で遺伝子がコード化する受容体の機能を消し去る。遺伝子と知覚行動との関係は直接的であるように見える。実際、その関係は単純だ。感覚受容体の周辺の欠陥が失明の原因だからである。しかし、私たちの神経系を構成する細胞と分子は、コンピュータの交換部品とケーブル回路のように独立したかたちでは集まらない。網膜レベルでの欠損は、中枢神経系、とりわけ視覚に関する大脳皮質野のレベルにまでさかのぼって変調を引き起こす可能性があるのだろうか。第6章で見るように、答えは「イエス」である。先天性盲目の人の場合には、ニューロン・ネットワークの再配列がこのレベルで実際に認められる。網膜レベルで表されるきわめて単純な遺伝子変化は、中枢神経系の多種多様な組織構造のレベルにおいて副次的な効果を伴うことがある。

　二つ目の例は小型齧歯類の社会的行動に関するものであり、あらためて膜受容体を動員する[67]。ホルモン作用を持つペプチドであるアルギニン・バソプレッシン受容体が、脊椎動物のいくつもの種のオスの繁殖行動と社会行動に影響を及ぼすことは確かである。たとえば、アルギニン・バソプレッシンを平野ハタネズミに与えた場合、依存行動や嗅覚探索行動や毛づくろい行動が増す。平野ハタネズミがきわめて社会的に適応した単婚行動をすでにとっているのに対して、山ハタネズミは相対的に社会的には不適応で、安定したカップルを形成しない。これらの遺伝子の違いによる実験分析は「生体内」でのDNA組み換え技術の応用に参加している、実験室のハツカネズミのモデルを使って行なわれた。本能的にハツカネズミは山ハタネズミとして行動する。しかしひとたびアルギニン・バソプレッシン受容体を持った遺伝子を平野ハタネズミからハツカネズミに移すと、ハツカネズミの社会的行動は平野ハタネズミのものとなる。そのため、たった一つの遺伝子の転移が、ハツカネズミの新しい社会的行動をつくり出すように見える。だからといってこのことは複雑な行動がたった一つ

の遺伝子によって決定されるということを意味してはいない。その反対に、アルギニン・バソプレッシンに対する「社会的」反応は、受容体の集中がある閾値を下回る場合に沈黙を保つ、行動要素の多種遺伝子の集まりの中の一つの構成要素にすぎない。おそらく、受容体が広範に、また集中して発現されるとき、単婚を生み出す安定した一つの社会的行動としてこれらの要素を「結びつける」という結果がもたらされる。生物の行動を質的に変えるためには、脳の唯一の化学的構成要素に関する量的に小さな変化で十分である。第1章で見てきたように、新しい構成要素の導入は、単独の部品を単にシステムに追加する以上のものをもたらすことがある。それによって増大効果が現れる。すなわち効果が大きければ大きいほど、「妥当性」が向上するのである[68]（第1章参照）。バソプレッシン受容体の遺伝子の産生は、それが組み込まれている複雑な回路に特に「関与」している。遺伝子の活動が脳の発達と連合行動を変える多くの遺伝子の特異な効果は、同じ方法で解釈されることが可能である。

　個々の遺伝子活動の「妥当性」の概念は、こうして私たちの「知の器官」の発達と分化の恐ろしいほどの複合性に適用されうるだろう。しかし数多くの正常な子供の読解能力に選別的に悪影響を及ぼす、失読症の場合を取り上げて見よう。この状況はダルトン先天性色盲患者における色彩の視覚やハタネズミの性行動よりも最初からはるかに複雑であるように見える。結果を先回りせずに、文字がおよそ5000年前に発明されたこと、そして読み書きの能力はまさに文化的に獲得された行動であることを思い出してみよう。しかし、読むことに関しては、染色体6pの領域6p 21.3と、おそらく同様に染色体15の中に特定された変化のせいだとされた、特異的な家族性障害が存在する[69]。磁気共鳴画像は大脳皮質回路の特徴的な再編成を示す。私は読み取りの学習をするときに生じる脳の回路の再編成について、さらに深く検討するつもりでいる。言語に関係するあらゆることについては、スティーブン・ピンカーが少々先んじる傾向にあるため、私たちの知識の現状では、失読症の場合において損なわれている「読解の遺伝子」について話すことはできないということを強調しておこう[70]。私たちが言えることは、（他にも多くの遺伝子があるなかで）現在のところまだ知られていないこの特殊な遺伝子の効果が、再編成において必要だということである。それは本質的に、書き言葉の習得に「開かれた」複雑なニューロン・ネットワークを構築する、断続的なイベントに関与している。

第5章　遺伝子から脳へ

　アウストラロピテクスタイプの祖先以来、ホモ・サピエンス・サピエンスの脳の遺伝子的進化がきわめて急速なものであったということを、私たちは知っている。これにはおよそ300万年の歳月がかかったが、これはほぼ10万世代に相当する。ヒトゲノムとチンパンジーのゲノム、特に遺伝子発現の調節配列のゲノムについての詳しい知識は、保守的な面を持つだけでなく、革新的で稀ではあるが重要な特徴を持つヒトの脳の進化を決定した遺伝子メカニズムの理解において、道を切り開くにちがいない[71]。しかし、おそらくきわめて局在的な、これらのいくつかの遺伝子イベントを認識していても、私たちは新生児において種に特有の数々の配置を決定するすべての遺伝子メカニズムを理解するにはほど遠いだろう。無作為に挙げてみると、乳幼児が生き延びるために必要な母乳を反射的に吸うこと、手掌反応すなわち新生児が母親にしがみつくことを可能にする、手のひらの刺激によって引き起こされる捕捉運動、あるいは幼児が家族に苦悩を知らせるべく自然に流す涙、そして幼児の環境を知覚する数多くの認識の要素がある[72]。たとえば人工的で単純化された顔面刺激——おおざっぱなマンガのようなもの——にわずかな時間さらされた新生児は、目と頭の動きによって答えることができる。新生児に写実的な顔とばらばらな顔の断面に類似した刺激との選択をさせた場合、新生児が好むのは人間の形をした顔なのである[73]！

　新生児もまた基本的な「身体的認識」を持っており、それは簡単な方法で試すことができる。つまり中にさまざまなやり方でいろいろな物体が展示されている実験装置に彼らの視線が集中している時間を測るのである。視線集中時間は、彼らに突然まとまりのないイベントを見せたときよりも一貫して長い。このことによって彼らが身体的なイベントの信憑性を判断する方法を反対推論によりテストすることが可能となる。第一に、彼らは無生物とヒト、そして無生物の移動とヒトの動きを区別する。彼らが石あるいはおもちゃのような硬い物体を見たとき、彼らは動いているときに物体の構成と輪郭を同時に保持する硬い物体としてそのまとまりを認識する[74]。生後3か月半の子供は物体の不変性と個体化を認識するのである[75]。第4章で見たように、子供は身体的認識においてきわめて早熟であるばかりでなく、自分たちと同類のものに対して、認識や感動や意志があることを認める能力も発揮する[76]。また新生児には成人の言葉によるコミュニケーションを予測する特性がある。たとえば新生児は、最

初は共通の音であるが、急速に特定の言語にのみ特殊になる音声の違いを区別することができる[77]。これについてはすでに前章で述べた。新生児は、子どもの家庭環境や文化的環境がなんであれ、最初は普遍的な[78]、「規則にかなった」喃語や音や母音の発音を生み出す。

　生物の進化の過程で、物理的および生物的環境から社会的および文化的相互作用の限りない領域に至るまで、世界を表象する脳の先天的な能力は飛躍的に拡大したと言える。遺伝子の進化は、先天的な知識だけでなく、新しい知識をつくり出し、処理し、伝え、試す能力という重要な形質を、遺伝子の中すなわち脳の中の安定した記憶に蓄積するよう導いた。今日、ヒトの脳における進化の歴史の過程で、実際に生じた遺伝子メカニズム[79]、すなわち今後数年間にわたって興味深いものとなる研究領域について、これ以上述べることはできない。

第6章

ニューロンの後発生説と文化的進化

　4万個の遺伝子を備えた私たちの遺伝子装置は、私たちをヒトにする万人共通の特性を私たちの脳に与えている。脳の構造のアウトラインは、成長遺伝子を含む遺伝子の「膜」によって取り囲まれている。一方、人類は学習する能力と過去の経験の安定した痕跡を保つ能力という特徴を持っている。進化の過程において、この適性は生物界では目覚ましくユニークな発達を遂げた。そのうえ、過去に進化したいくつかの痕跡は、いまなお脳の発達の初期段階において見ることができる。

　私はここでは次のような仮説を主張したい[1]。つまり、成人の脳に含まれる数千兆のシナプス形成は、ある程度まで遺伝子の絶対的なコントロールから免れるというものである。シナプス形成は胚成長の際に行なわれ、誕生後も続く、偶然的な変異と選択を伴う後発生的な進化のプロセスと考えられる。「後発生的épigénétique」という言葉は、二つのギリシャ語の語根から成り立っている。すなわち epi は「〜の上に、〜を越えて」を意味し、genesis は「誕生」を意味する。この用語は聖書の最初の書物、すなわち世界や動物や人間の創造と、地球上の生命発生の物語のタイトル［創世記 "la Genèse"］として使われているが、遺伝学を指す遺伝子用語として使われ始めたのは最近のことである[2]。私は「後発生的」という言葉を二つの意味で使っている。すなわち特に学習と経験から生じる遺伝子活動におけるスーパーインポーズ（分子の重ね合い）という概念と、調整され組織化された発達という概念である。実際、この点が重要であるために、私は繰り返して言っているのだが、脳のネットワークは、それぞれの回路やスイッチの性質や配置を正確に定めることになるあらかじめ決められたプランに従って部品を組み立てるコンピュータのようには集まって

いない。もしそうであるなら、プログラム実行の際のごくわずかなエラーでさえ壊滅的な結果をもたらす可能性がある。「すべて遺伝子である」というこのシェーマ、すなわち厳密にあらかじめ決定されている遺伝子形質の実現としての脳とは違って、後発生的モデルは、ニューロン間の結合が可変性の大きな幅を持って徐々に確立され、試行錯誤のはたらきによって選択される傾向にあることを前提とする。成長におけるいくつかの重大な局面において、私が第1章で紹介した可塑性という基本的特性を活用するネットワークの結合性が「完成」されるだろう。それが自発的であろうと自己言及的であろうと、成長の過程でネットワークに入り込む神経活動は、このプロセスを調節すると考えられる。

第5章で述べた遺伝子の節約と脳の組織構造の非線形遺伝子進化というパラドクスに対し、後発生的仮説は、排他的でなく、もっともらしい、新しい考え方を示すものである。さらに、これから見てゆくように、この仮説によって、記憶化や知識処理のメカニズムと、新しい知識の生成、検証および伝達を、要するに人類の場合において飛躍的に発達する文化の出現をよりよく理解することができる。

理論的な議論に入る前に、議論の具体的な枠組をつくる実験データについてもう一度簡単に述べておきたい。

1. 脳の可変性

ヒトの脳の大きさ、形、重さにバリエーションがあることは、その多様性の機能的および行動的意味が明らかでないとしても、確かな事実である[3]。ブロードマン野についての細部にわたる解剖学的および行動学的研究は、大脳皮質のトポロジーが厳密には同一ではないことを証明している。たとえば機能的磁気共鳴画像法によって測定された一次視覚野の大きさの差には、およそ5mmの幅がある[4]。この個体的可変性はしばしば遺伝によるものとされている。それを確かめるため、遺伝的に同一の個体、すなわち一卵性双生児、(「融合体」と呼ばれる同一の受精卵から生まれた)「真性双生児」について研究が行なわれた。ところが解剖学的[5]であれ行動学的[6]であれ、そのような研究は二つの本物の双生児の脳がまったく同じではないという事実をはっきりと明らかにして

いる。まず、一卵生双生児のあいだで利き手の違いがあるということが発見されたが、これはすでに行動的に差異があるという一つのサインである。さらに、より精密にこの差異を明らかにするため、同じ結果を示す二つの研究方法が使用された。一つは側頭葉平面（planum temporale）と名付けられた言語野の表面の磁気共鳴を使った「生体内」での測定であり、もう一つは右利きと左利きの一卵生双生児の場合の特殊な手作業である[7]。これによって右利きは、左利きには見当たらない、左大脳半球優位という大脳半球の非対称を示すことが確認される。この可変性の理由はよくわかっていない。きわめて早発性の後発生性イベントは、左右の非対称が確立したときに、胚の中で起こる可能性があり、大脳半球の解剖学的および機能的左右分化において重大な違いを引き起こすと考えられている。もっと一般的には、「後発生的」可変性は、一卵生双生児のあいだでは時には少ないとしても、真性双生児のあいだでは観察される。

　ニューロンとシナプスの段階で、接続性の可変性は、遺伝子的に同一の個体すなわち「クローン」から成る種において同定できる同一ニューロンのレベルで検証される。小さな甲殻類 *Daphnia magna* すなわち観賞魚趣味の人なら誰でも知っているミジンコにおいて、眼の感覚細胞の数（175個）と視覚神経節のなかに含まれるニューロンの数（110個）は、主要な種類のシナプス接触同様、同質遺伝子系統の動物のあいだで保たれている。しかしながら、シナプスの正確な数と軸索分枝の正確な形は、真性双生児のあいだで異なっている[8]。同じような観察が、ミューラー細胞と呼ばれる、単為生殖の魚の識別可能な運動ニューロンの樹状突起に関して報告されている[9]。成体のネットワークの発達過程における結合の細部には、不確実な偶然の構成要素が入り込んでいる。この構成要素は、ネットワークのニューロンの集まり方に起因するが、私たちの見解では、増殖する軸索と樹状突起ならびに発達の過程で行なわれる後発生性の調整による試行錯誤の痕跡を表しているようだ（図45）。それゆえ、脳の解剖学的構造、大脳皮質野のトポロジー、そして遺伝子の影響力をまぬがれた結合の細部には重大な可変性が存在する。

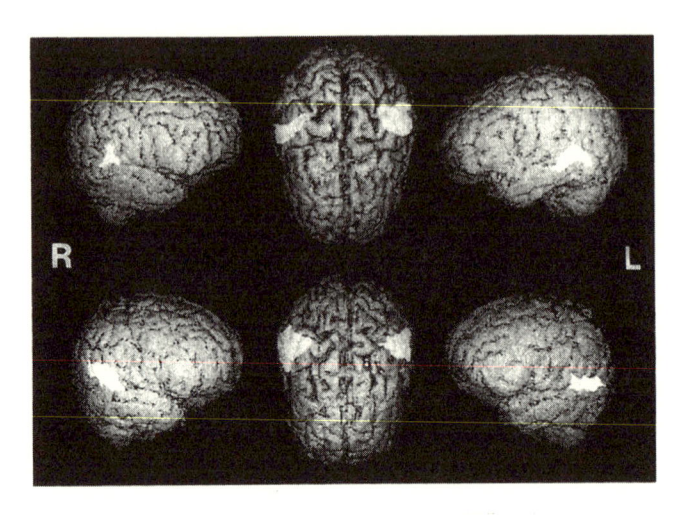

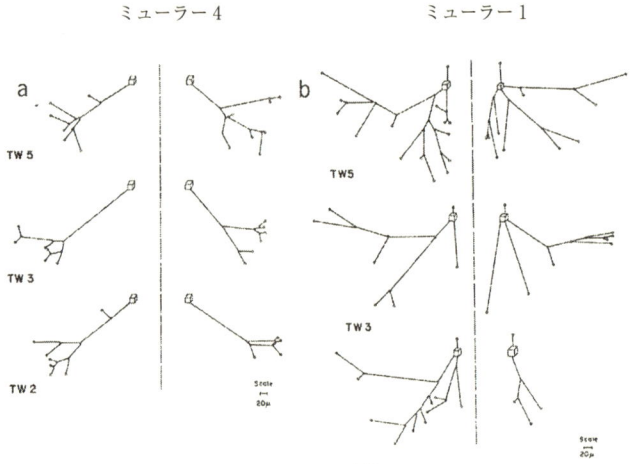

図 45 真性双生児におけるニューロンの表現型の可変性
　上：側頭葉平面の可変性。側頭平面が真性双生児（一卵生双生児）における（側頭葉レベルの）言語処理に関与していることがわかっているが、その可変性はむしろ手作業が一致しないことによって現れる。上の脳は右利きの若い女性のものであり、下の脳は左利きの双子の妹のものである。右利きの女性の方が左利きの女性よりも左右分化がはっきりしている（H. Steinmetz et al.,《Brain asymmetry in monozygotic twins》, *Cereb. Cortex*, 5,1995, p. 296-300）。
　下：遺伝子的に同一の個体すなわち単為生殖の魚アマゾンモーリー *Poecilia formosa* のクローン（Tw$_2$, Tw$_3$, Tw$_5$）における二つの識別可能な運動ニューロン（ミューラー細胞 M1

と M2) の樹状突起分枝の可変性 (F. Levinthal, E. Macagno et L. Levinthal,《Anatomy and development of identified cells in isogenic organisms》, Cold Spring Harb. Symp. Quant. Biol., 40, 1976, p. 321-331)。

2. シナプスの形成

　胚成長の第一段階における神経管の形成から成人の脳の成熟に至るまで、数々の形態的および機能的変化が、主として成長遺伝子の支配の下で起きる。例として、一連の小胞状の神経管の再分割と、それぞれが大脳半球を形成することになる二つのコンパートメントのうち、最も前方にある小胞の分裂を挙げておこう。

　神経管の壁は最初はたった一枚の細胞の層によって出来ている。これらの細胞は急速に分裂し、数か月後には数百億個の細胞となる。時には1分間に25万個の新しい細胞が生まれる。脳の小胞の領域が増大すると同時に、これらの壁は厚くなってゆく。この時点で大脳皮質の六つの層が識別できるようになるが、最も深い第5層と第6層が最初に沈澱するのに対し、私たちの見解によれば、作業空間として寄与する、最も表面にある第2層と第3層が後からしか最終的な位置につかないことを確かめるのは興味深い。大脳皮質の層とそこで形成されるシナプスの成長のきわめて組織化された配列は、第1章で言及した脳のネットワークの階層レベルと平行的な組織構造の配置と同時に起こりうると考えられる。

　大脳皮質が徐々に領野あるいは地図に再区分されるとき、シナプスが形成され始める。第1章と第5章で取り上げた、最近発見された分子、つまりエフリン［血管新生誘導因子］[10] は、この点でとりわけ重大な役割を果たしている。これら表面のタンパク質は大脳皮質の標的にむかって定期的な軸索ガイダンスを行なう、連続した勾配の状態で分布される。Slit タンパク質のような他の分子は、軸索の分枝の調節や、最終的な軸索ガイダンスにおいて重要な役割を果たす[11]。大脳皮質のニューロンアーキテクチャおよび結合構造のアウトラインは、誕生の前に確立される。それらは成長遺伝子と、神経結合の形成と信号の伝播に関係する遺伝子の制御下にあり、ショウジョウバエのゲノムからヒトゲノムに至るまで、その数や性質において大幅に増大したことはすでに述べた。

しかし、電子顕微鏡下で行なわれたいくつもの数量的な研究によれば、シナプスの形成は出生の時点で完了するどころか、まったくその逆である。ヒトにおいては、成人のシナプスの50％近くは出生後に形成され、その数は死ぬまで増えたり減ったりし続ける。チンパンジーとヒトでは、妊娠期間はきわめて似通っている（それぞれ224日と270日）としても、出生後に脳が発達する期間は、ヒトの方が著しく長い。頭蓋の容積は出生後、チンパンジーが1.6倍となるのに対し、ヒトは4.3倍増える。さらにヒトにおいて、頭蓋の容積は出生後3年で成人の70％に達するが、チンパンジーにおいては1年しかかからない。ヒトの脳における発達のこの特徴は、言語の習得、ならびに社会的約束事と道徳上の規範の浸透が、出生後の最初の数年間のうちに行なわれるという点できわめて重要である。出生後の脳の発達期間が非常に長いことは、私たちの脳に知識の獲得とその検証をする機会を与える、要するに私たちの脳を「より人間化する」最大の特徴の一つである（図46）。

サルとヒトの大脳皮質のなかにあるシナプス密度の総合的な進化は、「急速な」段階を含んでいる。すなわち、シナプスの90％は一秒間におよそ4万個のリズムで形成される[12]。赤ん坊の命の1分毎に、200万個以上のシナプスが配置されているなどということは誰も想像しない！　出生はまさにこの急速な段階のなかで行なわれる。そして思春期まで続く、平坦な長い段階がそれに続く。その後、このリズムは徐々に低下していき、成人期の間は値を保ち、老年期に突然減少する。ヒトにおいて、急速な段階の期間は、視覚皮質などの感覚野については2歳あるいは3歳までであって、10歳頃まで続く前頭前野皮質のような連合野よりも短いことは注目すべきである。この観察結果は、前章までで見たように、第2層と第3層のニューロンの多い前頭前野皮質が、認知機能、とりわけ意識において中心的な役割を果たすという点で、機能的観点からきわめて重要である。

したがって、大脳皮質において、シナプス形成はただ一つの段階で行なわれる同期プロセスであると考えることは、完全に間違っている。それどころか、すべてのシナプスは同時には形成されない。私が示した平均値は、大脳皮質の層毎に異なるシナプスによって接合された「次々と起こる多くの波」を含む、全体の膜に対応する。さらに、ラット、ネコ、サル、ヒトにおいて急速段階の持続期間を比較すると、この持続期間が、ラットの14日からヒトの400日に

至るまで徐々に増大していることがわかる（図46）。この長期化のおかげで、社会的および文化的環境との「後発生的な」相互作用によって作られる可能性のある、膨大な数のシナプスの組み合わせを、子どもは自由に使うことができるのである。これによって、乳幼児や幼い子どもが大人になるまでの発達過程で出会う、自然的、社会的そして文化的環境のさまざまな側面と関係のある、多くの感受性豊かな時期の重なり合いを説明することができる[13]。これこそが

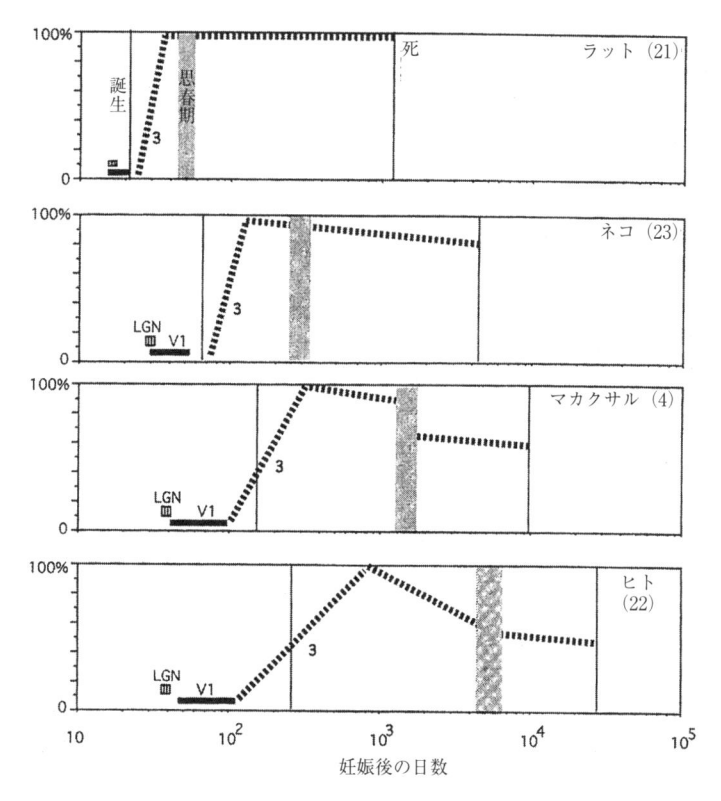

図46 さまざまな種類の哺乳類（ラット、ネコ、マカクサル、ヒト）における一次視覚皮質野の発達過程のシナプス密度の進化

3という数字はシナプスの数が急速に増加する段階を示す。水平の線は外側膝状体（LGN）と一次視覚皮質野 V1 における、ニューロン増殖あるいはニューロン生成の段階を示す。ラットからヒトへとシナプスの増殖段階が長期化していることがわかる（J.-P. Bourgeois,《Synaptogenesis, heterochrony and epigenesis in the mammalian neocortex》, Acta Paediatr., suppl., 422, 1997, p. 27-33.）。

ゲノムの組織構造と脳の複雑性のあいだの「非線形性」の原因にもなりうるものである。

3. 退行現象

　19世紀末のウィルヘルム・プライヤーの先駆的な研究以来、退行現象が発達過程において中枢神経系の細胞やシナプスの集合の配置を攻撃することが一般に認められている。ハンバーガーの古典的な観察によれば[14]、若鶏の胚の脊髄の運動ニューロンのおよそ40%は、胚が出来てから6日目から9日目の間に死ぬ。今日ではハツカネズミの大脳皮質においても同様のデータが得られている。細胞死は受動的で偶発的なプロセスではない。それどころか実際は、特殊な分子のメカニズムによって、積極的に引き起こされるものである。プログラムされた細胞死は、活性化することによって細胞死をもたらすカスパーゼ3やカスパーゼ9のようなタンパク質を破損させる酵素を働かせる。ところが、ハツカネズミに遺伝子工学の技術を使ってカスパーゼのためにコードする遺伝子を無効化すると、細胞死が減り、始祖細胞や前駆細胞の数が増え、橈骨の大脳皮質柱すなわち大脳皮質ニューロンの数も増える。その結果、大脳皮質の面積は広がる[15]。しかし遺伝子組み換えが行なわれたハツカネズミは、ニューロンが余分に増えたにもかかわらず、より「賢く」なったようには見えない。それどころかてんかんなどの重篤な病気の徴候を示す。ということはつまり大脳皮質の正常な発達過程において、神経細胞の数は大幅に減少するのである。「細胞の可塑性」現象の典型的な出現は、調和のとれた成長に必要不可欠であるように見える。したがってカスパーゼ調節タンパク質は脳の可塑性のきわめて重要な構成要素に数えられる。ヒトゲノムのデータはこの役割を裏付けている。ハエやミミズからヒトに至るまで、プログラムされた細胞死に介入する遺伝子決定因子の数は目覚ましい勢いで増加する。たとえばヒトゲノムにおいて、カスパーゼの補充領域が16あるのに対して、ミミズではわずか2であり、ハエではゼロである[16]。

　このタイプの細胞死に対する神経系の活動の重要性は、いまなお議論の対象となっている。神経細胞のなかに大量のCa^{++}イオンが導入することによって、

第6章　ニューロンの後発生説と文化的進化　　　199

細胞死が引き起こされることはわかっている。このイオンは細胞間の空間を占める液体のなかに存在する。これらのイオンは神経の電気的および化学的活動によって細胞内に浸透することができる。たとえばグルタマートの受容体の活性化が、Ca^{++}イオンと連合したチャネルを開け、その結果細胞死の原因となるようだ[17]。グルタマートの豊富な食べ物の乱用によってもたらされる、いわゆる中華料理店シンドロームの原因となるのはこのメカニズムである。それゆえ私たちは神経活動による細胞死の調節の理にかなったメカニズムを持っている。しかしこの分野でなすべきことはまだ多く残されている。

　いくつかの退行現象は、シナプスの接合レベル、特に神経終末のレベルでも起こりうる。私は第5章で、運動神経終末の下に位置する筋核のレベルでアセチルコリンの受容体のためにコードする遺伝子発現のコンパートメントを説明するため、神経筋接合の例を挙げた。そこにはすでに神経栄養因子と筋繊維の活動が、遺伝子発現の分布において決定的な調整的役割を果たすという後発生現象が見られる。これと同じシステムは、シナプスのもう一方の側で神経終末のレベルで起こる後発生現象の分析に適している。成体におけるそれぞれの筋繊維はたった一つの運動神経終末が神経分布したものである。反対に、生まれたばかりのラットでは、それぞれの筋繊維には4個か5個の機能的軸索終末がある。ラットが歩き始めると、これらの活動終末の数は徐々に減少する。そして数日後には、もはや一つしか残っていない（図47）。神経分布した筋肉の活動状態がこの除去をコントロールしているためである[18]。

　シナプス除去の現象は、他のシステム、たとえば交感神経節[19]あるいは小脳のプルキンエ細胞の登上繊維の神経分布[20]などでも起こる。登上繊維の場合、後シナプス細胞のなかで信号の伝達を変化させる遺伝子の突然変異が、余分の上行繊維の神経分布の退行を遅らせる[21]。

　現在では、細胞レベルとシナプスレベルでの神経系の発達に影響を及ぼす多くの自然退行現象の例が知られている。いくつかの場合においては、ネットワーク自体の活動状態が、これらの退行現象の進化をコントロールしていることがはっきりと証明されている。

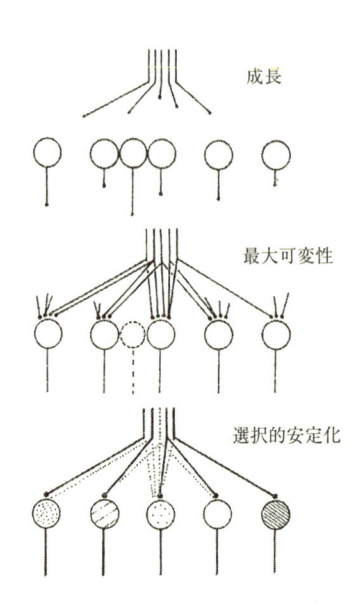

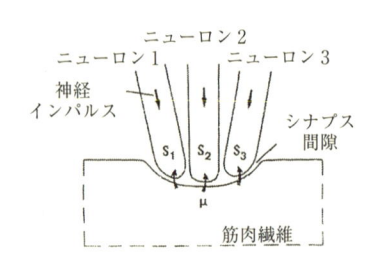

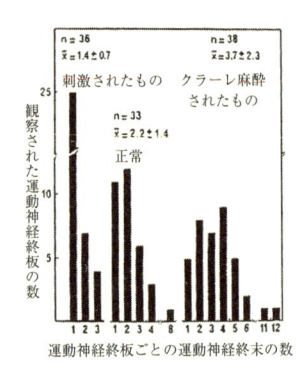

図47 シャンジュー、クレージュ、ダンシャン (1973) による、シナプスの選択的安定化によるニューロン・ネットワークの後発生説理論

左：活動による成長、最大可変性、あるいはシナプス活性、選択的安定化のそれぞれの段階を描いた全体的シェーマ(J.-P. Changeux, *L'Homme neuronal*, Paris, Fayard, 1983 [『ニューロン人間』325 ページによる)。

右上：筋肉繊維によって産生された逆成長因子 (μ) のための神経終末の競争による選択の詳しいモデル (J.-F. Gouzé, J.-M. Lasry et J.-P. Changeux, 《Selective stabilisation of muscle innervation during development : a mathematical model》, *Biol. Cybern.*, 46, 1983, p.207-215 による)。

右下：若鶏の胚における筋肉の発達過程での運動神経支配の活動状態の結果。

縦座標の値は運動神経終板の数に相当し、運動神経終板レベルでは神経終末1、2、3‥‥が集中する。合成クラーレ(flaxédil) による筋肉の麻痺はシナプス除去を抑えるが、脊髄の慢性的電気刺激はシナプス除去の加速を引き起こす (J.-P. Bourgeois, M. Toutant, J.-L. Couzé, J.-P. Changeux, *Int. J. Dev. Neurosci*, 4, 1986, p.415-429 による)。

4. 発芽と再生

　これらの退行現象と競争するかたちで、成長あるいは発芽のプロセスが樹状突起および軸索終末のレベルで反対方向に現れる。これらの分枝が増えると、投射領域は広がる。トーステン・ウィーゼルとデヴィッド・ヒューベルの有名な研究は、いくつかの種において、視覚皮質の神経支配を定めるために必要とみられる視覚実験の重要性を明らかにした[22]。また彼らは視覚環境の実験的操作、たとえば一時的に失明状態にすることによって引き起こされる損傷の、あまり可逆的でないというか不可逆的な性質をも証明した。視覚皮質が正常に発達した場合、成人における電気生理学的記録は、どちらか一方の目の視覚的刺激が、目と交互に入れ替わる垂直のニューロン柱のレベルでの応答を引き起こすことを示している。たとえば今、サルの片目の瞼を生後6週間縫合して閉じると、この一時的な操作は成体に長期的な影響を与えることになる。閉じた目に対応する柱状構造（コラム）は小さくなり、もう一方の目に対応する柱状構造は伸びる。これらの研究は成長の臨界期における目の異常な活動が、結合の不可逆的な損傷を引き起こすということをはっきりと証明している。再生はほとんど起こらないか、あるいはまったく起こらないのである。

　これ以降、細胞とシナプスレベルでのプロセスについて数多くの研究が行なわれてきた。そうした研究のおかげで、発達過程での視覚皮質における神経プロセスの増加、除去、再生のそれぞれの寄与を推定することができる[23]。視覚システムの成熟のさまざまな重要な段階において、視覚路に沿って、もちろん限定された規模ではあるが、決定的な影響力を持つ軸索の分枝の増殖と側副枝の付随的除去を理解することができる（網膜の神経節ニューロン分枝が視床の上に投射され、視床ニューロンは皮質と皮質錐体ニューロンの上に投射される）[24]。再生性発芽の現象は成人においても起こりうるし、成人になっても続く。これらのプロセスは発達過程のネットワークの活動状態のコントロール下にあるが、環境による自発的な活動と誘導された活動のそれぞれの寄与は種によって異なる。それらの明確な分布も、成人の年令まで持続する結合状態を定めるために重要な役割を果たしているようだ[25]。適切な刺激がない場合、すでに述

べた不可逆性の損傷は、しばしば消え去らない方法で脳のネットワークに痕跡を残す。

第5章で見たように、ヒトゲノムの知識は、リタ・レーヴィ＝モンタルチーニによって発見された神経成長因子（NGF）のような神経分枝の増殖を進める因子のためにコードする遺伝子の数とタイプの拡大を明らかにする[26]。これらの因子はおそらく「後発生的な」可塑性に寄与している[27]。たとえば瞼の縫合の場合、正常に機能する目に有利なように目の優性の伝達によって引き起こされる損傷は、生体内すなわち大脳皮質のなかでさまざまな成長因子を拡散させることによって避けることができる[28]。これらの因子は、正常な発達過程における目の優性の柱状構造（コラム）の形成において、差異の調節役も務めている[29]。

神経の拡張への影響に加えて、成長因子は神経信号を伝達するシナプスの効率をも調整することがある。これは試験管内で培養された神経筋シナプスとともに、数分間成長因子にさらすことによって観察できることである[30]。それ以上に、遺伝子組み換えが行なわれたハツカネズミは、これらの因子の一つである神経栄養因子GDNFの過剰を生み出す「構築物」となることがあった。このハツカネズミにおいては、余分な運動軸索の除去が遅れる[31]。結局、成長因子の合成と樹状突起による成長因子の放出がおそらく生体内と生体外でのニューロン活動によって調節されることが証明された[32]。これらの観察は、シナプスの成長の後発生的な調節に成長因子が寄与していることについてのより一般的な主張の裏付けとなる。

したがって生物が生きているあいだ、神経結合の成長と退化のあいだに均衡が生じていることは理にかなっているように見える。ネットワークのなかを回る、誘導された自発的活動は、成長のいくつかの「臨界期」にこの均衡をより直接的に調節しているようだ。そのうえ、関係する回路とこれらの敏感な時期の数と長さは、種によってさまざまであるらしい。

5. 胚の夢想

私は本書の冒頭で、神経細胞の自発的な放電は脳の機能にとって必要不可欠

な要素であることを述べ、第2章では認知作用について触れたときにこのことに詳しく言及した。事実、成長のきわめて早い段階で、強度の自発的活動が胚と胎児の神経系に広がっている。そして生まれた後は、外界との相互作用によって誘導された活動が豊かになる[33]。この自発的神経活動の役割は、ごく最近ハツカネズミにおいて神経伝達物質の分泌を選別的に阻害する遺伝的損傷が作られるようになるまで、長い間議論の対象となっていた[34]。突然変異遺伝子を持った胚は不動で、神経伝達物質によって誘導された放出のサインをまったく示さない。記録された行動の数少ない電位はネットワークのなかには伝播しない。突然変異遺伝子を持ったハツカネズミは生まれるとすぐに死んでしまうが、母親の子宮のなかにいる限り、胎児の脳は成長しつづける。六つの層から成る大脳皮質が形成され、多数のシナプス接続が確立する。そのため脳の「組み立て」はシナプス活動がないまま行なわれる。しかし成体の脳のすべての特徴をそなえた脳を得るためには、この組み立てを実現するだけでは不十分である。実際、この突然変異遺伝子を持ったハツカネズミにおいて、脳という構築物が作られるやいなや大規模な変性現象がそれを破壊し始める。この現象はまず最初期に形成された領域で現れる。ということはつまり胚の自発的活動は脳の全体的な形態形成に必要不可欠なものではない。しかしそれは成人の年齢に達するまでの神経結合を——遺伝子的に——安定させ、維持するのに必要である。確かにこれらの結果を直接的にヒトの脳の成長にまで拡大することは時期尚早のように見える。しかしながら、これまでにさまざまな動物のモデルから得たすべての結果は、多数の脳の構造が前もって形成されるか先天的であったとしても、発達過程での神経系の自発的および／あるいは誘導的活動が後の進化にとって必要であるということを証明している。

　種に固有な脳の組織構造の主な特徴は、細胞のカテゴリーの移動と分化、結合の増加と拡大した形成、成長中の神経プロセスの行動、標的細胞の識別と自発的活動の始動、これらすべてを制御する遺伝子の膜によって決定されている。この遺伝子の膜はシナプスの構築物のなかに含まれる分子構造、それらの組み立てを支配する規則、そして進化のコントロールをもネットワークの活動によって決定する。しかしこの遺伝子の膜の内部では、退行現象と、先ほど述べた結合増大プロセスが証明するように、「後発生的」プロセスか、成長するネットワークのなかに現れる。

発達の著しい時期に、シナプス接触の豊かな多様化と、これに続くいくつかの不安定な接触の選択的安定化と他の接触の除去（あるいは退縮）が一時的に確認できる。増加現象と結合の再生現象が同時に局所レベルで続けられる。このシナプス接触の「往復」は成人において維持される。しかし老化につれて均衡は移動し、最後には死の前に退行の方が優位になる。

6. シナプスの選択的安定化

これらの観察の多くは新しいものではない。前世紀の転換期に、サンティアゴ・ラモン・イ・カハルが類似の見解をすでに表明している。しかしニューロンの結合性の後発生的進化を説明するモデルを厳密に数学的に表現することができたのは、ここ数年のことである。

フィリップ・クレージュとアントワーヌ・ダンシャンと私が最初に提示した単純なモデルは、不安定、安定、退化という少なくとも三つの形式的状態の下で、シナプス接触の多種多様な段階におけるシナプスの進化を説明するものである[35]。

ここでの重要な仮説は、各シナプス接触の状態の進化が、終端細胞に存在する、信号メッセージ全体——自発的活動と誘導された活動——による的確な時間ウィンドウの内部で、しかも全体的に制御されているということである。言い換えれば、後シナプス細胞の活動が、神経インパルスの方向とは反対の方向に、いわば退行的に伝播する「栄養信号」によって、神経終末の安定と退行と場合によって起こる再生を調整している。したがって、特殊な結合性とそれぞれの神経細胞に特有な生化学的構造——私が「特異性」あるいは個体性と呼んでいるもの[36]——は、多様性が最大になった段階で存在するもののなかからシナプス接触の特殊な分布をする活動による選択的安定化の結果だろう。

理論はまず初めに基礎的レベルで明確にされた。そのため過剰増加の臨界期のシナプスの競争を説明することができる生化学のメカニズムが提示された。たとえば私たちは増加中の神経終末は「退行の[37]」増加因子の限定された量をとらえるために競争状態にあると考えることができる。後シナプス細胞の活動と求心性結合は、個々の神経終末による因子の競争および／あるいは活発な同

化のために使用できる因子の量を調節しているらしい。退行因子を閾値に達するまで最も効率よくとらえる神経終末がこの競争に勝つことになる。食い足りない神経終末は、減少する運命にあるのだ[38]。

これと同時に、学習の微視的規則が、数学および生化学的観点から、経験に応じてシナプス効率の変化に介在する基礎的変化をさらにはっきりさせるため定式化された。これらの規則のうち最も古典的な規則を 1949 年に最初に導入したのは、カナダの心理学者ドナルド・ヘッブであるが、彼の名はニューロンの集合に関するところですでに取り上げている。この規則は、前シナプスおよび後シナプス活動が時間的に一致したとき、結合の「力」が増すことを定めている。これは 18 世紀半ば以来、スコットランドの哲学者デヴィッド・ヒュームによって経験主義の文脈のなかで、観念連合のメカニズムとして提唱された原理の一つを現代風にアレンジしたものである。ヒュームによれば、観念を組み合わせるか連合させる穏やかな力 gentle force は「時空における隣接性の質」に基礎を置く。これはまさしくヘッブ則［シナプスの前と後で同時に神経細胞が興奮するとき、そのシナプス効率は強化されること］である。

物理学者のレオン・クーパーと彼の同僚たちは、視覚経験に応じてシナプスの力において突発的に起きる基礎的な変化を説明するために、より高度な微視的学習規則を考案した[39]。彼らのアルゴリズムは、神経細胞の放電率に応じたシナプス効率の変化の性質を定めている。要するに、この効率は「落ち込んだ」低いレベルから「能率が上がった」高いレベルまで、放電の頻度に応じて変化する。ヘッブ則のケースよりも微妙なシナプス効率の調整が、視覚経験に応じて行なわれる。電気生理学的方法で視覚野の発達のケースにおけるモデルによって、予測された進化が記録できただけでなく、神経系の活動状態に応じて観察される変化は、きわめて異なった機能的特性を持つ、2 種類の異なったグルタマート受容体の生合成における変化によるものと認められた[40]。

第二に、より大規模なモデル化の試みは、機能地図の作成[41]、とりわけ視覚野を特徴づける構造の特性の明記[42]と関係がある。一般に脳のなかには抑制性ニューロンと興奮性ニューロンが共存していることが知られている。抑制性ニューロンは、その数と物理的な重要さによって、興奮性ニューロンと釣り合いを保っている。興奮性ニューロンについては、脳のなかで優勢であるとしばしば間違って考えられている。興奮性ニューロンと抑制性ニューロンが混ざり

合った集団の情報処理モデルは、最初はその結合が広く確率的なやり方で定められているが、それらが受け取る興奮に応じて、顕著な形の変化を展開することができる[43]。言い換えると、チューリングによって公式化され、最初は胚の発達に適用された形態形成の規則は、当然のことながらニューロン結合によって組織される集合の形成へと拡大されることが可能である。

実験的見地からすれば、たとえば主な抑制性神経伝達物質であるGABA（γ－アミノ酪酸）の合成と放出を修飾することによって、抑制性ニューロンが後発生的可塑性に寄与していることを研究するのは容易である。注目すべきことに、ハツカネズミにおけるGABAを総合する酵素（グルタミン酸デカルボキシラーゼ）のためにコードするゲノムの無効化の後には、それぞれの眼から続く視覚経路の発達に介入する競争との干渉が認められる[44]。脳のニューロン・ネットワークの後発生説のもっともらしく、かつ現実的なモデルの評価において進歩を遂げるためには、抑制性／興奮性ニューロンとその相互関係を同時に含まなければならないが、それと同時に、私の知る限りまだ行なわれていないのだが、シナプス効率の速い変化に関して、第2章で述べたような報酬メカニズムの一時的な協力も含まなければならない。形式面では、この可能性はすでに最初のモデルにおいて存在している。なぜならそれは後シナプス細胞によって受け取られた信号のメッセージの全体——これは報酬信号を含む——がシナプス選択を退行的に制御することに言及しているからである。発達過程での脳の結合性の進化における報酬（と懲罰）の信号の特殊な形式化が、発達過程での学習行動に伴って、より適切な相関関係を可能にするにちがいないことは明らかである。認知作用の短期学習経路と安定したシナプス結合の形での長期の学習強化を理解することも必要のようである。まだ十分に証明されていないが、アメフラシにおける短期記憶と長期記憶のあいだの特定された転移のメカニズムは、脊椎動物の中枢神経系にまで拡大できるかもしれない[45]。これらのいくつかの例や指摘は、ニューロン・ネットワークの発達の後発生的調節に寄与することができる、シナプスメカニズムと生化学的メカニズムの多様な可能性があることを示している。

7. 後発生説と知の獲得

　先ほど提示した形式的モデルの理論上の結果は、中枢神経系の発達の理解、とりわけ認知機能の発達の理解を広い見地から、さらに詳細に特定化し、展開させる点で重要だと私は考えている[46]。

　まず、結合の幾何学の観点から、前もって定められた地図の内部と外部で、たとえばニューロングラフのかたちで描くことができる安定した痕跡を、神経インパルスの時間的な分布がつくり出すことを数学的に証明することができる。言い換えれば、モデルは神経インパルスの時間的分布が、安定した分布のかたちで、しかもニューロン間結合の「潜在的」なかたちで、成長ネットワークのなかに「物質的に登録される」やり方を説明する。

　1973年、フィリップ・クレージュとアントワーヌ・ダンシャンと私は、私たち自身が「可変性の定理」と名付けたものを大前提と見なす、一つの証明を発表した。この定理は、ある特定のネットワークにおいて、付随する同じメッセージが、異なった結合ではあるが、入力と出力とのあいだの同じ関係を表し、しかもモデルの決定論的性質に反するものを示す、結合の分布を安定させることができることを示すものである。この機能的代償作用というコンセプトは、後にいくつもの研究グループによって発展し、いまもなお活発な議論の対象となっている[47]。

　ここ数年、「機能主義」と呼ばれる認知科学の重要な学派が、脳のニューロンの組織構造とその機能を結びつけるためのあらゆる試みを批判するために、言語学から着想を得た。この見地を裏付けるために2種類の論拠がある。まず一つは神経科学のデータがニューロンやシナプスのレベルで納得できる科学的記述からあまりに懸け離れていたことが挙げられる。そこで特に解剖地図のレベルで十分な特定がなされていない脳の損傷を説明するため、もっぱら機能地図のレベルで特定化した「ブラックボックス」の集合体を導入するほうがよいように思われた[48]。もう一つは、神経構造と心理機能がつながることなく交差するという点において、「しかも」神経基盤の物理的性質は思考の組織構造において「制約の原因とならない」点において、このようなアプローチは本質的

に間違っていると判断されていたことである[49]。ノーム・チョムスキーはさらに一歩進んで、言語の自然主義的研究計画全体に対する疑念を表明した。彼にとっては、私たちの脳の「生物学的な限界を理由として」、言語とその生成は、「永久に闇」のなかに「とどまる」「自然の究極の謎[50]」に属するものらしい！

確かに「可変性の定理」は、私がすでに第2章と第4章で多くを割いて述べた、異論の余地のないパラドクスを独特なやり方で明らかにする。すなわち脳の神経解剖学的組織構造の強い可変性に反する、脳の数多くの機能の恒常性と不変性のパラドクスである。したがって一人ひとり異なっている可能性があるが、相似した機能および／あるいは行動へと導く結合の幾何学のかたちでの神経活動の時間的な分布の記載は、神経科学と心理学を調和させるために必要不可欠な新しい「架け橋となる法」と見なされるかもしれない[51]。しかしそれは脳の高次機能の順応のあらゆる試みに加わる難しさを提起する。それはすなわち解剖学的には多様なネットワークのなかでの機能的不変性を識別することである。

実験的見地からすれば、理論は、ニューロンの表現型のあいだ、たとえば遺伝子上同一の生物のあいだで観察できる違いを当然のことながら説明する。それはまた進化の過程で、シナプス形成を取り巻く「遺伝子の膜」が、周産期と新生児期において環境に対して「開かれるようになる」という考えにも一致している。理論は、機能の観点から、発達過程で一般に観察される退行現象の解釈と、ネットワークの活動状態によるそれらのコントロールを示す。また胚と胎児の発達過程における神経系のなかできわめて早い段階で現れる、自発的活動の機能も明らかにする。これらの「胚の夢想」は、外の世界との相互作用を準備するニューロン・ネットワークの全体的な調節のようなものに関与する「内的反復」を行なうことによって、神経系の組み立てのためにおそらく重要な役割を果たしている[52]。

いまなお不完全なこの理論上の考察をより強固にするため、私は主に言語の学習に関わる例をいくつか選んだ。これらの例は、ニューロン痕跡が後発生的にどのようにして確立し、選択されうるかをはっきりと示している。最初の例は古典的なもので、いくつかの種類の鳥における歌の学習に関するものである。P・マーラーとS・ピータース[53]は沼スズメ（*Melospiza gregaria*）について、およそ二つの音節からなる成鳥の歌の固定が、若鳥の「さえずり」によって作

られる音節の四分の三以上を失った結果であることを証明した。この音節の自然減には、成鳥の最終的な歌の可変性が付け加わる。しかしスズメはコンピュータで合成した「人工的な」歌を「模倣する」のを学ぶことができる。

言語の学習の場合にも同様の自然減現象があることに気づく[54]。たとえば知覚のレベルで、私は日本語には区別が存在しない音素"ra"と"la"のケースについて述べた。生後2、3か月の日本人の赤ん坊はこれらの音素を聞き分けることができるが、大人になると二つを分けることに非常な困難を覚える。成人の言語の獲得は、発達過程で知覚能力を失った結果である[55]。クールと彼の同僚は、この現象がアメリカ人やスウェーデン人の赤ん坊において | i | タイプの母音の区別にまで拡がっていることを証明した[56]。彼らによれば、6か月にならないうちは、赤ん坊の聴覚空間は、普遍的な心理聴覚的基準によって切り分けられる。6か月後には、この空間は赤ん坊がさらされている個別の言語に順応するため、再組織され、単純なものとなる。「選択的安定化」のプロセスによって、内生的に生成された脳の構造のあいだで言語環境に応じて選別が行なわれるのである（図48）。

子どもの喃語についてはすでに議論された（第4章参照）。最初の喃語は6か月から10か月のあいだに始まる。いわゆる「標準型」の喃語は、多くの子どもが作り出す単純な音節が特徴である。しかし一つの言語共同体の内部ですら個人差が認められる。さまざまな国の7か月から8か月の子どもの喃語を注意深く聞くと、明白な類似点があるのに加えて、言語環境に結びついたいくつかの違いが明らかになる。たとえばアラブの子どもたちにはきつい攻撃調とアクセントのついた音節があり、フランス語には柔らかい抑揚、広東語には高さのバリエーションが多く見られるのである[57]。これらの変化は音の知覚の変化のあとに生じる。運動能力と知覚のあいだの相互作用は、12か月までの選択による喃語の構成に寄与しているらしい[58]。

ヒトは生涯にいくつもの異なった言語を学ぶことができる。しかしながら、7歳から12歳という時期を過ぎてから二つ目の言語を学ぶことは、母語を学ぶよりも難しく、より多くの努力を必要とするように思える。大脳皮質の電気刺激の最初の実験ならびにきわめて局所的な脳の損傷は、さまざまな大脳皮質野の分布が、遅くバイリンガルになった被験者における第一言語と第二言語の使用において用いられていることをほのめかす。これらの違いは、遅くしてフ

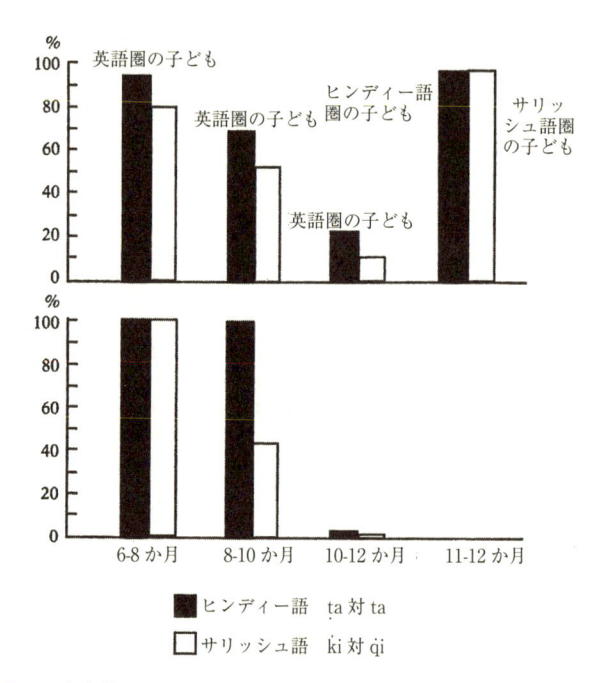

図48 音声的コントラストの識別についての幼児の言語環境の結果

ここで話題になるのは英語圏の子どもである。子どもが小さい時には（ここでは一律ではない）、指定されたヒンディー語とサリッシュ語の言語的コントラストを知覚する〔上〕。〔下〕は英語圏で育った子どもの継続的な学習を表しているが、彼らは6か月から8か月の間ではコントラストを知覚するが、8か月から12か月でこの能力を徐々に失っている（B. de Boysson-Bardies, Paris, Éditions Odile Jacob, 1996, p.58 による）。

ランス語と英語のバイリンガルになった被験者が第一言語あるいは第二言語で物語を聞いているときに、機能的磁気共鳴断層画像法によって明らかになった。すべての被験者において、母語を聞くことは、特に左側頭葉を中心とした大脳皮質野の同じ集合体を終始一貫して活性化させる。反対に、第二言語を聞く際には、被験者によって大きく異なる組織を動員するが、その中には左側頭葉および右側頭葉と、しばしば右大脳半球に限定される前頭野が含まれる[59]。

　他の一連の実験のなかで、同じ方法がバイリンガルの被験者に用いられたが、第一言語あるいは第二言語のなかのフレーズを発音しないで、すなわち黙ったままで即座に作ることが要求された。その結果、新たにブロカ野のような大脳皮質領域が第一言語と第二言語によって異なったやり方で活性化されているこ

第6章　ニューロンの後発生説と文化的進化　　　　　　　　　　211

とがわかった[60]。もちろん人は母語を話すのと同じくらい容易に第二言語を話すことはできないので、これらの研究は言語の学習に結びついた「後発生的」ニューロン痕跡を明らかに解剖学的に立証している。

　二つ目の例は文盲である。悲惨なハンディキャップであり、いまなお西欧人のなかで驚くほど高いレベルで存在しているが、私たちはここでそれを取り上げてみよう。行動のレベルで言えば、話し言葉の使用は、文盲の被験者と読み書きのできる被験者ではきわめて似通っている。しかし文盲の人には驚くべき特徴がある。それは言葉の音韻処理における独特な欠点に関するものである。彼らは何らかの意味を持つ単語は容易に繰り返すが、一部分が欠けた単語すなわち偽語に対処するのには非常な困難を示す[61]。偽語を繰り返すように要求したときに識字教育を受けた人々と文盲の人々の脳とのあいだには歴然とした違いがあることがポジトロン放射による断層撮影像によって明らかになるのに対して、意味を持つ単語の繰り返しを要求したときには、違いははっきりしない（図49）。文盲の人々と比較して識字教育を受けた人々は、偽語よりも実在する単語のときの方が、大脳皮質領域すなわち右前頭頭頂弁蓋、前頭弁蓋、左前方帯状回皮質、被殻／左淡蒼球、視床前部、視床下部、正中小脳が強く活性化される。

　同様に、二つの大脳半球をつなぐ繊維の通り道である脳梁は、文盲の被験者では、いくつかのレベルで細くなっているように見える[62]。つまり子どものときに読み書きを学んだかどうかということは、成人の脳の機能的組織構造に重要な影響を与えるのである[63]。

　子どもの読み書きの習得は、その発達過程において脳が新しい言語能力を記憶する後発生的能力を開発する。とりわけ損傷の研究は、成人による話し言葉の処理と書き言葉の処理の強い相互作用を明らかにすることができた。まるで書くという行為が暗黙のうちに話し言葉のルートを動員するかのように、すべてが行なわれる[64]。同様に、読むことも話し言葉の処理のルートを動員し、そのなかには新しい単語の音韻処理に関係するルートがある。興味深いことに、読む経験がないと、新語に特有の音韻手段の「選択的安定化」が損なわれる。読み書きを学ぶことによって、子どもの脳には成人まで存続する後発生性の深い痕跡が残されるのである[65]。

　もう一つの重要な社会的問題は、フランス革命時代に特にド・レペ神父によっ

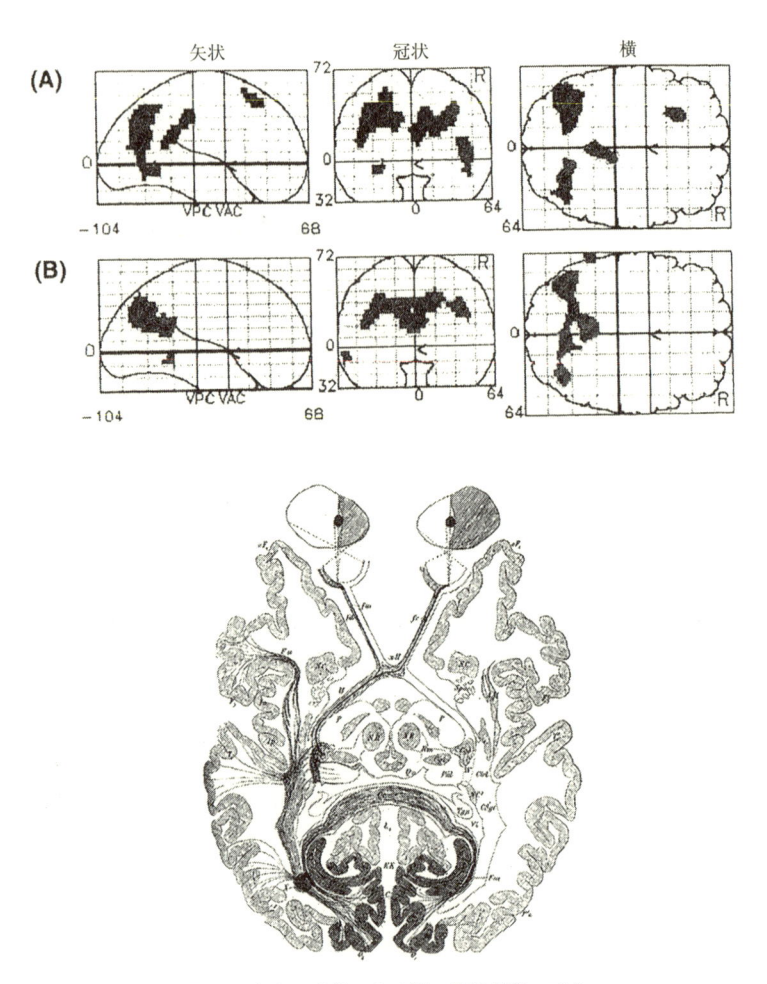

図 49　文字の習得による脳の組織構造の変化

上：読むことのできる被験者（A）と文盲の被験者（B）について、ポジトロン放出による断層撮影で得られた脳の画像。AグループとBグループの被験者に意味を持つ単語と意味を持たない偽語を繰り返させることによって、その違いが明らかになる。文盲の被験者にとって偽語を繰り返すことは困難である（A. Castro-Caldas et al.,《The illiterate brain》, Brain, 121, 1998, p.1053-1063 による）。

下：J.デジュリン（1901）の中枢神経の解剖模型からの断片図。読むことが選択的に失われることに伴う「完全な失読症」を引き起こす損傷の位置決定（黒い円）が示されている。

第6章　ニューロンの後発生説と文化的進化　　　　　　　213

て提起されたもので、手を使った新しい言語形態〔手話〕による盲人や聾者とのコミュニケーションの問題である。ルイ・ブライユによってフランスで発明された読むための戦略〔点字〕は、浮き出した点の配置を識別し、空間コードを意味を持った情報に変えるために指先の鋭い感覚と正確さが要求されるという点で、難しい問題をかかえている。いくつかの早発性盲目のケースにおいて、磁気共鳴画像法の技術は、ブライユ点字を集中的に1年訓練した後には左大脳半球の身体感覚の頭頂皮質がはっきりと拡大することを明らかにしている[66]。この大脳皮質野はとりわけ触覚による空間知覚が関係している。痕跡は安定しており、数年間存続する。しかし磁気共鳴画像法によって、予想外の現象も明らかになる。すなわち後頭皮質の一次視覚野と二次視覚野の活性化であるが、それは目の見える被験者が物を見るときにのみ使われる場所であることが知られている[67]。ブライユ点字を習得した後、盲目の被験者の視覚野は、触覚による情報を受け取って処理することができるようになる。さらに頭蓋骨を通した磁気刺激は、大脳皮質の限定された領野を可逆的に不活性化するために用いられる最新技術であるが、これを体性感覚皮質レベルおよび弱視の人々における線状体視覚皮質のレベルで適用したとき、ブライユ点字の読み取りは著しく混乱する[68]。最初のケースでは、単語の意味が何であれ、ブライユ点字は妨害されて探り当てることができない。二つ目のケースで、被験者はブライユ点字を探り当てるが、そのテクストが意味を持つものかどうか言うことができない。これら二つのケースでは、ブライユ点字の習得が脳の結合性の特徴的な変化を産み出している。これらの注目すべき結果を説明するために最も理にかなったモデルは一つだけではないが、それは身体感覚に関係する大脳皮質と視覚皮質のあいだ、ならびに視覚に無関係な視床と視覚に関係する視床のあいだに、生まれたときからすでに機能的結合が存在することを示す。ブライユ点字の習得は、触覚による読み取り用に先在していた経路の軸索の終末分枝を発芽によって選択するだけでなく、増大させる結果をもたらす[69]。

　たとえそれだけでは発達過程でのシナプスの選択的安定化のモデルの決定的な証拠にならないとしても、これらのデータは驚くべきものである。解剖学的データの解明はこの点についてはまだ弱すぎる。それでもこれらのデータはモデルと一致している。もとのモデルに唯一少し付け加えるものがあるとすれば、軸索終末の局所的な分枝によって選択された結合の増大を認めることであ

る[70]。この点はモデルの最新の定式化のなかにすでに含まれている。

8. 「ニューロンのハビトゥス」

　以下の分析は自然と文化のあいだの議論に終止符を打つものではなく、新たな視野に置きなおすものである。もはやゲノムのデータ、発達過程でのそれらの発現形態、解剖面、生理面、行動面から見た結合性の後発生的進化を同時に考慮に入れることなしに、先天的性質と後天的性質を語ることはできなくなっている。とりわけヒトの脳の場合、これはきわめて困難に見えるどころかほとんど不可能に見えるかもしれない。しかし多元的で、非線形であると同時に高度にコンテクスト化されたゲノムとその発現についてのこのような考え方は、非常に強い社会的影響力を持つ定式化を再び問題にする。たとえば「幸福のゲノム」、あるいはその反対に「精神的発達の厳密に建設的な性質」の場合、最初のケースは後発生説が省かれ、二つ目のケースでは遺伝学が言い忘れられているのだ。

　ヒトの脳の成長は本質的に「遺伝子の膜」が後発生的可変性と選択による進化へと「開かれること」によって特徴づけられるが、後発生的可変性と選択による進化は、胚形成の初期から思春期までの、相次ぐシナプス増大の連鎖のなかで、不確実な要素がシナプス成長に組み込まれることによって可能となる。

　次々と起こる結合の「波」のタイプと時間的経過は遺伝子の膜によって統率されているが、それはおそらくノーハウや特別な知識の習得と相関関係にあるだけでなく、能力の喪失（上から下への選択的抑制現象に起因する可能性がある）とも相関関係にある[71]。生得の知と後発生的学習は、出生前と出生後の発達過程で密接に絡み合っており、そこにはノーハウや知識の獲得、内省意識や「精神論」の活動開始、言語や「後発生的規則」、社会慣習の習得が見られる。後発生説は文化の発展とその多様化、伝達、進化を可能にする。良い教育は、この発達のシェーマと、子どもが学び、経験する適切な教材を調和させることを目指すべきだろう。社会および文化的環境によって異なるだけでなく、個人の歴史によっても異なる、ピエール・ブルデューが各個人の「ハビトゥス」と呼んでいるものが少しずつ確立される。こうしてそれぞれの人格独自の性格が、

第6章　ニューロンの後発生説と文化的進化

固有の社会および文化的環境における遺伝子遺産、成長状態、個人的な経験の特異な総合として構築される。

　知識の獲得というもっと一般的な観点からすると、生得の知と、知識を獲得して意識的にその真実性を検証する生得的な能力の大部分が、遺伝子の膜のレベルで種の進化を通じて発達してきたのである。さらに、ヒトの脳の後発生的進化が並外れて長い期間であることによって、「後発生的知」のかたちで外の世界の特徴を脳のなかへ「取り込む」ことが可能になった。逆に、それはヒトの脳の本質的な限界に直接的には関係がなく、社会集団のレベルで後発生的に伝達される可能性のある文化記憶の産生を可能にした。今後は、多種多様な経験と文化の多様性にもかかわらず、どのようにして「普遍的真実」の研究が陽の目を見ることができたのかを理解しなければならない。

　文化的進化の究極の発展として科学的研究の検討を始める前に、現段階で、脳についての生物学的知識と脳の生産物が私たちに教えてくれるものを明らかにするよう努めよう。だが私たちの知はまだ暫定的な状態であり、私たちが知らないことは計り知れないことを忘れてはならない。

　ゲノムの比較分析は、おそらく調整配列あるいは転写因子のなかに局在する、ごくわずかの遺伝決定子が、ここ数百万年におけるホモ・サピエンスの脳の発達へと導いたことを明らかにしている。はっきりとした非線形性が形態形成と、進化が控えめな遺伝子基盤をもとに脳の表現型結合の複雑性において生じた。それは一部分、意識的作業空間の飛躍的な発達へと導いた。この発達は表象の新しい内部「世界」とそれらの連鎖と無限の組み合わせ、そしてとりわけ世界を正しく表象する妥当性の批判的な検討に近づくことを可能にした。誕生後の数年と、成人において外の世界への脳の結合性が「後発生的に」開かれることで、世界を表象する脳の能力において断絶――しかも非線形的な断絶――が生じた。それは獲得された知識を次の世代へ伝達し、長期的に貯蔵することを可能にし、それによって一つの文化が生成され、伝播することになる。結合の後発生性は遺伝子のあいだを仲介する安定性の「媒概念」を産み出す。その可変性は世代と意識的空間を通して表現されるが、はかなさと変わりやすさは心理的な時間で表面化する。この二つの素因が結びついた進化は、ヒトの行動と、私たちの祖先が進化し、今もわれれが進化し続けている地球環境について呼び起こす、意識的思考とさまざまな変換の出現につながった。先天性と後天

性との往復、すなわち遺伝子と脳の活動の生産物とのあいだの相互進化は、おそらく世界を知る脳の機能の増大と世界に働きかける能力によって、人類に与えられた著しい氾濫力のために、選択されたにちがいない。この社会遺伝学的進化によって機能するメカニズムは、いまなおほとんど知られていない。ニューロンの作業空間の言語の領野と回路と、心の理論のネットワークの分化が、社会集団のレベルで考察と行動の「連帯」をもたらすことによって、新たな次元の脳の機能を強化させた事実に変わりはない。要するに、ゲノムと脳の結合の表現型における、主として量的ないくつかの変化は、私たちがヒトの脳の機能を質的に新しいものとして考えることができる進化を決定するには十分であった。私たちははたして創発について哲学者と語ることができるのだろうか。バシュラールが言ったように、「学識のある」唯物論者として関係する組織構造のプロセスを説明できる限りにおいて、私たちが望むならば、それは可能である。

第7章

真理を求める科学研究

　以上のように、私たちには知識を抽出し、貯蔵し、評価し、さらにその知識を社会集団のレベルで伝えたり、それについて議論したりする能力が備わっていることから、真理の探究こそが、私たちの脳の働きそのものの顕れのなかでも究極の、最高の到達点ということになる。つまり私たちは、いわば「生れながらにして科学的[1]」なのだ。しかしながら科学の規則や実践が制度化され、科学が今日私たちの考えているような組織だったものへと飛躍したのは、人類史上のごく最近の時期に起きた出来事なのである。

　1794年、フランスの啓蒙思想の代表的存在であり、初めて社会的事実を「数学的に処理する」ことをもくろんだコンドルセは、恐怖政治の真っ只中で殺害の脅迫を受けながら、『人間精神の進歩の史的展望の素描』［『人間精神進歩史』、渡辺誠訳、岩波文庫、1951年］』を書いていた。この作品は、科学の成熟を文明の進歩の究極の状態と位置づけた章で終っている。その1世紀前には、フォントネルがすでにその著『世界の複数性についての対話』［赤木昭三訳、工作舎、1992年］のなかで、科学の歴史と個の精神発達のあいだには一つの相似関係があると指摘して、先鞭を付けていた。すなわち、「古代の異教徒」や「未開人」は、幼児期の受動的な世界に生きていた。「野蛮人」もまだ、青年期に特徴的な想像力の段階にとどまっていた。一方「文明人」は、理性の無限の発達によって大人の年齢に達した。だから歴史的進化は、個の発達を引き継いでそれを拡大、強化するのであり、そのために人類の英知の増大と発達には終わりがないのである。「人類は無限に改善される可能性がある」というこの考え方は、真理を合理的に、また宗教から離れて探究することによって育まれ、1789年のフランス革命と人権宣言の理想へとつながるものなのである。

19世紀には、社会学草創の父にして実証主義の先駆者であるオーギュスト・コントが、その有名な「三段階の法則」によってこの見方を先鋭化させた。コントによれば、子ども時代の人間精神は、神学的または虚構的段階にあって、現象の「最終的な目的」を追究しようとする。そうした「最終目的」を人間精神は、動く物体や生物に備わっているとされる「意志」に見出したり（物心崇拝）、超自然的な存在の行為のなかに見出したり（多神教）、一個の造物主たる神の行為に見出したり（一神教）する。これが人間中心主義の源である。青年期の人間精神は形而上学的段階にあり、神学的段階の神を抽象的な一般的原理に置き換える。たとえばスピノザの「自然」や、ライプニッツの「計算機としての神」、ディドロの「物質」などはみなこれである。そこでは、人間精神は、より合理的な説明を施すことによって擬人化された神の軛からは解放されているが、やはりなお世界の根本原因を求めていることに変わりはない。それとは違って実証的あるいは科学的で、かつ産業的段階にまで達した成熟した人間精神は、神学的な、あるいは形而上学的なタイプの絶対的説明を棄て、それに代えて実験科学の方法を用いることになるだろう。

コントの「人類教」は確かに厳しい批判を受けたし、コントは生物学的な進化をほとんど重視せず、科学の発展はあらかじめ決定された発展の法則に従うという図式的で硬直した見方をしていたかもしれないが、その実証主義については、同時代のすぐれた知識人たち、たとえばテーヌやリトレ、クロード・ベルナール、さらにイギリスの哲学者ジョン・スチュアート・ミルなども賛意を示した。コントはまた、米国や南米、とりわけブラジルを含む世界中の共和党と労働組合の発展に大きな影響を与えた。さらにコントは1882年のジュール・フェリー法にも影響を与えている。この法律は宗教から独立した無料の普通義務教育を制度化したもので、そこでは科学の教育が最大の関心事とされた。私たちはいまや人間中心主義というこの重要な教えをもう一度学びなおし、人間中心主義発祥の国だけでなく、世界のどこでも、その原則を再確認する必要がおそらくあるだろう。幼い子どもから判断の自由を奪い、将来、宗教や文化と対立する素地をつくるような、教育環境が残しうる刻印には注意しなければならない[2]！ オーギュスト・コントはすでにその重要性を理解していたのであった。

ダーウィン以来、三段階の法則は進化論的思考の成功によって、忘却のかな

たに追いやられてしまっている。しかしながらオーギュスト・コントの哲学の中で、いくつか重要な考え方が生き残っている。第一に、現代のような形態で制度化され組織化された科学的思考は、人類の活動としては最近のもので、それには一つの歴史がある。第二に、科学的思考は、知識という名にふさわしい知識を産み出すことができる唯一のものである。もし真理というようなものが存在するならば、それは科学的知識の中にしか見つけられない。最後に、科学的な学問は、それ自体秩序立てられ、科学的な問題提起に付されることがある。これによってその合理的評価が保証される。コントはまた、のちの20世紀の悲劇的な方向転換を見越していたかのように、科学的知識の獲得を人類の利害に従わせようともした。コントにとって、ある種の研究は放棄すべきもの、あるいは方向を転じるべきものであった[3]。こうしたことは今日では、倫理委員会が勧告していることである（図50）。これについてはまたあとで触れたい。

　人類がいかにして自然界および社会において知識を獲得するようになったかを理解するために前章までで見てきたことから、互いに重なり合う三つの進化を区別することができる。すなわち、変異、選択、保存の三つである。一つ目は、私たちの「知識の器官」である脳の生物学的な進化は、遺伝子発現の非線形ネットワークも含めて、遺伝学的な経験を数多く経ていること。二つ目は、事物や出来事、概念、規則などが後発生的に貯蔵され、次いで新しい概念が意識の作業空間に湧き出る都度、その自己評価をするという組み合わせを繰り返すこと。三つ目は、感覚の対象と概念は、慣習的かつ恣意的に音に結びつけられ、社会集団のなかでは言語を介してそれが個体のあいだで共有されることである。さてそれでは、こうした「生まれつきの」素因から、いかにして組織だった科学的営みに至ったのか、ここではこれを検討してみなければならない。かつては多くの文学作品が、現代科学の形而上学的あるいは経済的、政治的源泉となってきた。今日では、脳科学と認知科学が、この問題を明らかにすることに役に立つ。またそれによって、ヒトの脳の高次機能がよく顕れている「動機付けられた真理の探究」というものが、いかにして公のものとなり、文化的進化と一体となりながら、普遍的であると同時に客観的であること、一言で言えば科学的であることを目指すようなやり方で、知識を獲得するようになったのか、よりよく理解することができるようになる。

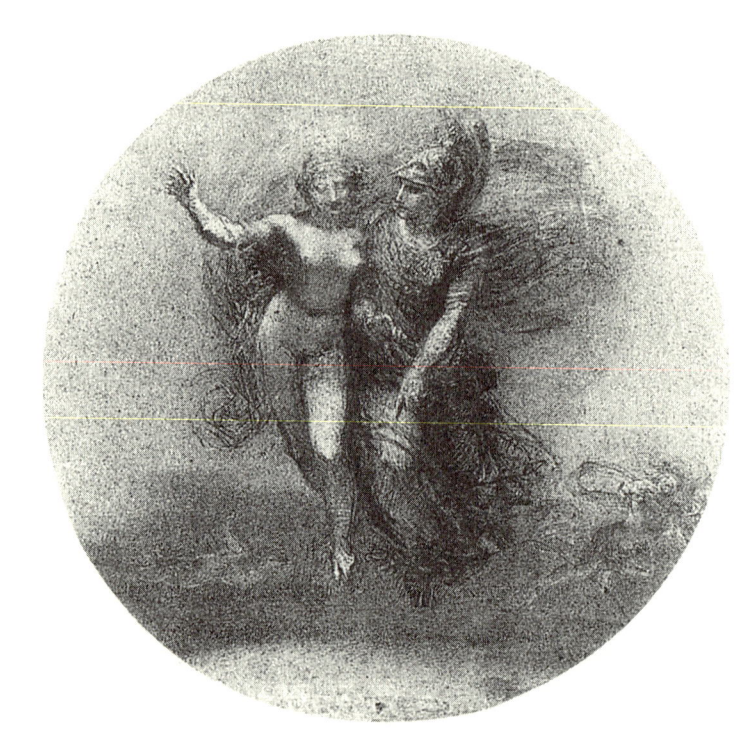

図50
ピエール・ポール・プルードン。「知恵」と「真理」が地上に降りてくると、近づくにつれて地上を覆っていた闇が晴れてくる。フランクフルト・アム・マイン、シュテーデル美術館蔵。

1. 「野生の思考」

　現代の口承社会は、人間文明の進化の先史段階のモデルにはふさわしくない。認知考古学はまだ揺籃期にあり、いずれにしても経験的与件の不足という制限を免れることはないだろう。にもかかわらず、大部分の人類学者はクロード・レヴィ゠ストロースが『野生の思考』のなかで提示した見解を共有している。すなわち、いわゆる「口承」社会、あるいは伝統的社会は、非常に豊かな語彙を持っていて、それは具象的な語だけではなく抽象的な語も含む、というものである。そうした社会では、役に立ったり害があったりする物や種を指し

示すのに膨大な数の言葉を用いているが、それ以外にも多くのことを示す言葉が用いられている。そうした社会で生物、無生物を示すのに用いる言葉は、体系的な目録を形づくっていて、目録は少なくとも著しく大きい。たとえば、フィリピンのハヌノオ族は、その土地の動物を461種類に区別することができる。そのうち鳥が75種、蛇が12種、魚が60種、昆虫が103種（うち13種が蟻）、海の軟体動物が60種、蛭が4種……。それらは必ずしもすべてが役に立ったり危険があったりするわけではない[4]。ハヌノオ族は植物の語彙として、2 000近い名前を用いている。ガボンのある部族では、それが8 000にも達する。植物の区別は、その外観、全体的な見かけを基にしているが、同時にそれぞれの形態や硬さ、構造などにも基づいている。別の言葉で言えば、これこれの植物という意味内容の定義は、私が「機能上の関係による分布」と名付けたもの（第2章参照）に対応している。そしてたまたま人間にとって役に立つかどうかということもそこに含まれるのである。イラクのシャビドールでは、紀元前6万年にさかのぼる新石器時代の墓から、強力な薬理作用を持つ8種類の薬用植物の花粉が発見された。そんな時代から、人は薬用にならない植物と薬用になる植物を区別し、薬用植物が人体に及ぼす特殊な作用とその効能を知っていたのだ。しかしながら、食用あるいは薬用としての有用性だけに基づいて、体系的、合理的秩序がつくられているわけではない。

　フィリピンのハヌノオ族の伝統的な植物分類と、メキシコ南部のツェルタル系のマヤ族のそれとを比較してみるならば、植物の命名体系はどちらの言語でも、非常に規則的で、本質的には同一の特徴に基づいていることがわかる[5]。すなわち、どちらの体系においても主な種類の植物は、「木」、「蔦」、「草」という三つの主要概念を中心に編成された分類学的階層秩序のなかに収まるのだ。このことは、自然界の知覚と編成が、異なる文化に属する個体の脳同士でも共通であることを反映している。こうした文化間の比較研究によって、まったく異なる文化が、非常に多様な種を同じようなやりかたで分類していることがわかる。もちろん、フィリピンの住民とメキシコの住民のあいだに直接的な接触があったということもありうる。しかし、最もつまらないかもしれないが最も説得力のある解釈は、人間の脳が、生得的な素因と、試行錯誤、そして認知学習を通して自然界の規則性を抽出し、それによって生物界の最も基本的な概念編成が可能になるような、共通の構造を産み出しているということである。

人類学者のあいだで、生得的な装置と獲得した「構造」は、それぞれどれほど関与しているのかということが、熱心な議論の対象となってきた。認知作用に関して第 2 章で示したように、生物と無生物の区別、動物と果物、野菜の区別、顔の表情の区別といった大きな類別は、大脳皮質の領域の違いからくる。そしてそうした領域に対応するものが、すでにサルの脳にも生得的に存在することがわかっている。それでは、色の名前のようにはるかに特殊な名称についてはどうなのだろうか。言語の恣意性、完全な文化相対主義が支配しているのだろうか。ブレント・バーリンとポール・ケイ[6]は、329 色の色見本を携えて世界中をまわり、20 の異なる言語を話す人びとに調査をした。それぞれの言語で、基本色を表す言葉を聞いてまわったのだ。その結果、基本色を表す言葉は、11 の主要カテゴリーに編成されていた。相対主義言語学が言うように、偶然によってさまざまに変化する境界線によって区分されているようなことはなく、逆に、色の名前とスペクトルの境界のあいだには、強い一致が見られた。(たとえばフランス語では) 白【ブラン】、黒【ノワール】、赤【ルージュ】、緑【ヴェール】、黄【ジョーヌ】、青【ブルー】、茶【ブラン】、紫【プルプル】、桃【ローズ】、橙【オランジュ】、灰【グリ】というぐあいである。したがって色を表す言葉には、たやすく翻訳することができ、異なる文化同士のやりとりでも通じ合う、注目すべき規則性——したがって普遍性——が存在することになる。こうしたデータは、細胞には青に反応するもの、緑に反応するもの、黄に、赤に、というような主要カテゴリーがあるという、生理学の研究とも一致する。そうした選択性は、周知のとおり、まず初めに、網膜の光受容細胞のなかに発現された、アロステリック特性を備えた膜タンパク質の色素分子が、それぞれスペクトル特性を持っていることからくる。しかし同時に、網膜に連結された装置が始動することによって、脳のレベルでもこの選択の「恒常性」が確保される[7]。文化のさまざまな進化の途上で、選択された色の名前が共通のニューロンの素因と一致するのだ。したがって、色の細かな命名には「文化的後発生要因」が必要であるにせよ、色の「生得的真理」というものが存在している。「文化的後発生要因」は、青藍色から深紅色、あるいはヴェロネーゼ・グリーンからプルシャンブルーといった、膨大な多様性を持つ色彩を示す言葉の新しい、より微妙なカテゴリーが発展するための、起点となる。「自然のカテゴリー」がそれを組み入れた「文化的構成」によって豊かになる (図 51)。

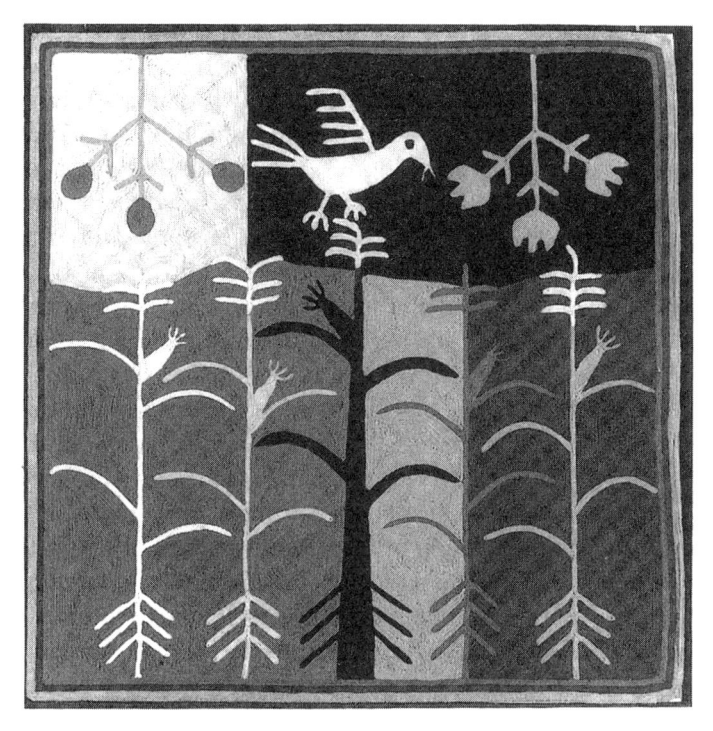

第7章 真理を求める科学研究 223

図51 メキシコの中央高原に住むインディオ、ウイチョル族の絨毯。植物と動物の種に関する彼らの知識と、それぞれの種に結びついた象徴体系を示している。
　この絨毯は、五色（白、黄、赤、青、緑）の毛糸でできている。それらの色それぞれが、一人のトウモロコシの女神（トウモロコシの茎で表されている）を具現化したものとされている。そしてその女神たちの源である万物の母ククルクはここでは白い鳩として現れている。
　こうした絨毯は、ペヨーテという、LSD同様、主に脳のセロトニン受容体に作用する幻覚剤を豊富に含むサボテンを食べてインディオたちが神と「連絡を取る」場所としている聖地ウィリクタへ巡礼してきたあと織られる。

　「分類はいかなるものでも渾沌にまさる。感覚的特性のレベルでの分類であっても、それは合理的秩序への一段階である」とクロード・レヴィ＝ストロースは書いている[8]。かくして個体の記憶の中に、最重要のカテゴリーに属する文化表象が保存される。そうした文化表象は、人類学者であり哲学者であるダン・スペルベルにならって基本文化表象[9]と呼んでもよいものだが、事実に基づく経験的な知識を伝えるものであり、多くの場合、個体の生存や充足に不可欠のものである。

しかしながら、こうした「後発生的記憶」の内容は限られているし、教育を通して世代から世代へと伝えられてゆくうちにもろいものになってしまう。木や石、骨、粘土などの人工的な素材に切り込みをつけたり印をつけたりする技術が発明されると、人間は脳の貯蔵量の限界から解放され、長期にわたって知識を保存することが可能になった。この発明は、すでに述べたように、意識空間の容量を超えた量の知識を、総体として処理し、比較検討することも加速した。書かれたものの始まりとして現在わかっているもののなかに、スーサの「ケース・タブレット」（紀元前3300年）がある。これには、中に収められたトークン（カルクリ）の数に対応する小さな刻み目が付けられていて、文書を権威づける動物の形や幾何学模様の印章の刻印に覆われている。これらの書き物はきっと、物質的な財産に関して二つの集団のあいだで契約を締結するためのものであっただろう。ウルクで発見された古代の絵文字（紀元前3700年～2900年）も、その大部分が（宗教的なものではなく）経済活動における実用性という役割を果たすものだった。そこには家畜や作物の数を数えていることが見てとれるし、都市のレベルで交易が行なわれる際に、帳簿が非常に具体的な問題になっていたことがよくわかる。これが算術や数の理論の始まりなのだろうか。またそこには同様に、土地の測量やその灌漑など、「実用的な」内容も読みとれる。これは幾何学が発展する始まりなのだろうか。それとは逆に中国では、占い師が未来を予言するために使う、骨に偶然入った亀裂のそばに、絵文字が刻まれた。日常生活の射程に収まらないように思われる問題に対しても意味を付与することができるという、私たちの脳の能力の驚くべき活用法である。これについてはまたあとで触れることにする。

　しかしどちらの場合においても、私たちの脳は投射的なやり方で機能している。変わりやすく不規則で気まぐれであると知覚される世界について、脳は仮説や予測を大量につくりあげる。そして感覚の「前－表象」を複数投射することで、より安定したカテゴリーを創り出そうとするのだ。科学的な考え方とは、正確に言えば、脳のこの自然発生的な性向を利用して過剰な意味を生産し、さらに、まだ明らかにされていない事実を、厳密に選びとった上で考慮することにある。しかしそれでも、そのような推測を強固で安定した素材に彫りつけたり、書きつけたりするという仕草は、科学的認識の源となる進化というプロセスに重大な結果をもたらしたはずである。この原初的な書記たちの動作によっ

て、人間の脳の記憶は、義手や義足を付けたようにと言うことさえできるほど、大きく拡張し、動物のカテゴリーや、無生物の財産や、自然の現象を、長期にわたって保存することができるようになった。書くことは、コミュニケーションを空間的にも時間的にも向上させた。書くことによって、意識の作業空間に「オンライン」のまま維持することが難しいような知識でも、突き合わせたり比較したりすることが可能になった。また、書くことによって耳で聞くものを目で見るものに移すことができるようになったので、知識の再編成が容易になるし、社会集団にとっても知識がよりアクセスしやすいものとなる[10]。

　しかしながら「野生の思考」は、環境世界を記述することにとどまらず、さらに先まで進む。非常に早くから、おそらくはホモ・サピエンスの起源からすでに神話的思考、宗教的思考が、この外界の探究に混じりあっていただろう。神話的思考が目標とするところは、直ちに個体の生存に関わることでもないし、その生活条件に関わることでもない。それでも超自然的な概念は、それを信じる者にとってはものの数に入るのだ。そうした心的表象は、社会集団のレベルでは実用的な役割を果している。事実、人間の脳が提起する問題で、十分な知識がないために脳がそれに対して直接答えを出せないようなものに対して、「仮想的な」解決をもたらしてくれるのがそうした心的表象なのである。確信をもって未来を予告することができるだろうか。病気についてはどうだろうか。死については？　世界の始まりは？　そしてとりわけ人類の起源は？　問題は個体の生を超えている。それは社会集団の全体に関わることである。

　神話的思考は象徴的効果が大きい答を与えようとする。意味の不足に抗って、超自然的な存在、精霊、呪術的な力を持つ神々に満ちた、意味する世界を創り出す。植物、動物、無生物、気象現象などは、人間と同じように動機と志向性を備えている。それらは、人間が自然の経過や現象を制御することの象徴的な代替物として、人間に対して行動規則と儀礼を課す。この現象は、物理的対象に「意思」を付与するという子どもの注目すべき行動を思い出させる[11]。第4章ですでに触れた「心の理論」によって、子どもは神様や幽霊、サンタクロースなどの超自然的な特性を持つ存在を本能的に信じるようになる。たとえば4歳から5歳の子どもは、大人が「神」と呼んでいるものは、人間が持つような誤った信仰は持たないはずだと理解する[12]。さらに神話的または宗教的文脈においては、大人でさえも本能や常識に反する概念を受け容れるように見える。

「ある信者の集団が世界の終わりは近いと語るようになる。最後の審判は10月2日（たとえば日蝕が起こる日）と予告されている。その日が来る。しかし何事も起こらない。それでも信者たちは世界の終わりが近いと警告を発し続ける（ただし日付は変える！）[13]。」これは一つの皮肉な例で、ほかにもたくさんある。たとえば燃ゆる茨［ホレブの茨］や死者復活、転生、それに最も初歩的な物理学にも矛盾するような無数の「奇蹟」などだ。

　人間社会はこのように、世界の「想像的説明」にも満足することができたのだ。そうした説明の妥当性は、客観的な真理に基づいていない。それどころかそれとは完全に矛盾するようなものなのだ（「そうは言っても、そういうことが実際にあり得る……」とか言いながら）。それでは、本当に必要なのは、外界を「知る」ことや客観的な知識を産み出すことではないとしたら、何のためにそんな説明が生きつづけるのだろうか。よく言われるように、意味の欠落を埋め、それを確固たるものにするためだろうか。たやすく記憶され、伝播される合図を通して集団内の連帯と信頼を強化するためだろうか。道徳的規則を受け容れやすくするため、すなわち社会集団の成員が「みんなでよりよく生きる[14]」のを助けるためだろうか。

　この本の最初で述べたように、脳は、自己組織能力を持つ「動機付けのある開放系の」ニューロンのシステムと考えることができる。クロード・レヴィ＝ストロースが「器用仕事（ブリコラージュ）」と名付けたプロセスを通して神話が生みだされることは、脳のこの基礎的な活動をよく表している。神話の発生は、子どもの認知的発達に関してすでに述べた「認知作用」と明らかに関係がある。したがって、この進化過程は、ヒトの脳とその一般化能力との組み合わせ特性および反復的な属性の直接的な発現であるのだろう。器用仕事をする者が利用できる要素はしばしばあらかじめ限定されているので、できあがるのは「ミニチュア」のようなものだが、彼にとっては知的にも美的にも満足を得られるものである。同様に、集団の文化的記憶に属している神話や儀礼は、子どもの発達のなかで感受性の強い期間に発生する後発生的なメカニズムを通して世代から世代へと伝達される。それは、子どもを取り巻く家族環境によって与えられる愛情たっぷりの「ご褒美」を伴う、非常に早い時期の「教育」によって痕跡を残すのである。そうした痕跡は、情緒のシステムに深く、そしてほとんど不可逆的なやり方で根付くのである。

こうした高度な文化表象は、しばしば常識や物理学の法則に反し、種を危険に陥れることもあるが、しかしそれでもなお社会集団のなかでは文化的に安定を保っていて、私たちの時代にも活発に生きつづけている。しかしそのような文化表象は、文化史上最近のこととして、新しいタイプの表象——すなわち、このあと見てゆくように、「現実世界」を説明しそれに介入しようとするのであれば、より「役に立つ」科学的表象——にどのようにして変質したのだろうか、あるいはどのようにしてそれに取って代わられたのだろうか。

2. アゴラ

先史時代の人間は、ラスコーやショーヴェの洞窟の壁に、入念な手法を用いて驚くほどリアルな絵を描いた。この絵を描くために、非常に豊富な色彩のパレットが使われている。先史時代の人間はまた、ときに非常に巨大な巨石建造物を構築する技術を発見していた。こうしたことはすべて、「客観的な」知識と有用な技術がけたはずれのレベルに達していたことを示している。しかしながら、自然哲学や科学的問題提起が誕生した場所は、一般にはギリシャとされている。確かにいくつかの点に関して、発祥の地はギリシャではないと考えることも可能で、その代わりに特に中国を挙げることもできるのだが、ギリシャの成功の理由としてはどんなものがありうるのか、私たちが認知神経科学や神経社会学の観点から検討しようとしている文化的進化の枠組みの中で理解することは、重要なことである。

ギリシャの目覚めは、おそらくその宗教自体に、そしてそれに付随する神話や信仰の主要な部分に由来するものだろう。事実ギリシャ神話は、エジプトやメソポタミアの神話と違って、批判や拒絶を許さないほどしっかりと構築された固定的な教義や儀式の総体のようなものではないのである。ホメロスの詩でも、英雄や神々は、エホヴァやマルドゥクのような全能性に匹敵するようなものを何も備えてはいない。ギリシャの英雄や神々は、しばしば不道徳で無節操で、古代ギリシャの哲学者のなかには、道徳的な理由から無神論を説く者までいたほどである。こうした傾向が、当時流布していた神話に疑問を呈し、より厳密な推論の様態が出現することを促したのではないだろうか。

二つ目の理由は、おそらくギリシャの都市機能の仕方そのもののなかに見出されるべきものである。建築を考えてみよう。都市の中心には、回廊を伴う列柱で取り囲まれた空間がある。それは市民が出会う場所で、アゴラすなわち公共の広場である。この公共空間の幾何学的な配置は、市民が共同の公的生活に活発に参加し、意見を交わして、互いに相互作用を及ぼしあう関係を構築する自由に基づく政治概念を表している（図52）。その配置は、社会集団の成員同士のコミュニケーションを促し、世界についてのさまざまな表象や概念を検証し、妥当性を確かめることを可能にしてくれる。その議論は政治的であると同時に法的でもある。ギリシャの論戦は、法廷での裁判や議会の政治を範としている。アゴラは、個人の「作業空間」を共有化し、試行錯誤を通して都市レベルでの社会的表象の検査を可能にする物理的な空間となる。さらに——このことはギリシャの市民社会の矛盾であるわけだが——経済において奴隷制が大きな位置を占めていたことから、市民は多くの時間をアゴラでの長い議論に費やすことが可能だったのだ。

　古代ギリシャの公的生活は、階級システムがあったにもかかわらず、市民同士の寛容の感覚によって特徴づけられていたことは注目に値する。異なる思想学派、さまざまな文化的伝統に属する個性が自由に共存することによって、議論や論証が可能になっていたのだ。自由で開かれた「民主的な」討論においては、さまざまな形態の表象が、参加者がどれほど異なっていても、参加者全員によって公の場で批判的論争に付され、「同輩」からの検証を受けていた。イギリスの歴史家ジョフリー・ロイド[15]によれば、ギリシャにおいては唯一の真理の概念というものが存在したことは一度もなく、立言の的確さや考察の正当性などは、個人の判断の相対性や、隠されている現実に関するあらゆる判断への懐疑主義を通して検証に付されていたという。ギリシャ人は、証言が誠実で詳細であることと、論証が公理から演繹的に導かれていることの、どちらにも重要性を見なかった。重要だったのは、討論が「正しく」なされることと、いったん採用された結論も新しいデータによって再検討に付すということだった。共同研究や普遍主義、組織化された懐疑主義など、書かれてはいないが今日でも科学的な価値観を表しているような規範の多くが、すでにアゴラで機能していたように思われる[16]。

　ヒポクラテス学派の登場に伴う合理的医学の飛躍的発展は、この討論による

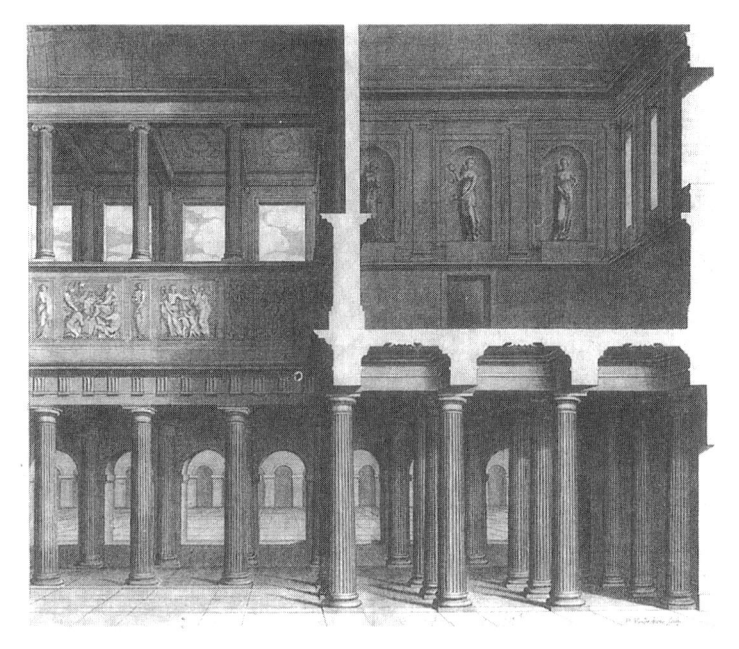

第7章 真理を求める科学研究 229

図52 ウィトルーウィウスによる公共の広場とバジリカ
公共の広場すなわちアゴラはギリシャでは四角い形で、柱廊に取り囲まれており、その上には回廊がある。その大きさは「住民の数に比例して」いる。そこに隣接しているバジリカは、「季節による不便」を感じないように「最も暑い場所に作られる」。(*Les Dix Livres d'architecture de Vitruve*, Paris, J.-B. Coignard, 1673)

進化の印象的な一例である。ギリシャの古代医学は、超自然的存在や呪術的な儀式に訴えるものであった。病気は人間が犯した罪に対する神からの罰と考えられていた。病気の手当ては呪いや祈祷、神殿への奉納物によって行なわれていた。だからといって伝統的医術を用いる医療行為のすべてが、まったく効果がなかったという意味ではない。方法論の観点から見れば、悪魔が現れている印を「正しく」見きわめ、また悪魔を追いだすためにはふつうの水より「聖水」の方が効くかどうか知るために、体系的な試みがなされていたのだ。しかし、ヒポクラテス学派は、伝統的医療とは根本的に違って、最初から病気を超自然的な現象ではなく自然の現象であると前提していた。たとえばてんかんはもはや「神聖病」でも「神の来訪」でもなく、脳の自然な機能不全からくるとされた。それは、それまで知られていなかった「特有の特徴とはっきりとした原因」

を備えていると考えられた。ヒポクラテス的な医療の進歩によって、職業的な医師と、祈祷師、「呪術師、祓い師、香具師」ははっきり区別されるようになった。その成功の主なものは、症状の観察に基づいて診断を確定し、もはや呪術的な解決ではなく、薬理学的な作用を持つ成分を用いた治療を提案する方法を定式化するに至ったことである。都市の贖罪の山羊だった毒（ファルマコン）が、こうして薬になったのだ。ヒポクラテス学派は伝統医学を捨て去ろうという意図を持っていたわけではなかった。ただ、「検証不可能な」公準は放棄し、より効き目のある薬を求めていたのである。そもそも、ヒポクラテス学派と伝統医学はギリシャではずっと共存していた。それは現代でも同様で、科学的な医療が大きく進歩しているにもかかわらず、ホメオパシーや「副作用の少ない」「自然」医療が隆盛を誇っている（なかには公権力から財政援助を受けているものさえある）。

　三つ目の要因は非常に重要で、ギリシャ人が自然哲学に重きを置き、自然界および人間に関わることがらを理解する私たちの能力の基盤を検討することを重要視したことに由来している。問題は、知識の獲得に関して「使える」手だてを見出すのに最もふさわしい「方法」、「意志の枠組み」「明確な行動計画」がどんなものなのかを知ることであった。ヒポクラテス全集のテクストが確立すると、合理的医学——別の言葉で言えば医学的研究——が、薬理学と外科学で注目すべき発展を遂げてゆく。たとえばそれは、1世紀のローマのディオスコリデス、次いでガレノス（2世紀）、そしてアル・ラージー（ラゼス、860－923）やイブン・シーナー（アヴィセンナ、980－1037）といったアラブの医師たちである。西洋におけるルネサンスはまた、ただ芸術だけでなく科学の再生でもあった（図53）。

　最近千年の間に、さまざまな科学的方法が相次いで独自に発展を遂げたことを分析するのは、私たちの話の枠組みをはみ出してしまうだろう。そうしたことは、すでに多くの碩学の著作のなかでたくさん記述されてきた。そのなかで、私の考えでは現代科学の近年の飛躍を先取りしていると思われるいくつかの局面だけを紹介することにしたい。数学は、まずもって物質的世界の法則を可能な限りの「真理」を盛りこんで記述することを目指す、立言、命題、抽象的表象——私が「後発生的規則」と名付けたもの——の集大成である。紀元前6世紀にピタゴラスが「すべては数である」と断言し、不変量を数値で表そうと試

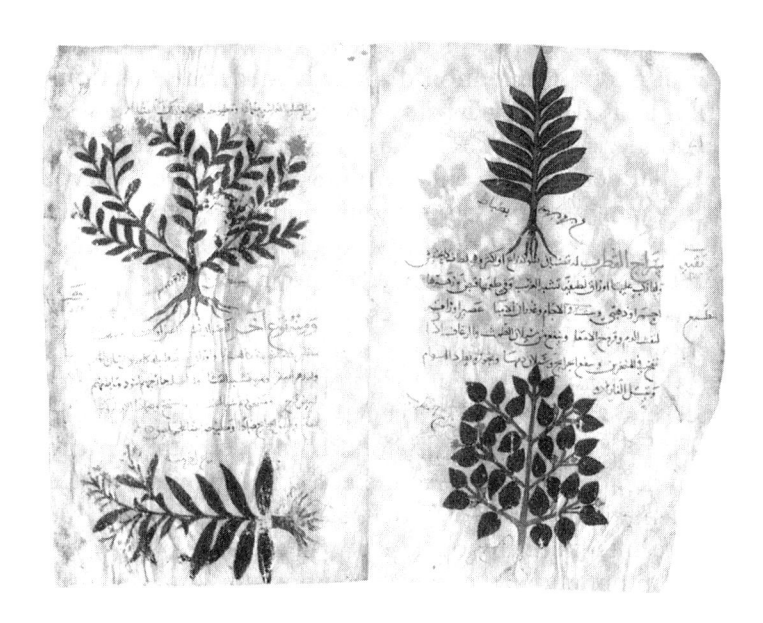

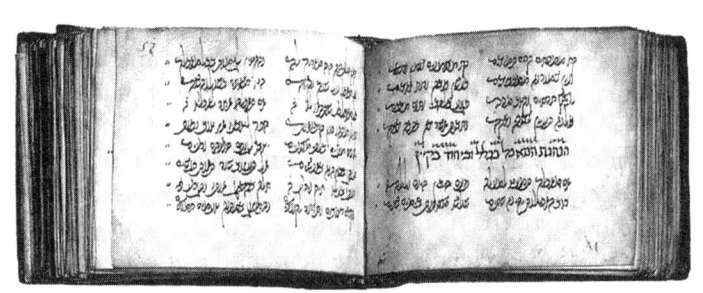

第7章　真理を求める科学研究　　　　　　　　　　　　　231

図53　ふたつの写本が文化の違いを超えた科学的知の普遍性を表している。
　上：ディオスコリデスの『薬物誌（マテリア・メディカ）』（上メソポタミア、12世紀）のアラビア語への翻訳版。左にはキンポウゲ属、オカトラノオ属、右にはヒレハリソウ属の絵が描いてある。
　下：ヘブライ語に訳されたイブン・シーナー（アヴィセンナ）とアブグラート［ヒポクラテスのアラブ名］の医学箴言集の写本。アラビア語の書記法に影響を受けた、アラベスク模様の絡みあった文字で書かれている（スペイン、15世紀）。フランス国立図書館蔵、パリ。

みたことは、科学的方法の発展において特異な瞬間であった。「自然」に関する科学のうち、量的な研究方法を採り入れた最初のものは、天文学であった。たとえば天文学は、暦を確定するため、時間を計測し星座の位置を割り出した。アリストテレスについて言えば、その立場は興味深い。彼は数学を二次的なものと位置づけ、理論的思索よりも観察を重視した。こうしてアリストテレスはその『動物誌』に、現代になるまで並ぶものがないほど豊かな観察の記録を収録した。さらにアリストテレスはまた、そうした観察記録を初めて階層的な一つの分類法の形に編成しようとしたのである。その生物分類の一大体系については、ラマルクやダーウィンの進化論生物学によって初めて検討に付されることになった。

以上のように過去を見渡してみると、古代ギリシャ時代からすでに、科学研究には二つの基本的な局面があったことがわかる。すなわち、観察による感覚与件の必然的な蒐集と、それらを編成し解釈するために必要な、「理論」の形式的規則の活用の二つである。この二つのアプローチは、人間の脳の強力な投射的活動に属している。外界との関係において、まず初めにすることは、探索し、知覚し、蒐集し、棄てることである。そして外部の実験を行なうことがなくなったとき、「内的経験」が、記憶の試験、連鎖、自己評価、模倣という順番で、一貫したリズムで進行してゆく。この二つのアプローチを調和させることが、個体間のレベルで操作される選択のプロセスに結びつくことによって、連続的な「堆積」を通して共通の知識という一つの大きな資料体が産み出されることになったのである。そうした一群の知識が後発生的なものであったとしても、そのような科学的表象の発展は、自然選択による種の生物学的進化にある程度似通ったものとなる[17]。

しかしながら、口頭で伝えられ、また議論されていた知識が、書かれたテクストに移され、すでに述べたように、ギリシャ時代から組織だったやり方で、観察、理論、推測が一挙に提示されると、決定的な変化が起こった。それは、知識の視覚性の拡張と同時に、知識の秩序化、すなわち世界の秩序化である。砂の上に書いたり、粘土や蝋に刻みつけていたりしていたのが、パピルスとインクへとつながってゆく。そうなるとテクストは5メートルから10メートルの巻物に巻かれるようになる。羊皮紙はさらに破れにくいので、テクストは冊子に畳まれる。そしてその後に紙が発明され、テクストは書籍になる。次第に

数を増していった巻物は図書館に収蔵されるようになる。文書を特別な建物の中に集めたことは、科学的知の最初の制度化の印である[18]。最も有名な図書館は、アレクサンドリア図書館である。その建物は、ムセイオンの施設の数多くの建造物の一つで、その施設では、ミューズを祀った寺院のまわりに、自然の事物、技術的な事物、芸術作品などが収蔵されていた。書かれた知を読み、熟考し、議論することのできる学者たちは、ミューズの寺院に集まってきた。人びとはこの研究の達成のために金を払っていたが、世論から意味がなく無駄であると判断された企画はこの時代から激しい批判を受けていた。当時のサチュロス劇のある詩人は、「ミューズの檻のなかでくちばしをつつきあっている本の虫の書記官たち[19]」と言っていなかっただろうか。科学の制度化の第二の印は、アレクサンドリアのムセイオンに職業的学者が暮していたということだ。この特徴は後に、大学やさまざまな学術機関に模倣された。

　ルネサンスとその後の数世紀のあいだ、議論は経験論と合理主義のあいだで交わされた。アリストテレスの立場からの議論は、たとえばフランシス・ベーコン、ジョン・ロック、デヴィッド・ヒューム、そして私たちの時代により近いところではエルンスト・マッハなどがいる。プラトン的な伝統を受け継いだ合理主義的な考え方は、デカルトやカントによって推し進められ、根本的に定式化された。哲学的思考のこの二つの方法は、私の考えでは、脳の機能の二つの異なる様式を反映しているものであり、どちらも教育や文化的環境によって大きく強化されるものである。

　『ノウム・オルガヌム』（1620）の著者フランシス・ベーコンにとっては、観察こそがあらゆる科学的手続の出発点であり、理論が経験的な基盤に基づいていない限り、それを信頼することはできないとしていた。その方法は、データを徹底的に、ときに「盲目的なほど」数えあげることにあり、前提となるこの段階は、自然界の形態を分類し同定する目的を持っていた。そうした上で、これは前ではなく必ず後なのだが、帰納法によって抽象的な理論が最も一般的な公理にまで定式化される。ベーコンが断言するように、「真の帰納法は、感覚や個々のデータの公理から出発して、規則的な進歩を通して最も一般的な公理まで高まってゆく。これこそが最終公理と認められるものである」。エルンスト・マッハは、理論の本質は、虚構ないし論理的構築物に過ぎないと見なすところまで行った。この立場は、全員がそうだとは言わないが、生化学や神経科

学の世界では今でも広範に広がっている。理論は事実の後にのみ来るべきであり、さらに事実の先に来ることは決してないというわけだ！

一方デカルトは、いわばそれとは逆の方法を称揚した。理論が最初だというわけである。その方法は特に、演繹的で一貫した理論体系を構築し、現実のアナロジーとしての人工世界を創造することにあった。その世界では、生物の器官、その身体、それが実現する作用は単純化された自動機械であり、それは生物の身体や行動を模倣するのだと考えられていた。カントは経験論のアポリアを乗りこえることに心を砕き、さらに進んで認識は精神の範疇の構造の反映であり、人間は「自然を問いに従わせ」、前組織化段階の概念構造を感覚与件に押しつけるのであり、体系的で一貫した理論という方法によらなければ自然を理解できるものにすることはできないと断言するに至る。感覚は世界と私たちとの関係において最初のものであるが、それに先だって存在し、私たちの感覚が私たちに示すものを秩序づけることに役立つ心的枠組み、「前－表象」がなければ、なにも認識することはできない。直観のない概念は空虚であり、それは、世界について私たちに何も語ってくれない。しかし概念なき直観は盲目的である。私たちの知性は自然からその法則を抽出するのではなく、自然にその法則を押しつけるというわけだ。

一つ目の考え方では、理論は経験的な観察からしか導かれない。二つ目の考え方では、理論が観察に先んじ、それを構成し、方向付ける。科学の歴史はこの二つの立場を往ったり来たりする弁証法的な動きを反映している。私の考えでは、外界を理解するこの二つの方法は、世界を探究する途上に脳の中で同時に発達する上昇、下降それぞれの過程を産み出す。すなわち感覚器官から「プロセッサ」へ、次いで意識の作業空間へという過程（ボトムアップ）へ、そして今度は逆に、意識の作業空間から「プロセッサ」へという過程（トップダウン）の二つである（第3章参照）。一つ目の場合は、優先される（そうは言ってもほかを排除するわけではない）のは感覚だが、錯覚という限界がある。二つ目の場合は、理論がプロセスを支配するのだが、制御しきれない想像物や教条主義が示すあらゆる危険を伴っている。科学的手続、真理へ向う道は、おそらくこの二つの動きの危うい均衡のうえに位置するのだろう。

3. 習得から選択へ

　興味深いことに、科学的思考自体の根底にある認知過程を科学的に追究したパイオニアは数学者たちであった。アンリ・ポワンカレとその弟子ジャック・アダマールは、ジャン・ピアジェやマックス・ウェルトハイマーのような心理学者、カール・ポパーやドナルド・キャンベルのような進化論的科学哲学者よりずっと以前に、この問題に取り組んでいる。ポワンカレにとって想像力とは、ロマン派がよく言うとっぴな夢などではなく、視覚的なあるいは「官能的な」自然の「イメージ」のかたちで「議論の全体を一挙に知覚する能力」である。もっともカントはすでに、『純粋理性批判』の最後でこのことを予感していた。というのもカントは想像力を、理性と感性を統合する能力ととらえていたからである。ポワンカレ自身を含む多くの数学者が創造の過程を記録しているように、意識が問題を最初に定義したあとには、長い無意識の作業の期間があって、そのあいだに非常に多くの組み合わせが見えないところでできあがってゆく。「よい組み合わせ」によって「突然の光」が発生すると、意識の作業空間へ光が侵入し、続いて明示的に検証することが要請される。ポワンカレにとって、発明は選択である。しかし、その選別を決定づける規則は繊細で微妙だ。「特別な美的感性」によって、「調和的」で「美しい[20]」ものがふるいにかけられる。ポワンカレのこの「官能のイメージ化」はアインシュタインの「イメージ[21]」とまったく同じように、経験論を一つの強力な構成要素としている。しかし、古代のユークリッド幾何学やプトレマイオスの宇宙観などは、当時の観察者が直接視覚的に知覚したことから引き出された結論のように考えることは、できないのではないだろうか。

　アインシュタインにとっては、イメージが湧き上がってきてもそれはまだ思考ではない。彼にとっては、モデル、あるいは組織化の要素がイメージ同士を互いに結びつけて初めて科学的思考が存在する。『偶然と必然』のなかでジャック・モノーは、タンパク質について考えを集中するあまり、自分自身がタンパク質の一分子になったかのように思っている自分にふと気づくことがあったと語っている。思考のこうした類の経験は、実際、通常の知覚だけでなく「自分

自身」に関する知覚からも切断する出発点となる。想像力の対象の選択的な特徴は、それ以後は不確かな自己評価のために、また意識の作業空間を、そこへ喚起された先行する記憶と一致させて秩序づけるために活用される。私が「意識空間のメロディー」と呼ぶものが、外的現実と内的現実を絶えず突き合わせるのだ。それは、出来事やプロセスに関する思考の対象や現在、過去、未来の事物を、「ニューロン自我」を常に参照しながら、自己評価することを可能にしてくれる。

　合理的思考は、文化的進化の途上で選択されるか、あるいは個人の経験を通して獲得され、「使用準備が整えられた」後発生的規則のうち、とりわけ論理的な、あるいは数学的な規則から編成される。心的な「座標変換」は、科学者の脳の中で「オール・オア・ナッシング」の様式で発生する。ピアジェの言葉を再び用いるなら、「自己中心」的な科学者の脳が機能している想像力空間は、「非／脱＝中心(a- ou de-centre)」的なものとなる。脳のこの根本的な出来事は、のちの科学的認識の進化に決定的な影響をもたらしうる。トマス・クーンが言う「パラダイム転換」は、おそらくその起源をこの枠組転換から引き出しているのだろう。たとえば、コペルニクス的転回は次のように考えることができるだろう。すなわち、天空や太陽および諸惑星の動きに対する「感覚器」の知覚の伝統的「イメージ」が、ある日、コペルニクスの脳の総合的作業空間の中で自律性を獲得し、座標を変換して心的転回を可能にしたのだ。この「解放」は、科学者の脳の中で、自身を客体として評価すること——つまり自己客観化——にまで至り、観察者の目からは劇的に思われる転換を引き起こす。したがって自然の事物に対するこの「合理主義的」な見方は、科学的認識の進化において、最初の「経験論的」把握との関係で言えば、歴史的には二番目に来るものであることがわかる。

　直接的な知覚からの同じような脱却は、生物学の歴史においては数多い。たとえば、アリストテレスの遺産である生物の分類体系の階層的モデルにのっとった種の描写と分類は、ベーコンの経験論的アプローチに対応するもので、そこでは理論化の作業は、生物の直接目に見える形態同士の形式的な関係をアポステリオリに定義するにとどまると理解することができる。

　私の考えでは、最初の大きな切断が起きたのは、ジャン＝バティスト・ラマルクが『動物哲学』(1809)の中で、種は、神の意図を反映する調和的宇宙の

なかに固定されていると考える代わりに、互いが互いの「祖先である」としたときである。不変の創造をほれぼれしながら瞑想するという枠組は、もっと平凡なまったく別の観点によって壊された。生物は、互いを祖先としながら、異なる系統の藪のように枝分かれした樹形図を形づくり、そのうち代表的なものだけが、現代まで生き残ったということである。地質時代に起きた進化によって、動物は「環境の特定の条件」に抗して「より複雑な器官を徐々に獲得する力」を与えられた。瞑想家の「自己中心的」観点は、自律的で自発的なプロセスのために「脱中心化」する。そうなると、そのプロセスを観察する者は自然のメカニズムを理解することになるはずである。ラマルクが提案した仮説は、感覚のある種の素朴な証拠に対応している。「環境が動物の形態や器官に影響を与える」。形態や器官は使用されれば変化するし、使用されなければ退行する。そしてそれは「世代とともに保持される」。これが獲得形質の遺伝である。ラマルクによって達成された変革は、受け容れられることはなかった。それには大きな権力を持っていたキュヴィエの保守的なイデオロギーも関与している。『動物哲学』は発行部数のうちのほとんどが売れなかった……。

　「脳の座標」の新たな変換によって、ラマルクの経験論的モデルはダーウィンの合理的図式に取って代わられる。ダーウィンの『種の起源』(1859) は大きな成功を収めた。それによれば自然の個体群には、環境の影響とはまったく無関係に、そのまますべて遺伝する変異が介入している。そして容赦ない「生存競争」の果てに、遺伝的な設定が選択に当たって有利に働いた個体が生き残る。この合理的な自然選択の仕組みは獲得形質の遺伝という幻想的な経験論的図式に取って代わった。「習得」モデルから投射的様式の「選択論」パラダイムへというこの移行は、逆説的なことにフランスのデカルト的合理主義と大英帝国のスコットランド的経験論という、二つの国で主流になっている哲学の伝統とは逆のことが起きたことになる。

　生物学の歴史においては、同様の進化を示す例がほかにも数多くある。たとえばタンパク質（プロテイン）という名前は、ギリシャ神話の海の神プロテウスにちなむものだが、それはこの神が意のままに変身する力を備えていることから来ている。この分子は当初、「生きた物質[22]」に特徴的な、物理的に不安定な状態にある「コロイド」だと考えられていた。ペプチド結合の発見と、タンパク質が、結合は弱いが安定した空間構造を備えたポリペプチド鎖状にアミ

ノ酸が共有結合してできているという事実が発見されたあとも、それは複数の形状を持つ「プロテウスのように変幻自在な」物体と見なされていた[23]。さらに「ランダムコイル」ということさえ言われていた。抗体はどんな形態の抗原に対しても魔法のように適合する構造を持っているように思われていて、抗体の多様性と特異性が大きな問題となっていた。この困難に直面した有名な化学者ライナス・ポーリングは、抗体の特異性は、抗体の生合成のあいだに環境（抗原の影響）から抗体分子に「刻印」された形状に由来すると解釈した。タンパク質結晶に対するX線解析研究でも、タンパク質はおおむね、思ったほど変化しやすく柔軟な物体ではなく、むしろ実際は三次元的には原子のレベルまで安定した組織を備えていることがわかった。「プロテウスのように変幻自在」とされていたタンパク質の本体が、堅固なものとされたわけである。

しかしながら、抗体の多様性と抗原の構造に対するその「洗練された」適合を説明しようと心を砕く免疫学者のあいだでは、習得的パラダイムもいまだに盛んである。ジャック・モノー自身が、免疫グロブリン分子に対する「抗原の刻印」こそが、抗体分子の驚くべき「適応」を司っていると書いている。その後、利根川進が抗体の多様性は厳密に遺伝子に由来するものであり、抗原との相互作用に先立って存在している免疫グロブリンの遺伝子が再構成されることから来るのだということを示すまでに十数年の歳月が必要だった。抗原は、多様な分子が豊富に群れをなしている中から、抗体を完璧に選択するのである。選択論的モデルは、想像の産物である習得の図式の代わりに、今後科学界から検証を受け、受け容れられることだろう。

これに類する議論が、化学信号による酵素と受容体の制御に関して、今日でもまだ続いている。アセチルコリンのような神経伝達物質が、受容体タンパク質との結合部位から分子レベルでは比較的大きく離れた位置にあるイオンチャネルを、どのように開放することができるかということである。1960年代初めに、細菌を調整する酵素が、その基質からかなりかけ離れた構造を持つ代謝物質の信号によって制御される触媒作用を備えていることについて、同じような問題が提起された[24]。これについて二つの理論が対立した。D・コシュランドは、限りなく柔軟なタンパク質分子にラマルク風の「刻印」すなわち誘導適合が、リガンドによって引き起こされるとした[25]。モノー、ワイマン、それに私自身は、硬直し、離ればなれになった、相互転移可能な形状を持つ少数のリ

ガンドとのあいだで相互作用が発生するのに先だって、タンパク質分子が存在しているとした[26]。そしてリガンドは、選択的に吸着する相手の形状を選び取り、このことから信号の形質導入が発生するとした。確かに局所的な適合が現れるためには、リガンドの存在が必要ではあるのだが、今日では、さまざまな実験結果は選択論的メカニズムを支持するほうに傾いている[27]。神経伝達物質の受容体の場合も、習得的モデルは非常に多くの観察結果を説明できない。特に、神経伝達物質がなくても自ずからイオンチャネルが開く場合がそうである。これは、あらかじめ存在している選択論に基づくメカニズムという枠組みでなければ説明できない現象である[28]。

　以上のようなさまざまな例によって、真理を追究する科学者の脳は「感覚的刻印」による衝撃を受け、そのあと直接的な知覚や自己中心的な基準から、合理主義的な「切断」が起こることがわかる。思考の対象を意識の作業空間へ解放することによって、観察者がしばしば陥りがちな自己中心的な面からも免れた、より多様な方式に従って、はるかに広範囲にわたる比較検証と、現実との突き合わせが可能となる。

4　客観的認識と神話的思考

　エミール・デュルケームはその著『宗教生活の原初形態』における分析で、経済活動を除いてほとんどすべての大きな社会的制度は宗教に由来するものであり、宗教生活は集団生活全体を要約して表していると見なしている。自然界に関して、また世界と人類の関係について、さらに人間同士の関係について、客観的な説明を持たないために、原初のホモ・サピエンスは、「宗教的力」のシステムを創り出した。このシステムは、現実世界に意味を投射してこれを「観念化」すること、すなわち現実世界を、人間が「思考」によって身を置く「仮想」世界に代えるという、人間の脳が生まれながらにして持っている能力から来ているものである。

　現代人の祖先のうち、どの時点で、理解していなかったことを理解するのに十分なほどの発達段階に脳が達したかということについては、おそらく絶対にわからないだろう。特に、死とはどういうものであるのか、生命とはなにか、

死後の生は存在するのか、といったことである。他人の死と同様、自分自身の死の確実性は馬鹿げた、理性に反する、不当なことのように思われる。なぜなら、死を正当化するもの（進化）は自分の手の届く範囲を越えているように思われるし、親しい人を思い出す苦しみ（長期にわたるニューロンの痕跡）も、私たちの意思に反して消えてゆくからである。ネアンデルタール人は、死者を埋葬した。そして墓の中には食糧と台所用具を入れた。つまり墓の彼方の生活を発明したのだ[29]。魂の不死という神話（そして死者の復活という神話）は、デュルケームによれば、集団生活の永遠性を確保し、その継続性を明確にするものであり、私たち西洋社会においてはいまだに根強い。

パスカル・ボワイエは最近、宗教の起源について、次のような多様なシナリオを分析した[30]。まず死、夢、暴力、苦悩など、神秘的に見える自然現象の明文化。次に孤独、不安、悲嘆に直面した際の慰め。また道徳と社会秩序の確立。最後に神話的説明と単純で信心深い心性との一致である。だがボワイエによれば、こうした説明だけでは十分ではない。神話はむしろ、「認知の目新しい道具」であり、脳の機能をかたどる人工物、入口と出口に関する二つ一組の妥当な推論である。超自然的なものを特徴づける、初歩的な物理学の違反と直感的予想が、記憶を助け、それによって後発生的な伝達も促している。

もう一つの補足的な解釈は、報酬メカニズムによるものだが、この報酬メカニズムの「認知作用」に関しては、長いこと問題にされてきた。人間が自分のために意識の作業空間で創り出した神話の想像世界は、その起源や、死後の魂の存続、幸せな人生を保証する超自然的な贈物などに関して、個人に「心的に」役立ち、幸福と平穏をもたらす。その幸福と平穏とは、個人の信仰の、ある種の「想像上の実験による証拠」のことである。別の言い方をすれば、神話的思考は、現実世界からその妥当性は認められないにもかかわらず、あるいはおそらく妥当性を認めることが不可能であるという事実自体によって、分け持たれる重要な「心的報酬」の源泉である[31]。神話的思考は報酬システムを刺激する（ドーパミンや阿片製剤のような神経修飾物質を使う）ことで、私たちの意識空間に内的な平和や希望や信頼をもたらす。しかしこのシステムはほとんど社会的には共有できないものの上に成り立っている。この事実から、あえて、「民衆の阿片」という言い方はニューロン的には本当らしいと言ってよいだろうか。

デュルケームは、宗教的な信仰は共有されない限り有効には作用しないとい

うことを強調していた。彼にとっては、宗教の実践は共同の活動を強化し、社会的な相互作用を大きくするものであり、結果的にデュルケームは、科学的思考は宗教的思考のより完成された形態にすぎないのではないかと示唆する。神話的思考における意味の横溢は、概念上大幅に「削除」されることになるだろう。「神話と科学の理論との大きなちがいは、神話は硬直していることである」とフランソワ・ジャコブも書いている。神話は全体的統合的な決定論を前提としているとクロード・レヴィ゠ストロースも強調している。「いったん想像されると、それは可能世界の唯一の説明であると見なされてしまう」。そしてそれは、あらゆる原理主義に適したものとなる。

　逆に、科学的理論に特有のものは、常に批判にさらされ、変更され、修正されるということである。とりわけ社会的政治的条件によって、そうした批判は可能となる。自由な討論、競争、伝統、制度、出版などである。宗教的神話との衝突は避けがたいものとなる[32]。

　アゴラでは、自然界を支配するために、異なる信条に基づく個人間の自由で開かれた批判的討論が、神話よりも「有効な」客観的集合的な知を出現させたのである。したがって科学知は、外界に関するものと、神話や社会的な諸勢力を伴う、それ自体非常に自己中心的な想像の世界に関するものという、感覚器の経験論的知覚から二重に「切断」するところから生まれるのである。

　過去数世紀にわたって、科学的認識は非常に大きな進歩を遂げたにもかかわらず、宗教的神話世界はいまだに活発に（そして暴力的に）私たちの社会で作動している。それは、世界に対する私たちの理解にいまだに膨大な欠落があることに直面した際に、科学知の有効な代替物として役立っているのだ。科学的認識よりも理解しやすく、伝達しやすいようにわざわざ選択された神話が、科学の進歩に伴って次第に抽象的に、また表象しがたいものとなった知に、たやすく取って代わるのだ。それは、最貧層に情熱的な信仰と無限の希望をかき立てる。それはまた、しばしば最も初歩的な論理をも軽んじて、科学的認識の不十分さ、あるいは科学的認識の濫用と戦おうとする者にとっては、最後の手段の役割を果たす。

　断片的で不確かで未完成であるという科学的探究のかかえる永遠の性質、そしてまた社会のレベルに科学を適用するときにそれをコントロールする難しさ、そういったことが常に、神話的思考の存続を助けているのだ。宗教的原理

主義や創造説からエコロジストの蛮行に至るまで、神話的思考はかつてないほど猛威をふるっている。自然治療法、ホメオパシー、そしてもちろん占星術などについては言うまでもない。したがって、コントやデュルケーム、そしてそのライバルたちの系譜の中で、認知科学と神経生物学には、人類学、社会学、宗教史学と共同で、神話的思考に関する確かな科学を打ち立て、それを発展させる義務があり、神話的思考を、そこから生まれる科学的問題提起の合理的切断に対比させることが重要であろう。

第8章

科学は人間中心主義の一つなのだろうか

　「人間にとって主な問題は、利己主義を利他主義に従わせることである」とオーギュスト・コントは『実証主義問答』で書いた。今日では逆説的に思われるかもしれないが、科学的知識の発展がこの問題に思いがけない回答をもたらしてくれる。ノーベル平和賞受賞者で、エレノア・ルーズベルトとともに世界人権宣言をつくるのに貢献したルネ・カサンは、1972年の文章のなかで次のように強調する（図54）。それによれば、「人権の発想、内容、発展、尊重の実践には、科学が大きな部分を占めている」。車輪や紙、アルファベット文字を刻みつけることからはじまって、羅針盤やコンピュータまで、人類による産業上の実用的な発明と、古代ギリシャから今日のバイオテクノロジーに至る合理的医学の発展が、直接的に人間の負担を軽減してきたことをカサンは認めていた。ルネサンスや宗教改革以来、検証の自由に対する渇望は、科学における創造的思考にとって本質的な、表現の自由の開花と軌を一にしてきた。科学の発展は間接的に、人権が徐々に認められるようになってきたことに貢献している。たとえば生命に対する権利、情報に対する権利、思想の伝達に関する権利、人の自由な交通に対する権利などである。だからこそ、1997年に採択されたヒトゲノムと人権に関する世界宣言では、「研究の自由は、知識の進歩にとって必要なものであり、思想の自由の一部である」と規定されているのだ。今日非常によく主張されていることとは逆に、科学的進歩と思考の自由は、人間相互の平等と友愛のための、同じ一つの闘いに属することなのである。

　合衆国憲法や人権宣言は、絶対権力と宗教的蒙昧主義という「専制」から科学が解放され、人類にとっての幸福や安寧について新たな思想を産み出した、歴史上の一時期としての啓蒙主義とともに獲得された知識の進歩の結果と見な

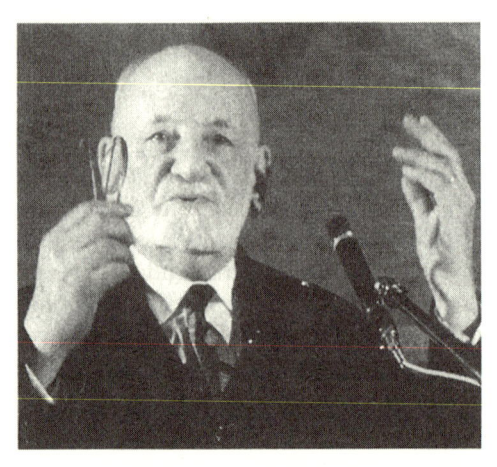

図54 ルネ・カサン (1887 – 1976)。1968年1月28日の受賞記念式典にて。

すことができる[1]。

　ここからは、科学者が真理を探究する際に脳のなかで働いているメカニズムを詳細に分析しなければならない。そこで私はこの最終章で四つの問題を順番に扱ってみたいと思う。すなわち、創造過程において科学者の脳の中に生まれると考えられる前-表象の「器用仕事(ブリコラージュ)」、科学的モデルの検証の方法として練り上げられてきた実験の進歩、科学の共同体レベルでの真理のための闘い、そして最後に科学と良き人生の問題である。

1. 科学的モデルの「器用仕事(ブリコラージュ)」

　クロード・レヴィ=ストロースは、口承社会または伝統的社会において神話的思考が生成する過程を言い表すために、「器用仕事(ブリコラージュ)」という言葉を初めて用いた。その後フランソワ・ジャコブが、ダーウィン的な種の進化の過程で、生体の遺伝形質に対して働く変異と選択のメカニズムにこの概念を適用し、そこでの器用仕事が材料にする基本要素としてのブロックが、量的にも質的にも限定された性質を持っていることを強調した。本書ではさらにこれを拡張して、進化の器用仕事は、ニューロンの作業空間のレベルだけでなく、知識の処理を

担当する脳の「プロセッサ」のレベルでも同様に、ただしこの場合は後発生的に起こりうるということを命題として掲げる。「意識環境」は、クロード・ベルナールの言う「内的環境」に少し似ていて、その体制が、恒常性の調節によって安定した状態に保たれているのは、ベルナール自身の言葉を使えば「自由を得るための代償」である。身体の恒常性のおかげで、生体は外界に対して自律的であることが可能となる。同様に、意識の作業空間は自律的な「内的世界」、「作業空間」であり、そのなかで、心的対象にとって新しい形態の後発生的進化が整えられる。そういうわけで、意識の恒常性が思考の自由の代価として必要なのである。確かに、科学者の脳内の意識の作業空間における心的な前-表象の器用仕事は、これから見てゆくように、思ったほど「自由」ではない。そこにはおそらく、複数の制約に縛られた後発生的選択の入れ子状になった過程が、数多く含まれているだろう。しかし「自由に関する努力」はなお、真理の探究の最も特異な特徴の一つである。

科学における文化とサブカルチャー

　アレクサンドリア図書館以来、公式科学によって蓄積された知は、書籍や専門誌、そして最近では電子的なデータバンクのなかに書かれたかたちで保存されてきた。またそれと同時に、科学者自身の実践を通してそうした知は存続し、さらに教師から生徒へ多くの場合口伝によって伝えられてきた。科学研究を工学的に応用することは、何代にもわたる研究者が選択してきた知を、保存し、普及させ、伝達することにも役立っている。このようにして普遍的であると同時に永遠に再検討に付されるべき、一つの固有の文化が発達してきたのである。
　だからと言って、科学の文化が均質で単一のものだという意味ではない。ダランベールはフランシス・ベーコンの「知識の木」から着想を得て、『百科全書序論』（1751）ですでに人間の知識の「系統図」を提案して、歴史や哲学などの人文科学と、自然科学、詩（芸術）とを区別していた。ダランベールはすでに、私たちの悟性の「主要な能力」を三つに分けるこの一般的な区分を、脳の三つの特性、すなわち記憶、理性、想像力に結びつけていた。しかしながら、ダランベールが人類の知識の総体に適用しようとしたこの区分は、基本的には概念上の知的な区分だった。これをさらに刷新したのがオーギュスト・コント

で、彼は科学の分類に社会学の次元と歴史学の力学を取り入れた。そのためにコントは、科学が単純で抽象的な原理の研究に始まり、やがて複雑で具体的な現象の理解へと進化するという仮説に基づいている。そういうわけで、数学から生物学に、そして最終的には社会学に至るのであり、社会学こそは、オーギュスト・コントによれば、人類の知の全体を総合するものであり、その結果社会に対して権威を持つべきものなのである。

コントが区別する学問領域は、一貫した全体を形づくるわけではない。実際の状況はもっと複雑だ。そのうえ、19世紀以降、科学的活動は加速度的に進展して、補足的な下位分類までつくられるようになっている。たとえば生物学、物理学、数学のどの科学も、それ自体の内部に、しばしば互いのコミュニケーションの障壁となるような、重大な文化的相違を含み込んでいる。数学の場合であれば、純粋数学と情報科学の分裂がそうであるし、物理学で言えば、固体物理学と高エネルギー物理学、宇宙物理学のあいだの分裂がそうである。

同様に、神経系の科学においても、クロード・ベルナールが『実験医学序説』(1878) のなかですでに、解剖学と生理学を対比させていた。デュ・ボワ＝レイモン、ヘルムホルツ、ベルンシュタインらは、神経組織の電気的特性を特権化した。神経系の薬理学と生化学は同時に発展したが、平行線をたどっている。驚いたことに、それほど古い分裂が今日でもまだ生き残っているのである。特殊な技術を用いたり、特徴的な概念や固有のボキャブラリーを使ったりすることで、こうした分裂の悪化が助長されてきた。

1970年代に神経系の科学が飛躍的に進歩したことによって、静かな革命が起こり、学問領域のヘゲモニーが破られ、一挙に統一化が図られた。統合的な神経科学の登場によって、実際に脳化学、分子生物学、神経生理学、実験心理学、情報科学など、既存の多くの学問領域が協力することが求められたのだ。しかしながら、主要な部分では統一的であろうとしながらも、異なるサブカルチャーの価値体系の争いが依然として続いている。

そんなわけで、つい最近まで、電気生理学は電気信号を記述するのに電圧、伝導、容量などの言葉を用いるにとどまり、生化学、とりわけタンパク質に言及することは非常に稀だった[2]。伝統的に、自分自身の手で記録をつける研究者しか評価されてこなかったし、理論的な解釈よりはむしろ経験的なデータが重んじられてきた。逆に、分子生物学や生化学は共同研究を促進し、より広範

な技術を利用して、より直接的に大量のデータに対峙して、主には分子レベルでの、構造と機能の関係を的確に把握することを目指してきた。分子生物学には、その初期に多くの物理学者が関与したことの影響もあってか、ア・プリオリな理論的思弁もその研究の伝統の一部をなしてきたのである。1950年代のバーナード・カッツとデヴィッド・ナッハマンゾーンの対立は、サブカルチャー間の大きな抗争の一つを表している。前者にとっては、電気信号の解釈はイオンの流れと電気回路について語れば十分であったのに対して、後者は、生体電子工学的現象の完全な理解には、それに加えて生化学や分子のデータが必要だとした。同じ1950年代に、ジョン・エックルス卿が、中枢神経系におけるニューロン間の信号伝達について、「完全に電気的」であるとしていたのを、電気的であると同時に化学的であるとする考え方に「転向」したことで大いに物議をかもした。この話は、今日でもまだ根強く存続している電気的サブカルチャー（ドライ）と化学的サブカルチャー（ウエット）のあいだの対立のムードを示すものである[3]。

　ここで挙げたのはほんの一例で、そうしたことはほかにもたくさんある。事実は明らかで、科学の世界は均質な研究者の一団でもなければ、唯一の思想だけが栄えている一つの軍団のようなものと考えることもできないということである。それとはまったく逆に、さまざまに相違する意見を持つ個人と、民族文化的伝統や強力な経済力、国際社会を横断している明らかに政治的な圧力など、いくつもの束縛の重みのあいだで揺れ動く諸勢力との、複雑なネットワークなのである。

モデルの必要性

　研究プロジェクトを進めるのに必要な場所と財源、設備、知的枠組を備えた研究所に科学者が入るとき、その科学者が若ければなおさら、非常に強力な社会的文化的な力のネットワークに一挙に組み込まれることになる。学校や大学での教育、最初の研究指導者と交わす議論、研究制度のなかで初めてする経験、通っている大学の環境や研究所、研究者仲間たち、そのすべてが科学者の中に深い痕跡を残す。そうした痕跡は、家庭環境や母語、あるいは一般的に人間社会を特徴づける規範や価値の体系にもある程度匹敵するほどの、文化的特異性

を示す。若い科学者は、非常に早くから、多くの場合その偶然的性格を意識することなく、ある種の科学的サブカルチャーの後発生的「刻印」を打たれる。別の言葉で言えば、ピエール・ブルデューの言う特定のハビトゥスをたちまちにして身につけるということである。ここでは私はこれを「科学的ハビトゥス」と形容したい。特定の研究所に入るという単純な事実だけで、すでにそれは強力なアンガージュマンなのである。そうしたことから、アンドレ・ルヴォフは私的な会話のなかで次のように言っていた。自分の将来についてよく考えている若い研究者に一番必要なことは、ちょうどよい時期にちょうどよい研究所でちょうどよい指導教授を選ぶことだ！

今日では、ベーコンのやり方にならって、厳密に経験的な方法だけを採用し、あらゆる先入見を免れて事実を厳密に分析するにとどまると主張できる科学者は一人もいない。科学者が自ら従っていると感じる後発生的束縛はどこにでもついてまわる。先ほど述べた文化的刻印には、ある場合には懐古趣味の、またある場合には極端に急進的な暗黙の理論的枠組も加わる。こうした「イデオロギー的」背景は、たいていは意識空間の外にある、長期記憶の中に沈澱し、推測の円滑な作用を準備することを暗黙のうちに助けている。この「投射的様式」はカントやコント、パストゥールの考え方に確かに一致している。彼らによれば、暗黙の理論、およびそれに結びついた概念がないところには、観察もない。私の考えでは、科学の過程には一つの重要な段階があって、それはこの暗黙の理論を明確に理論化する段階である。

私たちの多くは、理解したいと考える現実の「モデル」を実際に器用仕事でつくりあげている。このモデルは吟味すべき対象または現象の、最小で、一貫していて、矛盾がなく、可能であれば数学的な表象であると定義することができる[4]。このようなモデルはどのように構築されるのだろうか。フランス人の数学者アダマールは、数学の作業のなかで、「準備[5]」と彼が呼ぶ最初の段階を区別している。それは、ポワンカレが「無意識を支配する」ために払った努力、あるいはアラン・コンヌが「明確な思考対象に集中する」または「地ならしすることで自分の思考を集中させる」ために払った努力に対応している。私の考えでは、「無意識を支配する」ことは、提起された問題と直接、間接に関係のある長期記憶の資料体を参照することである。明確な思考対象に集中することは、ラカトスが「研究プログラム」と呼んだものに対応しているかもしれない。

すなわちそれは、解決すべき具体的問題が形をなしてゆくことであり、補助金申請の書類に標準的な表現が見られるような、多かれ少なかれ明確化されている理論の一つを中心の「堅い核」にしながら組織されるのである[7]。それが準備の段階の明確な特徴の第一であり、当初の意図が、この段階からすでに科学者の脳の活動にこっそりと働きかける、公的な組織または私企業が行使する政治的・経済的な力によって課される束縛と混ざりあう段階なのである。

いずれにしろ、科学者の注意は明確な一つの問題に向けられ、続く段階、すなわちアダマールが「孵化」と呼んだ段階を準備する意志的枠組が創り出される。この段階では、科学者の意識の作業空間は、過渡的な心的対象に努力が傾けられる。すなわち「前－表象」が組み合わせ的、反復的に産み出される。この過程に一片の偶然が入りこみ、それによって要素の組織化に新しいもの、思いがけないものが導入されることになる。そうしたある種の発明は、偶然の性質を持っているので、「遺伝的」突然変異に匹敵するほどである。しかしもちろんここでは、後発生的な性質を持った突然変異である[8]。またしばしば、科学者はわざと「よそ見」をし、「問題自体とはア・プリオリにはまったく関連のない付随的な問題を検討する」。科学者は思考のまっすぐな道筋から外れ、その問題にとっては縁のない領域に侵入し、曲がり、迂回し、進路を変える……そして最終的には目標を達成するのである[9]。神経生物学の観点からは、こうした認知上の放浪が作業空間の長い軸索を持ったニューロンを動員し、位相空間的に異なる処理区域に位置するほかのニューロンとのあいだに連結を築く。このようにして予期しない関係、「突飛な」内的表象、「自然に反する」心的キマイラ……などが創造されることがある。想像力が作用しているということだ。

科学者の最も独創的な考えが、夢のなかで閃光や稲妻とともに浮んだという逸話がたくさん語られている。そのうち最もよく知られているのはオットー・レーヴィの逸話だ。レーヴィは、シナプスの化学的伝達の図式を夢のなかで思いついたと語っていた。またケクレがベンゼン分子には環状構造があることを思いついたのも同様である。こうした主観的な物語は、その正確さを批判的に検証したほうがよいけれども——「記憶錯誤」がア・ポステリオリに混入することは避けられない——、夢が心的な「多様性の発生装置」の作動を促し、互いに遠く離れ、関係がないような表象同士を偶然に結びつけるのは本当である

らしい。眠りの「逆説的」活動によって、表象のダーウィン的進化の途上に、目覚めたときにニューロンの作業空間に介入してくる過剰な「変異能力」が導入されるようである。

　分散した無意識の記憶や現在の感覚与件を集合的に結びあわせる下書き、図式、過渡的前‐表象は、内的制御の対象となる必要がある。暗黙の、しかし活発な自己評価が、意識の作業空間において作用している。前‐表象の器用仕事は、ねらいをつけている科学的計画、入手できるデータ、生得のものにせよ後発生的なものにせよ、科学者の脳の中に実際に現前している概念構造に直面する。脳の既存の組織が、認知作用や洗練された言語の働きを通して前‐表象の生成に制限を課しているのはありそうなことだ。使われている言語に固有の言葉、考慮されている知識領域ですでに練り上げられている「後発生的規則」もまた、同様に活発な役割を果している。数多くの暗中模索を経て、形式的な規則の新たな観察や新たな組み合わせの機会に、前‐表象全体のある種の「結晶化」が起こり、それが意識の作業空間を満たす。まさにこのとき、それに先だって脳内に一瞬のうちにばらまかれた諸要素が、一挙に互いに関係を結ぶ。これこそが、アダマールが数学的創造について語った「ひらめき」である。ポワンカレの言った美の感覚は、アイデアが「うまくいっている」見通し、「鍵が錠前を開ける」見通し、包括的な図式がきちんと機能する見通し、さまざまな要素がしかるべき場所に一挙に位置づけられながら首尾一貫しているという見通しに対応していることなのかもしれない。そうであるならば、この現象の内的知覚は、おそらく脳全体の規模で非常に強力な報酬効果を引きおこす、新しさと調和の感覚というふうに言い表される。ポワンカレが幾多の数学者と同様、いくらか隠喩的に「美」を基準にしていることについては、多くの数学者はその起源をほとんどわかってはいないとしても、いささか考察に値する。類推が現実のもので、共通の特徴がこのレベルで「真」「善」「美」を統合するということがありうるかもしれない。意識空間における表象の連関の力学は、すでに言及したように、一つの「メロディー」に喩えられるだろう。別々のプロセスで並行して動員される各「音符」は、最終的に「和音」となるまで作業空間のなかでしばらくのあいだ「オンライン」であり続ける。アンドレ・ジョリヴェは作曲を教育するにあたって、メロディーの質を「試験する」ために、それを和音のようにピアノで一度に鳴らしてみることを奨めていた。ある文が意味を

第8章　科学は人間中心主義の一つなのだろうか　　　　　　　　　　251

持つとき、あるいは意味を持たないとき、あるメロディーが調性に収まっているとき、あるいは調性から外れているとき[10]、それぞれに対応する電気生理学的相関物が記録されてもいる（P600波）。「理性」の連関、「さまざまな形態の」メロディー、「行動規則」の議論は、内的共鳴を通して、すなわちルネサンスの建築家アルベルティが諸部分の一致（コーンセーンスス・パルティウム）と呼んだもの、あるいは画家のアンリ・マティスが「全体のハーモニー」と呼んだものに呼応する組織され充満する知覚を通して試されるだろう。心的表象と外界の対象との、あるいは心的対象相互の調和は、科学的想像力に対して批判的に働く。それは、芸術創造にとっての音または形態、あるいは言葉のメロディーの共鳴や、社会集団のなかで個人の仮説的な行動規則を「公共の利益」に調和させることと同様である。こうした調和をとることに介入してくる自己評価と内的報酬のメカニズムは、いまだに非常に多くの謎に満ちている。しかし、それらは科学的創造において、またあるモデルの「リアリズム」についての内的評価において、決定的な役割を果しているだろう。とにかく、そのような「知的報酬」への欲求と、それを手に入れるために巻き込まれる闘いも、科学者にとって重要な動機付けになるのであり、このことから、研究者の好奇心や競争力の本質的な動力源ともなるのである。

　ポワンカレは科学研究はただ「ひらめき」だけに満足するものではないと強調する。実際、錯覚や妄想、あるいは「神話的思考」や、一見したところ真実に見える誤った観念についてはどう考えればよいのだろうか。過去数世紀のあいだ、どれほど多くのすぐれた数学者たちがフェルマーの定理を解いたと思いこんだことだろう。どれほど多くの化学者が賢者の石を発見したと思いこんだことだろう。どれほど多くの薬理学者が何にでも効く万能薬（テリアカ）を発見したと思いこんだことだろう。このことから、アダマールが要求している「検証」という最後の段階が必要になってくる。それは非常に骨の折れることかもしれない。一時的な錯乱あるいは評価の誤りがあったのではないかという強迫観念がいつでもついてまわる。実際、推測を論証に変えるには、かなりの合理化の作業が必要となる。試行錯誤を繰り返す補足的な一連の模索、自己評価、推論、演繹などが、批判に耐えうる合理的なモデルを構築し、その首尾一貫性を試験するために必要なのである。

　いずれにしても、こうした否定的でさえある内的経験は、科学者の創造的な

作業にとって非常に大きな重要性を持っている。そうした経験は、科学の出版物にはほとんど報告されていないし、数学者たち、あるいは研究者一般の学界からは徹底的に排除されている。それは人間の水準では伝達不可能な想像的な神の数字（マテーシス・ディウィーナ）との対話を大切にするためなのだ。しかしながら、そうした内的経験はたとえ不幸なものであろうとも、そして不幸なものであればなおさらそうなのだが、うまくゆけば新たな概念を導き、さらに世界の全体的な見方や考え方に変化をもたらしてくれるのだ。

　前に述べたように、自分のモデルが間違っているかもしれないという危険が、実験作業や解釈の自由、そしてとりわけ科学共同体における自分の名声に重くのしかかる枷となるだろうと考えて、慎重にも理論を暗黙の状態に保ち、公にしない科学者もいる。あるいは別の研究者は、特に物理学で、そして次第に生物学でも、いまだにデカルト的な理想主義的合理主義に執着し、形式的なモデルを構築することに徹底的にこだわっている。たとえば神経科学では、モデルを利用しようとする研究の伝統が複数ある。古典的に、しかしそれとは異なったやり方だが、電気生理学者はデータ分析を評価し、モデルはア・ポステリオリなもの、実験データにきわめて「密着した」ものを評価する。逆に分子生物学や生物物理学では、学習[11]や認知[12]や意識[13]といった、総合的な神経生物学的メカニズムを対象としながら、もっと野心的にア・プリオリな理論について思索する習慣がある。

　私の見方では、ア・プリオリな形式的モデルの利点は間違える危険を補って余りある。ウィスコンシン・カード・ソーティング・テストのような認知課題に伴うニューロンのメカニズムを例に挙げてみよう[14]。この課題は周知のように、前頭葉損傷を検査するために神経学者のあいだで非常によく使われている。似たような課題を実施するサルについては、基本的には神経生理学的、あるいは薬理学的な実験データが豊富に手に入る。そうした情報を「一緒にして」、ニューロン・ネットワークと行動を統合するような理論的図式を作ることは当を得たことであるように当時思われていた。最初の段階で、この課題を実現するのに必要なニューロン構造の最小の要素が定義された。すなわち複数のレベルにまたがって互いに接合された組織の階層的ネットワーク、ニューロン・ネットワークの中で多様性を発生させる装置、選択を通じて学習に介在する報酬システムなどである。第二段階は形式的モデルの特質をシミュレーションの「実

第 8 章 科学は人間中心主義の一つなのだろうか 253

験」によって試験し、システムの「行動」を検証することが対象とされた。そこではこのモデル（たとえば分子モデルやニューロンモデル）の現実的な性格が証明され、このことによりモデルが予言することと実験データとを比較することが容易になった。モデルの単純さが真理の基準となるわけではないが、それはそのモデルを有効な方法で評価するためには必要なことである。最終段階では、形式的なニューロン・ネットワークに「損傷」を加えて、その結果起こる行動と、本当の損傷が患者の行動にもたらしている結果とを突き合わせることができる。この点について、ニューロンモデルの選択的な損傷が、人間の前頭前野皮質が損傷する事故によって観察される行動と同じ、病理学的な行動（誤りへの固執、不注意など）を引き起こすことが注目される。モデルはその構想においては、「還元主義的な」手続を通じて獲得された、断片的で分散的な知識の諸要素を統合する。モデルが「うまく機能する」かどうか、シミュレーション実験によって試験をすることは、それがたとえ仮想的な実験であっても、手続を完成させてそのモデルの妥当性、すなわち研究されている対象なり現象なりをそのモデルが再構築できるという重要な証となる。

　モデルの数学化は現実を効率よく把握させてくれるという事実に加えて、その形式主義に固有の生成する力に由来する、もう一つのポジティブな側面がある。純粋数学の場合、数学的理論が先行する理論から体系的に構築されることは明らかである。生物学の対象や過程をモデル化する際にも、しばしば同様のことが言える。たとえばマカロックとピッツが「人工ニューロン」を記述したときの基礎的な形式主義は、非常に多くのニューロン・ネットワークの数学的なモデルを起源としている[15]。この点に関して、後発生的規則が、モデルの生成力とその進化的連関において決定的な役割を果しているのである。それは、過去の歴史を通じて効果的であると認められている手続を厳格に選択することによって、新たな「操作子」を大規模に動員して、脳の反復的結合的特質をさらに豊かなものにする。そこから非常に際だった「思考の体系」が結果する。

　一方、言語の方も科学的モデルの形成において本質的な役割を果している。ウィーン学派の論理実証主義は、すでに 20 世紀初頭から言語の重要性を強調していた。その一員であったルドルフ・カルナップは、科学の論理の言説は、ほとんど言語の論理的統語法の命題でしかないとさえ言い得たほどである。カルナップに従うなら、科学的言説は、認知神経科学の観点からは何の特別な特

徴も持たないことになる。それは、生得の装置と、子どもの脳が言語を習得するあいだに後発生的に選択された言語の統語規則を活用するしかなくなる。しかしゴットロープ・フレーゲやほかの多くの数学者たちはこの立場に与しない。フレーゲらにとって、数学の根本をなす論理規則は、逆に「第三世界」、すなわちプラトン的形相の世界の一部である。私の意見では、証明するにはまだほど遠いけれども、そのような公準をなしですますことができるはずである。最もつつましい仮説（第4章）は、そうした規則が、長期記憶のなかで意味論や象徴的表象と共存している生得的あるいは後発生的な、限定された「操作子」群を形成するというものである。

モデルの限界

　要約するならば、モデルとは、組織され、首尾一貫した、最小の、矛盾のない、心的対象の全体であると考えることができる。つまり、理論や観察、進行中の実験、同時に社会的な諸力といった、非常に開かれた文脈のなかで、科学的な謎を解決することをめざす一つの「命題」あるいは複数の命題のからみあった全体のことである。しかしながらモデルは、数学的形式のように最も形式化されて書かれた表現がそうであるように、脳の表象の範疇に属している。それは特定の種類の「物理的」事物であり、極端に洗練され、特別厳密な選択に由来している。心的対象の「実体」は、（一般に）それが差し向けられている外界の事物や過程とは異なる。それは、神経インパルスの時空間的配分、シナプスの性能、放電の閾値の「メロディー」の形、あるいはむしろ「和音」の形で、つまり神経ネットワークに配置された安定した分子の痕跡がつくる「星座」の形で現れる。デカルトに立ち戻って考えれば、この物質的組織、思考、物思う物質の極端な洗練は、物理的事物すなわち延長を備えた物質とは異なる実質を備えているように見えたということもありうる。しかしそれはまったく本当ではない。二元性はどこにもないのだ。唯一の同じ物質が問題なのであり、ただそれが時間的にも空間的にも極端に異なる組織の状態にあるだけだ。ついでに言っておけば、証拠はないものの、若いデカルト自身が密かに物理主義者の観点を共有していたということはあり得ないことではない[16]。

　その結果、科学的なモデルあるいはアルゴリズムについては、それらがいか

に完璧で十全なもののように見えようとも、またそれらが長大な後発生的歴史を備えていても、あるいはそれらが複数の心的選択の対象となってきたとしても、そうしたものが外的現実の網羅的記述を提供してくれると期待することはできない。モデルは、それがいかに完璧なものであろうとも、それが関わる対象あるいは過程と混同されてはならない。数学者や物理学者は、しばしば自分たちの数学的モデルが世界の現実を記述する際に「常軌を逸したほどの有効性」を持っていると言う。それはときには数学的理論と物理的対象との区別を消し去る傾向があるほどであり、さらに、そうしたモデルを成功裏に産み出すために科学共同体が実現してきたあらゆる「心的努力」も忘れ去られるほどである。

　メンデルの法則を例に採ろう。この法則は、遺伝的に決定される「形質」（たとえばエンドウマメの花の色）が、世代から世代へとどのように伝えられるかということに関して、厳密に記述している。しかし、この「アルゴリズム」は、いかなる場合においても、遺伝的決定因子の基礎にあるその特質を網羅的な形で説明することはない。染色体の役割が発見されたのはもっと後のことだし（モーガン）、同様に染色体を主に構成するDNAの発見（エーヴリー、マクロード、マッカーティ）も、DNA分子の二重らせん状の三次元組織の発見（ワトソン、クリック）も、さらに後のことである。こうした発見は、遺伝のメカニズムの理解に本質的な知識をもたらしてくれた。しかし、こうした大きな発見のどれも、メンデルの法則に完璧に一致しはするが、この法則から生まれたわけではない。メンデルの法則は遺伝の物質的基盤の現実を、いずれにしても汲み尽くすことはできないのである。

　私の意見では、モデルは「心的な道具」に過ぎないと考えるべきだ。それは大雑把な図式、外的現実のニューロンによる近似的具現化である。モデルはいずれは棄てられ、修正されるべき運命にある、過渡的な装置である。なかには幸いにも時に抗して残るものもあるが、それはそのモデルがほかのものよりも適切で、実り豊かなものだったからである。科学は必要から「還元主義」である——そして本書もこの法則を免れてはいない——が、還元主義は表象されたものの内容を対象とすることはない。還元主義はむしろ現実を理解可能で伝達可能な形で記述する一つの方法であるが、それでもやはり非常に面倒ではある。現実の把握においては言語を使用するという単純な事実をもってしても、還元主義的でない科学的アプローチなど存在しないだろう。

2. 実験

　観察による感覚的データと理論的なモデルとが一致したからと言って、それだけでそのモデルの妥当性が決まるわけではない。科学的モデルや理論が自然を問題にするものである以上、その内的関係の一覧表が合理的であるだけでも、あるいはそれが一貫していたり美しかったりするだけでも十分ではない。
　デカルトにとっては重要なことであった純粋に知的なアプローチを越えて、直接に現実に介入する必要があるように思われる。別の言葉で言えば、実験はモデルの「リアリズム」を試すために行なわれなければならない。記憶と、「身体内」実験と呼ぶことのできる現在の知覚とからなる内的世界は、外界に対する作用を選択し組織するために自由に使えるようになる。『確実性の問題』のなかでウィトゲンシュタインは、確実性と知識とを区別している。ウィトゲンシュタインにとっては、ある命題が真であるならば、その確実性は「見る」こと以上のものとなる。確実性を獲得するためには、世界に「働きかける」必要がある。自然科学において、実験なしに確実性に達することができるとは考えられない。それはとりわけ生物科学の場合には真理である。理論と実験のあいだを往復する絶え間ないバレーだけが、何らかの「確実性」に至る希望を与えることができるのである。
　実験というものは、一定の重要な条件下でなければあり得ない。第一の条件は、モデルの形式的な予測と、考察される対象または現象の「変数」と「観察可能な」特徴を具体的に関係づけることである。必ずしも容易なタスクでなくてもよいが、世界に対する作用を「定量化」すること、すなわち測定するためには、それが必要不可欠である。この点を示すのに私は一つの例を挙げたいと思う。この例は、二つの理由で私たちに直接関係している。まずそれは、バクテリアの調整酵素と転写因子、それに神経伝達物質の受容体によって操作されるシグナル変換の基本的なメカニズムを対象としている。次にそれは、前章でとりあげた「習得的」モデルと「選択的」モデルの区別を改めて検証する。ただし今回は、最も基礎的なレベルで、すなわち分子レベルでこれを検討する。問題は以下の通り。小さな分子が特定の結合部位に定着したときに、生物学的

第8章　科学は人間中心主義の一つなのだろうか　　　257

な反応を引き起こす。たとえばアセチルコリンなど神経伝達物質が、非常に大きな膜タンパク質にくっついたときにイオンチャネルが開かれる。ここには二つの可能性が考えられる[17]。一つには、タンパク質分子は蠟の塊のようにあらゆるものに順応することができるという可能性である。この場合、神経伝達物質の結合がコンフォーメーション変化を「引き起こし」、結合構造に「順応」することによって二次的にイオンチャネルが開かれる。もう一つの可能性としては、タンパク質は逆にリジッドな物体で、内部に鍵穴のような機構を備えていて、あるいは不活性状態（結合親和力が低い――チャネルは閉じる）、あるいは活性状態（結合親和力が高い――チャネルが開く）という、裏返しの平衡状態に自ずからなることができる。この場合、神経伝達物質は最も高い親和力を示し、したがってチャネルが開いている状態を保つのだが、それはその状態を「選択」しているのである。ここで生物学者に次のような問いが提起される。一つの実験でこの二つの図式を区別するにはどうすればよいのだろうか。二つのモデルを区別するものは、アセチルコリンの結合と、タンパク質分子のコンフォーメーション（状態）との関係のレベルに存在するという考え方が提案され、数学的な形で表現されもした。「ラマルク的」なモデルは、この二つを重ね合わせる。「ダーウィン的」なモデルは、状態関数と結合関数を違うものとする。このことから、タンパク質に固有の構造（コンフォーメーション変化）に関わるものと、調整信号の結合に関わるものを、「観察可能なもの」のなかで区別することができるような実験を想像してみる必要が出てくる。調整酵素に関して実施された初期の研究で、この区別がいささかも曖昧なところなく証明された[18]。アセチルコリンの受容体の場合には、神経伝達物質が存在しなくてもチャネルが開くことができることが観察されたが、それによってこのシステムについては選択的モデルの妥当性が確認された。適切な観察可能量を導入したことが、習得と選択のあいだの区別にとって決定的な役割を果したのだ[19]。

　第二の条件は、もちろん測定技術、測定方法、測定道具の進歩である。それによってとりわけ把握することが困難な現実を「可視化」するために、新しい観察可能量を用いることができるようになる。生物学、そしてとりわけ神経科学は、新しい観察技術を用いてこの点に関して大きな進歩を遂げたし、またそれを実現し続けてもいる。例はいくらでもある。たとえばガラス製の微小電極

の発明から、光学顕微鏡、電子顕微鏡まで。そのあいだには磁気共鳴画像法の方法があり、遺伝子工学技術が大きな衝撃をもたらしたことは言うまでもない。

条件の最後は、実験の本質的な局面に関わる。すなわち、観察または測定の再現性である。それは当然のことだ。しかし、この条件はどれほど必要ではあっても、とりわけ生物科学においては実現することがなかなか難しいのである。実際、測定の「厳密性」は生物学的現象の「変数」に必ずしも適合しない。「確率論的」構成要素の生起が、研究すべき過程の全体を統合する部分でありうる[20]。たとえば神経終末から神経伝達物質が放出されることがそれに当たる。数多くの試行を繰り返した結果を全体的に見れば、規則性があることは明らかであるとしても、ある特定の出来事の生起は、必ずしも確実性をもって予測することができない。だから、この規則性を抽出し、分散したデータ全体のなかに「構造」を浮かび上がらせるためには、統計的手法に訴える必要がある。統計的手法はある事実を証明しようとするときに、ただ批判的な役割を果すだけになることもありうる。実際、医学においてはたとえば病気の診断のために統計的手法は不可欠のものとして介在している[21]。統計的手法を実際の結果のように利用することに対して、一般の理解はあまり得られてはいない。医学や獣医学の問題についての情報や予防に関して出会うある種の困難が、これによって説明できる。プリオンや口蹄疫などの病気にかかった家畜を予防的に屠殺したときのことは記憶に新しい例である。もう一つ、病理学的発症の深刻度の例を挙げることができる。これはその深刻度が遺伝的な変質に由来する場合、たとえば子どもの遺伝的背景や育つ環境に応じて深刻になるというような例である。

脳の可変性という中心的な問題にとりかかるとき、困難はさらに大きなものとなるように思われる。すでに見たように、神経接合の後発生的進歩は、クローンや一卵性双子など、遺伝的に同一の個体でもかなり異なる組織を生じさせることがある。異なる個体は、同じタスクを実施したり、同じ問題を解決しようとするときに、それぞれ異なる「接合戦略」に訴えることができる。したがって、戦略に基づこうが基づくまいが、ニューロンの隠れた機構を理解するためには個々のケースを検討することが決め手となる。

実験は、世界の把握を進展させるために理論的モデルとその予測を試験することに役立つが、同時にそれとはまったく異なる性質の、もう一つ別の役割も果している。実験はその途中で、モデルが予期しなかったような新しい偶発的

な観察記録に属する迂回を記録するのだ。この種の偶発的な観察記録は、現代科学の始まりから非常によく知られている。たとえば、ペニシリンの抗生物質作用を発見した有名なフレミングの例が思い出される。このことから、他人の目をひくような発見によって科学が進歩してきたかのような間違った考え方が広く流布することになる。確かに偶発的な観察記録が進行中の研究に根本的な結果を生じさせることはありうる。しかし、そのような変化は、研究者がその頭の中に、理論と実験、そしてすでに堅固に確立された知識とからなるネットワークを周到に組織していなければ、気づくこともできないだろう。たとえその研究者がそのことを完全には自覚していないにしてもだ！「偶然は、周到な精神にしか微笑んでくれない」とパストゥールは言ったことがある。それでも世界中で数千人の科学者が研究所で行なっている作業は、すなわち多数のアイデア、モデル、失敗例、成功例、実験、新しい観察記録などが、新しい研究プログラムを産み出したり、またほかのプログラムを廃棄させたりしているのだ。研究活動の進化的力学は大変印象的である。

　実験はさらに別の重要な機能も持っている。それは意味の幻想を乗り越えさせてくれる機能であり、また理論的な合理化の先へ行く機能である。すなわち実験は、同じ一つの対象を研究するために、起源がどうあれ、手に入るかぎりの概念、方法、技術を利用するように促すのである。したがって実験によって、学問領域間の文化的障壁が乗り越えられるよう促される。互いに「文化的に」独立した方法によって得られた結果が一致するとき、それは真理の付加的な基準となる。

　そのうえ、非常に異なる工学の組み合わせによって、研究している対象や過程の新たな局面を発見することができるし、場合によってはある組織のレベルから別のレベルへ偶発的に移行することもありうる。たとえば、タンパク質の構造研究に、X線回折による結晶学的方法を適用したことによって、それまで予想もされなかった、タンパク質を構成する基本要素、すなわちアミノ酸の空間的構成が明らかになった（第1章参照）。同様に結晶学的技術は、DNAの二重らせん構造の解明にも直接的に寄与した。

　最近では、情報科学の方法が、データ——とりわけ実験データ——の収集と処理に革命をもたらしている。それは、知識の歴史のなかで、文字の発明に匹敵するぐらいの重要性を持っている。情報工学によって、膨大なデータベース

にあっという間にアクセスすることが可能となり、知識の統合、比較、標準化もできるようになった。こうした方法は、ヒトゲノムの配列データの探究などには特に適している。それによって、人口全体のレベルで言えば、たとえば糖尿病のような病気の遺伝的傾向を定義できるだろうし、個人レベルで言えば、「遺伝的プロフィール」を作ればカルテがより完全なものになるだろう。もうすでに、「サイバー空間の医者」だとか「サイバー空間の患者」だとかについて話されるようになっているのだろうか。そうした医者は無限の知識を持つだろうし、患者のほうは数秒間待てば、自分の生物学的類型や個人的既往症にふさわしい治療を、「真に」効果的な治療を受けることができるわけだ。そういうこともあり得ないことではない。

　もっと一般的には、実験の進歩は理論的考察や観察と共同で、とりわけ自然科学において、私たちの脳と外的現実との対応をより緊密に関係づけることに寄与してきた。そしてこのことによって、私たちは次第によく世界を把握できるようになってきたのである。実験の方法は、検証手続を発展させたり、漸近法と試行錯誤によって世界に働きかけ、世界の現実を暴き、ますます適切な——ということは真実の——世界の現実の表象を構築する研究者の潜在能力を、かなり増大させてきた。私たちの世界の理解に客観性を求める探究はいまも進行中である。ここに至って私たちは、研究者の個人的な考察を特に考慮に入れるようになった。

3. 真理と科学共同体

　個人としての研究者は、科学の計画において、不可欠な役割を果している。彼らはときに象牙の塔のなかにとどまっているが、しかし多くの場合もっと公的な場に姿を見せ、誇示してさえいる。それは自分の個人的な貢献を強調するためでもあり、また研究に欠かせない財政支援を求めてのことでもある。いずれにしても、個人レベルで知識を獲得するこの手順を利用するだけで、あれほど必要な客観性に達するのに十分かどうか自問してみることはできる。科学の歴史は天才や高名な学者が名前を連ねる系統樹の形で表されると思っている人が多い。研究所の壁にも、この系統樹にアカデミックな栄誉のうち目立つもの

を下に書き加えて掲示されているのをしばしば目にする。これこそメディアや科学者によって、またそれだけでなく研究に財政支援をしている機構やさまざまな賞や栄誉を授けるアカデミーや委員会によってもつくりあげられている、安易な社会的構築物の典型である。

　実際の科学研究や科学研究の歴史は、もっと複雑であると同時にもっと散文的である。知識の進歩は、孤立した誰か偉大な人物によるよりはむしろ、「科学共同体」と呼ばれるものを形成している多くの当事者が共有する共同の努力の結果である。私たちは、ニュートンが書いたとかいう巨人に肩車された小人ではない。そうではなくて、非常にたくさんの小人に肩車された小人なのである。この観点からすると、職業的科学者の人口は、17世紀から19世紀までと、私たちの時代とを比べると、かなり変わってきている。たとえば、米国実験生物学会連合のメンバーは1920年に469人を越えたのに対して、1998―1999年度には5万6469人になっていて、百倍以上増加している。会員数は11年ごとに2倍ずつ増えた。これは必ずしも、必要な制度改革の結果生じたことでもなければ、研究に対する判断や研究に注ぎ込まれる財政支援が進化した結果というわけでもない[22]。

個人の弱さ、ネットワークの力

　科学研究では個人の証言に基づくものが数多いとしても、科学研究はそれだけに基づいているわけではない。これについてはすでに、社会的コミュニケーションをめぐって長々と論じた(第4章)。錯覚、幻覚、再現不可能な偶発的観察、解釈の誤り、意識的にせよ無意識的にせよデータの改竄（さらには捏造）など。科学者の数が非常に多いだけに、日常的に科学者につきまとうそうした現象も多くなる。しかも、研究に対する影響力を次第に増してきた経済的圧力が、しばしば「純粋科学」の知的好奇心(アペティートゥス・ノスケンディー)の方向をねじ曲げて、同僚や組織機構から公式に認めてもらうための野蛮な競争に駆り立てる。しかしそれこそが、財政支援を保証するものなのだ。

　科学者の後発生的歴史、その個人的、政治的、宗教的アンガージュマン、科学の制度が科学者に課す圧力による社会的ストレス、理論的省察や実験作業が要求するとりわけ困難な努力に精力的に気持ちを注ぐことなど、こうした要素

はすべて、個人的貢献の客観性に影響をもたらしうる。科学共同体は、アイデアや発見がかけめぐるなかで、それらを絶えず自分のものにしたり廃棄したりする環境に息づいている。客観性に到達するためには、真に自分ときっぱり縁を切る必要がある。科学の世界では、人のレベルでも制度のレベルでも、リベラリズムと個人主義に後押しされているという考えが広く流布しているという見方に反して、研究作業が極度に個人化されて、より高い客観性の追求と両立しなくなっている。客観性の追求は、それとは反対に、研究者自身の作業によって動機付けられている研究者にとっては難しい試練である、「非個人化」、自己からの脱却を必要とする。真理の探究は、どうしても研究者の共同体に移行する必要がある。しかしながら、知識が獲得され、それが科学共同体レベルで同僚たちに認められるメカニズムを社会学的に分析する作業は、まだその緒に就いたばかりなのだ。

　研究者の孤立とその広がる「エゴ」を断ち切るために日常的にできる実践の第一は共同研究である。組になった科学者が非常に大きな成果をあげることは、自然科学では珍しくない事実だ。たとえばピエール・キュリーとマリー・キュリー、ジェームズ・ワトソンとフランシス・クリック、リタ・レーヴィ＝モンタルチーニとヴィクトール・ハンバーガー、マイケル・ブラウンとジョー・ゴールドスタイン、デヴィッド・ヒューベルとトーステン・ウィーゼル、ギュンター・ブローベルとデヴィッド・サバティーニ、フランソワ・ジャコブとジャック・モノー、その他いくらでも挙げることができる。共同で練り上げられたアイデアや緊密な関係を結びながら共有した数々の体験のおかげで、主観性の残留要素をよりやすく棄てることができ、個々の作業空間を共有化することで、モデル構築と実験によるテストおよび批判的解釈の結合過程を豊かなものにすることができる。より実践的な面では、大学における教育の責任と、次第に重くなってきている技術的な制約（この点に関してはたとえばゲノム計画や脳の画像化計画のことを考えてみればよい）から、最も多くの場合は5～6人の、しかしなかには50人以上になるときもある研究チームを構成することがほとんど義務のようになってきている。しかも、共同研究は相補的な学問領域の結集も促してくれるという長所を持っている。異なるサブカルチャーを識別することに役立つ制約についてはすでに述べた。そうしたサブカルチャーのそれぞれの内部では、理論的枠組の重み（物理学でよくある）や、専門化した工学の重

第8章　科学は人間中心主義の一つなのだろうか　　　　263

み（電気生理学や磁気共鳴画像法）が、変革を遅らせていることもありうる。ただしすでに述べたように、複数のサブカルチャーが、最も多いのはその境界線で、融合しているのであれば話は別である。

　過去の例を見ると、異なるサブカルチャー出身の研究者が共同研究をするために接触したときに、重大な進歩が達成されている。生物学の最近の歴史における非常に重要ないくつもの成果が、それを物語っている。たとえばDNAの分子構造の発見は、結晶学、生化学、遺伝学をそれぞれ専門とする研究者たちが融合して達成されたのである。同様に、それまでばらばらだった遺伝学、生化学、バクテリアの生理学が集まったことによって、遺伝子の発現を調整する基本的なメカニズムが発見され、オペロン説に至ったのである[23]。異なるサブカルチャーを持つ研究者同士がこのように成功裏に出会った結果、しばしば、ある事物や現象の全体的把握によって「世界の見方」が新しいものに進化してきた。さらにまた、どんな「専門家」も一人では到達することができそうもないような新たなサブカルチャー——たとえば分子生物学のような——が、旧来のサブカルチャーを併合しながらそれに取って代わって発展するということもしばしばあった。

　こうした例は、科学の進歩を構想する可能な一つの方法を示している。すなわち、研究チームの内部での、また研究チーム同士の相互作用によって、共同と競争によって絶えず拡張する、ある種の「脳間認知」ネットワークが形成されるのである。新たな分化、かつてない類縁関係が、「旧来の対象を打ち砕き、また別なものを構築する[24]」ものとして現れる。ネットワークの内部で生じる結合関係は、多くの場合過渡的なものである。しかしときに「始動装置」が産み出されることがある。「特異点」が形成されるのだ。つまり絶えず進化している脳間認知ネットワークのなかに、解決すべき問題の把握への非線形的な転移が生じるのである。それは、その内容が観察によるものなのか、あるいは逆に、むしろ理論や想像に由来するものなのかによって、「発見」と呼ばれたり「発明」と呼ばれたりする。アダマールが「ひらめき」と呼んだものが突然現れるのは、それは確かに個人の脳のなかになのだが、表象や概念、観点が個体同士の間で分配され交換されることを通してなのである。個人の脳は、社会的な次元を認識していなかったのだし、相互に作用している脳のあいだの社会的次元が持っている性質を認識することもなかったのだ。ここへきて、共同で作業し

ている研究チームや研究者の共同体によって、「知的報酬」が「間主観」的に共有される。個人の排他的な報酬を犠牲にして実現するこの報酬の共有は、変革のスピードを速めるために必要な代償であるだけでなく、知識の客観化に不可欠な「自己からの脱却」のためにも支払われるべき対価なのである。発見や発明の単数的で個人的な性質は、もはや唯一の脳に属するものではなく、相互に作用している作業空間のネットワークに属するものであり、このネットワークを共有化することによって、脳の間の非線形的な「連結」が可能となるのである。

　進化するネットワークとして働くというこの考え方によって、科学的知識の発展の最も独特な特徴の一つを説明することも可能になる。すなわちそれは、進歩の条件でもある累積的性質を持つということである。この観点から言えば、科学共同体レベルでの真理を求める闘いは、神話的思考、宗教的瞑想、政治的議論といったものからは根本的に区別されるのである。

科学の論争と知識の普遍性

　科学的な接触で満ちあふれたこのネットワークの至るところで、理論のレベルでも実験の面でも、共同的かつ競争的交流が進展する。科学の国際的な共同体のなかで、モデル、データ、解釈が、模倣（あるいは無意識の模倣）を通して互いにぶつかりあい、競争を通じてそれぞれが隣接モデルをつくり出そうとし、また変革によってほかのモデルを批判しようと努める。つまり各自が隣のモデルよりも優れた新しいモデルを提出しようとすることが、とりわけ重要である。全般的な懐疑主義にとどまるよりも、むしろ世界規模で正当かつ公的な批判を発する自由は、その時から真理への闘いに不可欠な要素となる。「ネットワークの」この論争のおかげで、最もよく適合するモデルが生き残ることができる。あるいは少なくとも、競合関係にある理論に対して、許容可能なレベルがどれほどか量的に定義して示すことにはなる[25]。確かに科学共同体レベルでは、真理の探究はしばしば非科学的な束縛と対立する。国際的なレベルで研究の特許と財政支援を取り付けるための容赦ない競争が物語っているように、経済的な力の重みは明らかである。もっと目につかない束縛もある。たとえば国家的な指向や経済的な利害が常に現れる科学雑誌の編集上の選択や、国内レ

第 8 章 科学は人間中心主義の一つなのだろうか 265

ベルでも国際レベルでもこっそりと現れる圧力団体とその遂行者の政治権力などである。それでも同じ目標に向かって異なる理論的、実験的アプローチを結集させることは、ある一つの表象を改変したり廃棄したり、それを別の表象に取り代えたりする能力と同様に、私たちが自分自身の認知的構造に囚われているわけではないことを示している。それとはまったく逆で、地球規模のアゴラで繰り広げられる議論においては、理論と事実は容赦なくテストされる。妥当性が認められれば、遅かれ早かれそうした表象は発明者のもとを離れ、独立したものとなり、ある種の自律性を身につける。経験的な知覚からの脱却であると同時に科学者の「自我」からの脱却である、この二重の脱却、そして自律的であると同時に匿名的である地位の獲得が、科学性の基準となるのだと言うこともできそうである。

　こうした表象は、書かれたメディアや電子的メディアを通じて、また国際的なセミナーや国際会議の機会を通して、世界中の脳から脳へと伝播してゆく。科学的表象[26]の、あるいは「自己複製する同一のもの[27]」の、世界規模に広がるこの「伝染病」は、科学的知識に固有の特徴、すなわちその本物の普遍性の源泉である。真理を受け容れさせるには、教皇もアーヤットラー［シーア派の宗教指導者の称号］も社長も独裁者も、上位の権威はなにも必要ない。逆に、真理への到達は、思考の自由と、人類の活動のなかではほかに同等のものが何もない妥当性の要請とともに世界中で進展してゆく。科学的知識のこの集合的な自由検証は、その参加者の要請として、頻繁に（そしてときに苦しい）意見の変更を求められる。たとえときには意見を変えるのに多くの時間がかかったとしても、証拠が提出され、証明の質さえ認められれば、妥当性のない命題は棄てられる。これこそが科学共同体のメンタリティの注目すべき現象なのだが、これはほかのどんな思考の共同体のメンタリティとも根本的に異なっている。すなわち、必ずしもすべての意見が同等に尊重されるわけではないのだ！　誤りが証明された観点は、たちまち関心を失う。フェルマーの定理や燃素（フロギストン）の存在に関する誤った証明など、もう誰も話題にしないというわけだ。

　だからと言って、この自由が人類史上どんな人間社会でも受け容れられてきたというわけではない。逆に、ガリレイからダーウィンまで、胚の起源となる細胞に手を加えることから治療のためのクローン作製まで、科学の進歩と軌を一にする世界と人間自身の概念の変化によって引き起こされる暴力的な対立の

例は数多い。それと同じように、旧ソ連のルイセンコ学説や米国の創造説は、生物学における研究の自由の障壁となるイデオロギー的、政治的勢力の権力を表している。脳に関する研究の発展の当然の結果として、不滅の魂という考え方を棄てなければならないことになるが、そうすることは、西洋の伝統において、少なくともコペルニクス的転回と同じだけの重要性を持つ、世界と人間に関する私たちの概念の転覆につながるのだと断言しよう。

工学の飛躍的進歩

いかに限定された範囲内のことであろうとも、その問題に関するほかの専門家と一緒になって、「絶対的な」真理に到達したと断言する権利はどの科学者にもない。科学においては「真理の栄光」は存在しない。逆に、「確立した」理論に関わるのと同じように事実にも関わる「組織された懐疑主義」は、科学的探究を尊重し、フランシス・ベーコンなら言ったであろう「尊厳」を与える。それによって科学的探究は、ほかの人間の活動、とりわけ「『真理』の啓示」を称賛するような活動よりも上位に位置づけられる。誤謬、幻想、非合理と絶えず闘うこの闘いから、科学研究を破壊の過程、さらには自己破壊の過程であるかのように結論づけることは決してあってはならない。第一に、常に刷新される批判の波は「知識の堆積物」を沈澱させてゆき、この堆積物は蓄積され、堅固になり、数世紀にわたって安定した状態で存続するからである。地球が丸くて太陽のまわりを回っているとか、DNA は遺伝の基礎となる材料であるというような事実を真面目になって疑うような人は、今日では一人もいないだろう。徐々に堆積してゆく理論や事実が、しっかりと基礎のつくられた安定した建物を創り上げるのである。第二に、知的好奇心や科学の創造性は、モデルや事実の総体が問題とされたときには、新たなモデルが出現してただちに科学共同体によってテストされるほどであるからだ。科学の世界は驚くほどの創造力を備えている。真理への闘いは休みなく続く知識の進歩のための闘いなのである。

第三に、科学は工学の発達を、人類のために豊かにし、増殖させるからである。その上、工学の応用は科学的知識のうちでどれが真理であるかをテストする最も明快な方法であるし、さらにそれは、科学共同体を社会から隔てている溝を

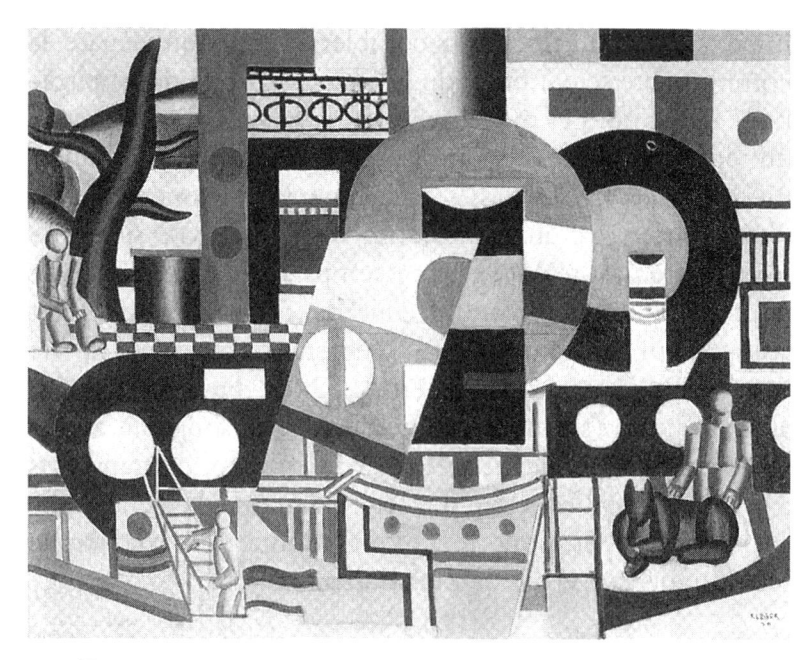

第 8 章　科学は人間中心主義の一つなのだろうか　　267

図 55　フェルナン・レジェ『タグボート』1920 年、グルノーブル美術館。
　この絵は、均整のとれた快活で楽天的なビジョンのもと、機械に統合される人間の美しさを称揚している。

埋める役割も果している。過去数世紀にわたって、人間の生活条件を改善し健康を増進してきた、基礎科学の技術的、産業的応用の一覧表は膨大なものになる。19 世紀まで生活条件を遡って考えるとなると、遠すぎて思いもよらないほどである。二つだけ例を挙げよう。18 世紀の子どもの死亡率は 30 パーセントであったのに対して、今日では 1 パーセント以下である。1872 年のフランスにおける平均寿命は 43 歳であったのに対して、今日では 79 歳である。飢餓や重篤な伝染病があるのに、いま、電気や電話、高速の移動手段なしの生活をだれが考えられるだろうか。技術的応用の効果によって、科学研究は最も人間的な表情を持つのである（図 55）。

4. 科学と良き人生

　しかしながら、科学や技術の進歩は、人類に多大な利益をもたらしたにもかかわらず、必ずしも良くは思われない。あまり穏健とは言えない、ときに暴力的ですらある批判が、技術または今では「科学技術」と呼ばれているものに対してわき起こる。技術には、自己増殖現象の効果によりそれを創った者の手を逃れる自律性と、経済勢力に結びつく絆とが備わっているとされるのである。ジャン゠ジャック・ルソー以来、技術が最終的に全体主義的で反人間的なものにさえなってしまうのではないかと懸念する者が大勢いた[28]。新しい科学的表象の統合が困難であることを反映して、工学の旺盛な進歩は心配を引き起こし、疎外感をかき立てるのだ。科学的知識が人類の苦痛に対して、占いや祈祷よりは効果的な解決をもたらすことは疑う余地がない。だからと言って治療法が技術を放棄することにはならない。それとは逆に治療法は、世界と同位相にある文化がもっと進歩するところに存する。

　しかし問題になるのはどのような世界なのか。この章の冒頭で引用したルネ・カサンは、19世紀以降、ヨーロッパおよび世界が経験した悲劇的な出来事を意識していた。とりわけ、科学や技術がその目的をねじ曲げられて、大量殺戮に用いられたことである。しかしながら、物理学者、化学者、微生物学者によって発明された破壊の方法の規模が大きいことを除けば、新しいものは何もないのである。打製石器の発明から鉄の利用へ、火を手なずけることからダイナマイトを作るまで、人間は数世紀のあいだずっと、研究による発見を破壊的な目的という新たな方向へ組織的に導いてきた。「死の科学」は、人間の苦しみを軽減し、その幸福に貢献することを第一の目標とする「生の科学」を犠牲にして発展してきた。軍拡競争は科学と技術の進歩を日々少しずつ余分に活用する。すなわち、「マーガレットの花びら占い」（あるいはむしろ首狩り族）という発想だったのが、多数の抗生物質に抵抗することによってバクテリアが系統的に発達して毒性を身につけたとする発想になる。「文明への不安」というものが存在するのだ。

　今日までのところ、その影響はそれほど重くはないが、あらゆる工学の変革、

あらゆる産業の発達によって、人類の健康や環境、生活の質だけでなく生存自体にさえもたらされる危険は深刻である。人類は自然に抗して身を守らなければならなかったというその起源を知らず、工学の発達による世界規模での副次的な危険は、いまや人類が自然界をその破壊から保護する必要があるほどである。

　すでに述べたように、科学研究の第一の動機は、知識の獲得であり、その真実性は世界規模で測られる。しかしながらそうした研究の恩恵は、「人類全体」のレベルで平等に分配されているというのからはほど遠い。10億人以上の人が保健サービスを利用することも、初等教育を受けることもできないでいるのだから、計算違いも甚だしい。それよりもっと悲劇的なのは、チベットやアフガニスタン、チェチェン、パレスチナといった地球上で最も貧しい住民たちから募った敵に向け世界で最も洗練された武器が使用されているということだ。研究自体の面でも、人間をテーマとする研究と言いながら、最も恵まれない人びと、研究の恩恵も優先的に直ちに受けるということはないと思われる人びとを犠牲にして研究が遂行されるという傾向も、依然として非常に大きい。人間の扱いにおけるこうした世界規模での不平等がどんな原因によるのかは、科学研究自体のレベルで研究するまでもない。誰もが知っているように、その原因は経済的、政治的なものであり、主に、世界の中にあって国家の統制を免れた部分に存する。何の拘束も統制もない地球規模の市場における経済の競争力は、いかなる人間的考慮にも勝っているのだ。

　私の考えでは、科学研究の価値にほかならない人間性と平和という価値を裏切っていると思われるこうした進化は、どうしたらひっくり返すことを期待できるだろうか。シモンドンが第一の方向づけを示唆してくれている。すなわち、科学と工学に関する私たちの表象を刷新し、再構築することである。それは日常生活にもっと適合するような、科学と工学の表象を想定しているのである。そしてそのことから、18世紀にディドロとダランベールが『百科全書』で成し遂げた努力にも匹敵するほど膨大な、情報、教育、文化受容の努力を想定しているのである[29]。この新しい文化は、普遍的で宗教とは無縁で、さまざまな人間の共同体に著しく関係している、あるいはそれに固有の信仰やイデオロギーから独立したものでなければならない。この文化は危険と恩恵を評価するために公衆と絶え間なく対話をかわし、そして何よりも、政治的または宗教的

勢力の権力が世界レベルでどれほどのものであろうとも、それが流布している信仰と想像の産物を批判的に評価することを求めるだろう。

ジャック・ブーヴレスが強調しているように、今日の合理主義者たちは、定期的に非難される類の専政について言い訳することもなく、実際にはもう長いことマイナーで防衛的な立場を守らされてきている。神話や伝説は、100年前よりいまの時代のほうがおそらくもっと広まっている。神の祈り、聖書やコーランにかけての誓い、悪に対抗する善の十字軍、星占い、薬効のある分子を含まない薬品をわざと飲むこと、悪魔祓い、魔女祓い……。これらは自称「文明化されている」国の政治的言説の中や社会的実践のなかで大きな位置を占めている。

この悲劇的な文脈のなかで、私たちは緊急に、新しいものに、そして絶えず変化している技術の領域の権力に適合するような、これまでにない象徴システムを発明する必要がある。私たちはとりわけ、自然と技術、普遍的なものと個別的なもののあいだの関係を再検討する必要があるだろう。「人権」、さらに特定するなら「生命への権利（特に健康と生殖への権利）、情報に対する権利、思想の伝達に対する権利、人間の移動の自由に対する権利」、思想の自由の一部をなす研究の自由の「着想、内容、発展、尊重の実践には、科学が大きな部分を占めている」というルネ・カサンの言葉を私はすでに引用した。「科学のモデル」を、物理学、化学、生物学の世界における真理を探究するために有効に適用することができるのだから、これを社会にも有効に適用することができるはずだとどうして考えないのだろう。神経科学や認知科学ももちろん含むような、正しく統合された一つの「人間」の科学は、社会的表象、信仰や風習の後発生的な性質、それらの選択、伝播、拡大、消滅を扱い、私たちが私たち自身を「改造」し、さらなる平和や正義、そして私たちの社会のなかの調和、社会のあいだの調和を存続させるために、かなり役に立つことになるだろう。

「新たな、そしてより平和的な」文化への希望について語りながら、カサンは、科学研究は「人の、そして緊急の場合には集団の、権利、基本的自由、人間の尊厳」よりも上位にあってはならないという考え方にしっかり根ざしている。そのような意味で、カサンは法が、識者や法曹からなる組織の諮問を受けたあとで、条文を発布すべきだと示唆していた。そんなわけで多数の倫理委員会が誕生し、それ以来世界中で発展してきたのである。世界規模ではいまだに

第 8 章　科学は人間中心主義の一つなのだろうか　　271

曖昧な倫理委員会を検討するときが来たのではないだろうか[30]。

　いささか冒険的なこの提案は、とにかく世界の多文化的文脈における、建設的で肯定的な歩みを想定している。社会慣習や宗教上の信仰の違いは、いわば言語の違いにやや類似している。倫理問題に関する文化間の対話は、それに先立つ、歴史、地理的状況、哲学的および宗教的伝統の違いを考慮に入れるような「翻訳」の歩みのなかで、漸進的に進展してゆくことができるはずである。このことから、肯定的な倫理の議論——ハバーマスの言葉によれば「理想的な発話の状態」——が産み出されるだろう。そしてその議論のなかで関係者は、「他の参加者も全員受け容れることが可能であるという条件で、それぞれの参加者にとって受け容れることのできる言葉で」自分の意見を表明する。政治家によって創られ、その内部で政策が進展してゆく機関や制度が、それ自体多元的である限り、論争は、開かれた、多元的なやり方で進展してゆく。その目ざすところは物理学的または生物学的世界の現実を可視化し、理解できるものにすることだけではない。関係している社会集団が万人に望まれる良き人生に達することが可能となるような生活条件、欲望、信仰……要するに、その社会集団の精神状態の現実を明らかにし、理解することも目的なのだ。

　倫理計画の意図は、科学、とりわけ生物学と医学が個人や社会に対して提供するものと、人間の存在とその肉体、またその個体の自由に対する尊重とを両立させることにある。それは、現在ある立場を定義するだけでは満足せず——最も多くの場合、あい矛盾する——、共通の計画を前進させる。私が以前、ポール・リクールとそれについて議論したように、正しい一致への到達は、一致が人間本来の性質に特有で、人類の存続だけでなく個人の生命と社会のそれとのより調和的な関係にとっても不可欠な、「道徳性の共通の基盤」を明らかにしてくれる限りにおいて、起こりうることである。

　人はすべて脳を持ち、脳の機能的構造の大原則が、種の、すなわち人類のさまざまな代表者たちの総体に共通であることは、疑う余地もない。種は、それが産み出す道徳規範の源泉に存する。人間は単に合理的な存在であるだけではない。同時に社会的な種にも属しているのである。人間はその人間性(フーマニタース)が刻印されている特異な痕跡を持っている。すなわち、推論し、意識の作業空間のなかで創造するだけでなく、他者に知や欲求を付与し、そして最後に共感や、暴力の抑制などのような「道徳的」感情を感じる生得的な能力のことである。また

人間は、すでに見たように「学習本能」に恵まれ、文化的な刻印を受け、「社会的な」記憶と同様個人的な記憶を蓄え、そしてそれを想起する傾向がある。道徳的規範は、文化的、歴史的文脈に結びついた「後発生的」形成における倫理に対する傾向のこうした共通基盤の特異な表現であると見なせばよいだろうか。

私たちの社会的、文化的歴史の特定の時期における倫理計画をめぐる議論は、民主的な方法で社会の総体が参加して、生体臨床医学が問題になる場合には研究者にも、市民にも、患者にも受け容れ可能な規則を入念につくりあげることを求める。結局、「人類家族」の健康と幸福については、国家の間に文化の壁をつくるべき理由は何もない。国家は恣意的で偶発的で、マーサ・ナスバウムが言うように、道徳的な価値が欠けていることはまったく明らかなのであるから！

倫理に関する議論は、この限りにおいて、科学研究の世界で優位にある議論に実際似ているところがないだろうか。真理の狙いは尊敬、個人の幸福、そしてとりわけ公益の狙いによって豊かにならないだろうか。1789年の人権宣言から1948年の人権宣言までに、ハーグ国際法廷から国際刑事裁判所とローマ条約までに、進歩はなかったのだろうか。自由で論証された普遍主義の議論の科学的モデルは、常に進歩している。そのモデルは、普遍的倫理の考察を洗練するための着想の源泉ではないだろうか。

世界的レベルでの「唯一の生命倫理的思想」の危険は、とりわけフランスの隣のアングロ＝サクソンの国で、この種の計画に反する形でしばしば言及されてきた。カントは、『永久平和論』(1795)のなかで、すでに一つの「世界国家」を創設することがいかに困難であるか強調していた。もし創設されても、それは地球規模の専制政治と、絶えざる内戦によって引き裂かれた不安定な帝国とのあいだを往ったり来たりするばかりだろう。しかしながら、物理学、化学、情報科学、生体臨床医学、人文科学を含む科学倫理国際諮問委員会は、何らかの権力を持つ唯一の世界的な民主的機関、すなわち国連のもとに設置されなければ、効力を発揮できないだろう[31]。そのような委員会は確かに諮問委員会的なものとなるだろう。しかしそれは、国内の倫理委員会からの提訴を受け付けることもありうるだろう。さらにまた、世界レベルで問われるべき倫理的問題について、そうすることを望む市民は誰でもこの委員会に提訴することができ

るようになるかもしれない。この委員会は、ただの宣言のようなものではもはやなくて、私たちの地球が苦しんでいる数多くの倫理的問題を対象とする、特定の勧告を発することもありうるだろう。

　反論しがたいように思われる倫理的義務でも、それがどんな文化、哲学、宗教に属していようとも、やはりそれについて議論する余地はある。そうしたリストは限定的なものにはならない。そこに含まれるものを例として挙げるならば、たとえば軍備競争と攻撃兵器の研究を即時停止すること、地球上の全人類の苦しみを取りのぞき、全人類の健康を増進し、その生活条件を改善するために、研究成果を地球上の全人類へ分配すること（ブラックアフリカにおける抗エイズ薬のことが、例としては記憶に新しい）、研究に参加する人全員がその研究にはっきりと同意すること、人間の基本的権利と個人（あるいは集団）の人間性が尊重されること。ここに挙げたのは、これから構築すべきプログラムのために、常識的な示唆を少ししたまでである。

結　論

　本書を通じて、脳の機能を「客観化すること」の可能性、知識の獲得、そして言語によるコミュニケーションについて私は議論をかき立てるように努めてきた。しかし倫理と芸術活動における間主観的なコミュニケーションについてのよりいっそう深化した分析は、これから書かれる書き物に残しておいた。最良の科学モデルといえども現実の徹底的な記述をすることには決してならない。私たちの心的表象の内的な物理学は、単純化された縮小モデルのかたちでは、外的な物理学の特徴の選択しか表さない。すでにギリシャ人が言っていたように、科学的真理については複数の考え方が存在する。それにもかかわらず、客観的な知識のための戦いは、首尾一貫した、堅固な、そして大きな射程を持つ複数の世界観を私たちに提供し、その世界観が効果的な予測や予言を産み出している。ヒトゲノムの解読のあと、科学研究によって私たちは今日、個人のレベルにおいても社会のレベルにおいても、脳とその機能をよりよく理解することができるという希望を持つことができる。伝統的に精神や超越や非物質的なものの領域に属していたものすべてが、物質化され、標本化されつつあり、言わばただ単に人間化されつつある。それは「人間」の死なのだろうか。そんなことはない、まったく反対のことなのだ。私はむしろそこに生命力の驚くべき酵母があると見ている。

　人間と人間性についてより正しい知識を得ることによって、個人的な経験の多様性やさまざまに異なる文化の豊かさやそれぞれの文化が持っている世界の捉え方の多様性を価値あるものにすることができるだろう。このような知は、種の進化の結果として一つの同じ社会的種に属するもう一人の自己自身として他者を認めることに基づいた寛容や相互尊重を促進することになるだろう。そ

れはまた、人間の遺伝形質の限界の内部で、脳が意識の評価と創造性という並はずれた性質を持っていること、それゆえ人類は脳によって「正当な制度の中で、他者とともに、また他者のために、よき人生[1]」に到達することができるような未来を創り出すことが可能になることも示すことになるだろう。また、より多くの幸福に達するだろうと期待することにしよう。ディドロとともに、「唯一持続可能な喜びは、客観的な知識のなかにある、しかも常にそうである[2]」と言えないだろうか。

注

序

1 R. Descartes, *Traité de l' Homme*, Paris, Gallimard, Bibl. de la Pléiade, 1953, p. 844.

第1章

1 Gaston Bachelard, *Le Matérialisme rationnel*, Paris, PUF, 1953, p.20.
2 *Ibid.*, p.10.
3 *Ibid.*, p.8-9.
4 *Ibid.*, p.3.
5 *Ibid.*
6 *Ibid.*, p.9.
7 *Ibid.*
8 *Ibid.*, p.10.
9 *Ibid.*, p.3.
10 Voltaire, *Correspondance I*, Paris, Gallimard, coll.《La Pléiade》, 1978, p.447.
11 D. Diderot, *Le Rêve de d' Alembert*, Paris, LGF, 1990, p.70.（『ダランベールの夢』岩波文庫）
12 F. J. Gall, *Sur les fonctions du cerveau et sur celles de chacune de ses parties*, Paris, Baillière, 6 vol., 1822-1825.
13 K. Brodman, *Vergleichende Lokalisationslehre der Groshirnrinde*, Leipzig, Barth, 1909.
14 J. Fodor, *La Modularité de l'esprit*, Paris, Éditions de Minuit, 1983.
15 B. J. Baars, *A Cognitive Theory of Consiousness*, Cambridge, Cambridge University Press, 1988.

16 M. M. Mesulam, 《From sensation to cognition》, *Brain*, 121, 1998, p.1013-1052.
17 G. Bachelard, *op.cit.*, p.19-20.
18 E. Kandel *et al.*, *op.cit.*
19 E. Nimchinsky *et al.*, 《A neuronal morphologic type unique to humans and great apes》, *Proc. Nat. Acad. Sc. USA*, 96, 1999, p.5268-5273.
20 C. Léna *et al.*, 《Diversity and distribution of nicotinic acetylcholine receptors in the locus ceruleus neurons》, *Proc. Nat. Acad. Sci. USA*, 96, 1999, p.12126-12131.
21 J.-P. Changeux, 《Concluding remarks on the 'singularity' of nerve cells and its ontogenesis》, *Prog. Brain Res.*, 58, 1983, p.465-478 ; P. Somogyi, 《Salient Features of synaptic organization in the cerebral cortex》, *Brain Res. Rev.*, 1998, p.113-115.
22 J. Eccles, *The Physiology of Synapses*, Berlin, Springer-Verlag, 1964.
23 J. Morais-Cabral *et al.*, 《Energetic optimization of ion conduction rate by the K^+ selectivity filter》, *Nature*, 414, 2001, p.37-42.
24 J. Eccles, *op. cit.*
25 T. Hökfelt *et al.*, 《Peptidergic neurons》, *Nature*, 284, 1980, p.515-521.
26 J.-P. Changeux et S. Edelstein, 《Allosteric receptors after 30 years》, *Neuron*, 21, 1998, p.959-980.
27 *Ibid.*; J. Monod, J. Wyman et J.-P. Changeux, 《On the nature of allosteric transitions: a plausible model》, *J. Mol. Biol.*, 12, 1965, p. 88-118 ; M. Perutz, 《Mechanisms of cooperativity and allosteric regulation in proteins》, *Quarterly Rev. of Biophys.*, 22, 1989, p.139-236.
28 M. Zigmond *et al.*, *op.cit.*
29 A. Berthox, *Le Sens du mouvement*, Paris, Éditions Odile Jacob, 1997.
30 J.-P. Changeux, *L'Homme neuronal*, Paris, Fayard, 1983.[新谷昌弘訳『ニューロン人間』みすず書房]
31 M. Berridge et P. E. Rapp, 《A comparative survey of the function, mechanisms, and control of cellurar oscillations》, *J. Expl. Biol.*, 81, 1979, p.217-280.
32 W. Preyer, *Spezielle Physiologie des Embryos*, Leipzig, L. Fernau, Grieben, 1885.
33 K. Ripley et R. Provine, 《Neural correlates of embryonic reality in the chick》, *Brain Res.*, 45, 1972, p.127-134.
34 R. Bergstrom, 《Electrical parameters of the Brain during ontogeny》, *Brain and Early Behavior*, R. J. Robinson éd. New York, Academic Press, 1969, p. 15-42.
35 H. Berger, 《Über das Electoenkephalogram des Menschen》, I, in *Archiv für Psychiatrie und Nervenkrankheiten*, 87, 1929, p.527-570 ; M. Bears *et al.*, *op.cit.*, 2000.
36 M. Bears *et al.*, *op.cit.*
37 J.-P. Changeux et S. Dehaene, 《Neuronal models of cognitive functions》, *Cognition*, 33, 1989, p.63-109.

38   *Ibid.*
39   M. Bears *et al., op. cit.*; S. Zeki, *A Vision of the Brain*, Oxford, Blackwell, 1993.
40   T. Preuss et J. Kaas, 《Human brain evolution》, in M. Zigmond *et al., op.cit.*
41   T. Fuster, *The Prefrontal Cortex*, New York, Raven Press, 1989.
42   R. Lorente de Nó, 《Analysis of the activity of the chains of internuncial neurons》, *J. Neurophysiol.*, 1, 1938, p.207-244 ; J. Fulton, *The Physiology of the Nervous System*, Londres, Oxford University Press, 1943 ; W. S. McCulloch, 《A heterachy of values determined by the topology of neurons nets》, *Bull. Math. Biophys.*, 19, 1945, p.89-93.
43   G. Edelman et V. Mountcastle éd., *The Mindful Brain*, Cambridge, Mass., MIT Press, 1978.
44   D. J. Felleman et D. C. Van Essen, 《Distributed hiearchical processing in the primate cerebral cortex》, *Cerebral Cortex*, 1, 1991, p. 1-47.
45   S. Dehaene, M. Kerszberg et J.-P. Changeux, 《A neuronal model of a global workspace in effortful cognitive tasks》, *Proc., Natl. Acad. Sci. USA*, 95, 1998, p. 14529-14534.
46   L. F. Agnati *et al.*, 《Intercellular communication in the brain : wiring vs volume transmission》, *Neuroscience*, 69, 1995, p.711-726.
47   I. Prigogine et D. Kondepudi, *Thermodynamique*, Paris, Éditions Odile Jacob, 1999.
48   E. Pacherie, *Naturaliser l'intentionalité*, Paris, PUF, 1993.
49   D. Laplane et B. Dubois, 《Autoactivation deficit : a basal ganglia related syndrome》, *Movement Disorders*, 16, 2001, p. 810-814.
50   J. Bollack, *Empédocle II*, 《Les origines》, Paris, Gallimard, coll. 《Tel》, 1992.
51   J. H. Jackson, *Selected Writings*, J. Taylor éd., Londres, Hodder and Stroughton, 1932.
52   J. Monod, *Le Hasard et la Nécessité*, Paris, Seuil, 1970. [『偶然と必然』、渡辺格・村上光彦訳、みすず書房、1972年]
53   K. Popper, *La Connaissance objective*, Paris, Flammarion, coll. 《Champs》, 1998.
54   J.-P. Changeux et S. Dehaene, *op.cit.*
55   D. Sperber et D. Wilson, *La Pertinence*, Paris, Éditions de Minuit, 1989.

第2章

1   P. Marler et H. S. Terrace éd., *The Biology of Learning*, Berlin, Springer-Verlag, 1984 ; R. Boakes, *From Darwin to Behaviorism. Psychology and the Minds of Animals*, Cambridge, Cambridge University Press, 1984.
2   E. L. Thorndike, 《Animal intelligence : an experimental study of the associative

processes in animals », *Psychological Rev.*, suppl. n° 8, 1898.
3   E. Kandel et L. Tauc, « Mechanisms of prolonged latersynaptic facilitation », *Nature*, 202, 1964, p. 145-147 ; E. Kandel *et al.*, *Essentials of Neural Science and Behavior*, *op. cit.* ; T. Bliss et T. Lømo, « Long lasting potentiation of synaptic transmission in the dentate area of the anaesthetized rabbit following stimulation of the perforant path », *J. Physiol.*, 232, 1973, p. 331-356.
4   P. Marler et H. S. Terrace, *op. cit.*
5   J.-P. Changeux et A. Danchin, « A selective stabilization of developping synapses as a mechanism for the specification of neuronal networks », *Nature*, 264, 1976, p. 705-712 ; J.-P. Changeux, *L'Homme neuronal*, *op. cit.*
6   R. Boakes, *op. cit.*
7   P. Marler et H. S. Terrace, *op. cit.*
8   D. Denton *et al.*, « Correlation of regional cerebral blood flow and change of plasma sodium concentration during genesis and satiation of thirst », *Proc. Natl. Acad. Sci. USA*, 96, 1999, p. 5304-5309.
9   J.-D. Vincent, *Biologie des passions*, Paris, Éditions Odile Jacob, 1986, et *La Chair et le Diable*, Paris, Éditions Odile Jacob, 1996.
10 J. Olds, « Self-stimulation of the brain », *Science*, 17, 1958, p. 315-324.
11 G. Di Chiara, « Drug addiction as dopamine-dependent associative learning disorder », *Europ. J. Pharmacol.*, 375, 1999, p. 13-30.
12 *Ibid.*
13 G. Koob et M. Le Moal, « Drug abuse : hedonic homeostatic dysregulation », *Science*, 278, 1997, p. 52-58.
14 M. J. Keopp *et al.*, « Evidence for striatal release during a video game », *Nature*, 393, 1998, p. 266-268.
15 W. Schultz et A. Dickinson, « Neuronal coding of prediction errors », *Annu. Rev. Neurosci.*, 23, 2000, p. 473-500.
16 F. Dretske, *Naturalizing the Mind*, Cambridge, Mass., MIT Press, 1995.
17 R. McCarthy et E. K. Warrington, *Cognitive Neuropsycholgy : a Clinical Introduction*, San Diego, Academic Press, 1990.
18 *Ibid.*
19 R. Vandenberghe *et al.*, « Functional anatomy of a common semantic system for words and pictures », *Nature*, 383, 1996, p. 254-256.
20 L. Chao *et al.*, « Attribute-based neural substrates in temporal cortex for perceiving and knowing about objects », *Nature Neuroscience*, 2, 1999, p. 913-919
21 *Ibid.*
22 F. Pulvemüler, « Hebb's concept of cell assemblies and the psychophysiology of

word processing》, *Psychophysiology*, 33, 1996, p. 317-333.
23 D. A. Allport, 《Distributed memory, modular systems and dysphasia》, *Current Perspectives in Dysphasia*, S. K. Newman et R. Epstein éd., Edimbourg, Churchill Livington, 1985.
24 R. McCarthy et E. K. Warrington, *op. cit.* ; T. Shallice, *From Neuropsychology to Mental Structure*, Cambridge, Cambridge University Press, 1988.
25 A. Roskies, 《The binding problem》, *Neuron*, 24, 1999, p. 7-125.
26 D. Hebb, *The Organization of Behavior*, New York, Wiley, 1949.
27 M. Abeles, *Corticonics, Neuronal Circuits of the Cerebral Cortex*, Cambridge, Cambridge University Press, 1991 ; C. M. Gray *et al.*, 《Oscillatory responses in cat visual cortex exhibit inter-columnar synchronisation which reflects global stimulus properties》, *Nature*, 338, 1989, p. 334-337 ; W. Singer et C. M. Gray, 《Visual feature integration and the temporal correlation hypothesis》, *Annu. Rev. Neurosci.*, 18, 1995, p. 555-586 ; F. Varela *et al.*, 《The brainweb : phase synchronisation and large scale integration》, *Nature Reviews-Neuroscience*, 2, 2001, p. 229-238.
28 E. Vaada *et al.*, 《Dynamics of neuron al interactions in monkey cortex in relation to behaviorial events》, *Nature*, 273, 1995, p. 515-518.
29 M. Castelo-Branco *et al.*, 《Neural synchrony correlates with surface segregation rules》, *Nature*, 405, 2000, p. 685-689.
30 M. Shalden et A. Movshon, 《Synchrony unbound : a critical evaluation of the temporal binding hypothesis》, *Neuron*, 24, 1999, p. 67-77.
31 J.-P. Changeux, *L' Homme neuronal, op. cit.* [邦訳『ニューロン人間』]
32 A. Arieli *et al.*, 《Coherent spatiotemporal patterns of ongoing activity revealed by real-time optical imaging coupled with single-unit recording in the cat visual cortex》, *J. Neurophysiol.*, 73, 1995, p. 2072-2093.
33 *Ibid.*
34 M. Tsdoyks *et al.*, 《Linking spontaneous activity of single cortical neurons and the underlying functional architecture》, *Science*, 286, 1999, p. 1943-1946.
35 J.-P. Changeux, *L' Homme neuronal*, Paris, Fayard, 1983.
36 I. Pavolv, *Le Travail des glandes digestives*, Saint-Pétersbourg, Kushneroff, 1987 ; E. Kandel *et al.*, *Essentials of Neural Science and Behavior*, Stamford, Conn., Appleton and Lange, 1995 ; P. Churchland et T. Sejnowski, *The Computational Brain*, Cambridge, Mass., Bradford-MIT Press, 1992.
37 J.-P. Changeux, *L' Homme neuronal*, Paris, Fayard, 1983 ; J.-P. Changeux et S. Dehaene, 《Hierachical neuronal modeling of cognitive functions : from synaptic transmission to the Tower of London》, *C. R. Acad. Sci. Paris*, 321, 1998, p. 241-247.
38 M. Arbib *et al.*, *Neural Organization : Structure, Function and Dynamics*,

Cambridge, Mass., MIT Press, 1998.
39 J.-P. Changeux, *L'Homme neuronal*, Paris, Fayard, 1983 ; G. M. Edelman, *Neural Darwinism*, New York, Basic Books, 1987.
40 D. S. Faber et H. Korn, *Neurobiology of the Mauthner Cell*, New York, Raven Press, 1978.
41 D. Hansel et H. Sompolinsky, 《Synchronisation and computation in a chaotic neural network》, *Phys. Rev. Lett.*, 68, 1992, p. 718-721 ; P. Faure et H. Korn, 《A nonrandom dynamic component in the synaptic nois of a central neuron》, *Proc. Natl. Acad. Sci. USA*, 94, 1997, p. 6506-6511.
42 S. Dehaene et J.-P. Changeux , 《Development of elementary numerical abilities : a neuronal model》, *J. Cognitive Neurosci.*, 5, 1989, p. 390-407.
43 O. Sporns *et al.*, 《Reentrant signaling among simulated neuronal group leads to coherency in their oscillatory activity》, *Proc. Natl. Acad. Sci.*, 88, 1989, p. 7265-7269.
44 M. Tsodyks *et al.*, *op. cit.*
45 J. Fodor et Z. Pylyshyn, 《Connections and cognitive architecture : a critical analysis》, *Cognition*, 28, 1988, p. 3-71.
46 D. A. Allport, *op. cit.* ; R. McCarthy et E. K. Warrington, *op. cit.*
47 J. Kagan, *Des idées reçues en psychologie*, Paris, Éditions Odile Jacob, 2000.
48 Diderot et d'Alembert, article 《Vérité》.
49 J.-P. Changeux, *L'Homme neuronal*, *op. cit.* ; S. Dehaene et J.-P. Changeux, *op. cit.* : S. Dehaene et J.-P. Changeux, 《The Wisconsin card sorting test : theoretical analysis and simulation of a reasoning task in a model neuronal network》, *Cerebral Cortex*, 1, 1991, p. 62-79 ; O. Sporns et G. P. Edelman, 《Modeling perceptual grouping and figure-ground segregation by means of active reentrant connections》, *Proc. Natl. Acad. Sci. USA*, 88, 1991, p. 129-139 ; G. Tononi *et al.*, 《Reentry and the problem of integrating mulitple cortical areas : simulation of dynamic integration in the visual system》, *Cerebral Cortex*, 2, 1992, p. 310-335 ; Y. Miyashita et T. Hayashi, 《Neural representation of visual objects : encoding and top-down activation》, *Current Opinion in Neurobiology*, 10, 2000, p. 187-194.
50 S. Dehaene, J.-P. Changeux et J.-P. Nadal, 《Neural networks that learn temporal sequences by selection》, *Proc. Natl. Acad. Sci. USA*, 84, 1987, p. 2727-2731.
51 S. R. Quartz et T. J. Sejnowski, 《The neural basis of cognitive development : a constructivist manifesto》, *Behav. Brain Sci.*, 20, 1997, p. 537-556.
52 J. Fodor, *La Modularité de l'esprit*, Paris, Éditions de Minuit, 1976.
53 M. Johnson *et al.*, *Biology and Cognitive Development. The Case for Face recognition*, Oxford, Blackwell, 1991.
54 S. Dehaene et J.-P. Changeux, 1989, *op. cit.* ; S. Dehaene et J.-P. Changeux, 1991, *op.*

注 283

     cit. ; S. Dehaene et J.-P. Changeux, 《A hierarchical neuronal network for planning behavior》, *Proc. Natl. Acad. Sci. USA*, 94, 1997, p. 13293-13298 ; S. Dehaene, M. Kerszberg et J.-P. Changeux, 《A neuronal model of a global workspace in effortful cognitive tasks》, *op. cit.*

55 C. F. Jacobsen, 《Function of frontal association cortex in primates》, *Arch. Neurol. Psychiatry*, 33, 1935, p. 558-560 ; S. Dehaene et J.-P. Changeux, 1989, 1991, *op. cit.*

56 C. F. Jacobsen, *op. cit.*

57 A. Diamond, 《Difference between adult and infant cognition : is the crucial variable presence or absence of language ?》, *Thought without Language*, Oxford, Clarendon, 1988.

58 N. Herschkowitz *et al.*, 《Neurological bases of behavioral development in the first year》, *Neuropediatrics*, 28, 1997, p. 296-306.

59 S. Dehaene *et al.*, 1998, *op. cit.*

60 J.-P. Changeux et A. Connes, *Matière à penser*, Paris, Éditions Odile Jacob, 1988.［浜名優美訳『考える物質』産業図書］

61 T. Heidmann et J.-P. Changeux, 《Un modèle moléculaire de régulation d'efficacité d'une synapse chimique au niveau postsynaptique》, *C. R. Acad. Sci.* Paris, 295, 1982, p. 665-670 ; S. Dehaene et J.-P. Changeux, 1989, *op. cit.* ; M. R. Picciotto *et al.*, 《Acetylcholine receptors containing beta2-subunit are involved in the reinforcing properties of nicotine》, *Nature*, 391, 1998, p. 173-177.

62 M. R. Picciotto *et al.*, *op. cit.* ; M. Cordero-Erausquin *et al.*, 《Nicotinic function : new perspectives from knockout mice》, *Trends Pharmacol. Sci.*, 21, 2000, p. 211-217.

63 T. Bliss et G. L. Colindridge, 《A synaptic model of memory : long-term potentiation in the hippocampus》, *Nature*, 361, 1993, p. 31-39 ; C. M. Penartz, 《The ascending neuromodulatory systems in learning by reinforcement : comparing computational conjectures with experimental findings》, *Brain Res. Rev.*, 21, 1995, p. 219-245; E. Quinlan *et al.*, 《Bidirectional, experience-dependent regulation of N-methyl D aspartate receptor subunit composition in the rat visual cortex during posnatal development》, *Proc. Natl. Acad. Sci. USA*, 96, 1999, p. 12876-12880 ; C. D. Rittenhouse *et al.*, 《Monocular deprivation induces homosynaptic long-term depression in visual cortex》, *Nature*, 397, 1999, p. 347-350.

64 K. Friston *et al.*, 《Value-dependent selection in the brain : simulation in a synthetic neural model》, *Neuroscience*, 59, 1994, p. 229-243 ; R. S. Sutton et A. G. Barto, *Reinforcement Learning : an Introduction*, Cambridge, Mass., MIT Press, 1998.

65 W. Schultz *et al.*, 《A neural substrate of prediction and reward》, *Science*, 275, 1997, p. 1593-1599.

66 S. Dehaene et J.-P. Changeux, 1991, *op. cit.*

67 R. S. Sutton et A. G. Barto, *op. cit.*
68 S. Dehaene et J.-P. Changeux, 1991 et 1997, *op. cit.*
69 M. Laubach, 《Cortical ensemble activity increasingly predicts behavior outcomes during learning of a motor task》, *Nature*, 405, 2000, p. 567-571.
70 F. Varela *et al.*, *op. cit.*
71 E. Rodriguez *et al.*, 《Perception's shadow : long distance synchronisation of human brain activity》, *Nature*, 397, 1999, p. 430-433.
72 E. Miller et W. Asaad, 《The prefrontal cortex : conjunction and cognition》, *Handbook of Neurophysiology*, 2e éd., vol. 8, *The Frontal Lobes*, Amsterdam, Elsevier Press, 2000 ; Y. Miyashita et T. Hayashi, *op. cit.* ; M. Laubach *et al.*, *op. cit.*
73 S. Kosslyn, G. Ganis et G. Thompson, 《Neural foundations of imagery》, *Nature Reviews-Neuroscience*, 2, 2001, p. 635-642
74 E. Spelke, 《Principles of object perception》, *Cognitive Science*, 14, 1990, p. 29-56.
75 S. Carey, *Conceptual Changes in Childhood*, Cambridge, Mass., MIT Press, 1985.

第3章

1 J. R. Searl, *Le Mystère de la conscience*, Paris, Éditions Odile Jacob, 1999.
2 A. Revonsuo, 《Can functional brain imaging discover consciousness in the brain》, *J. Consciousness Studies*, 8, 2001, p. 3-50.
3 É. B. de Condillac, *Traité des sensations* (1754), Paris, Fayard, 1984.
4 E. Kant, *Anthropologie*, Paris, Vrin, 1994.
5 J.-B. de Lamarck, *Philosophie zoologique*, Paris, Baillière, 1809.
6 H. Spencer, *Principles of Psychology*, 1855.
7 J.-P. Changeux, *L' Homme neuronal*, *op. cit.* ; F. Crick, *L' Hypothèse stupéfiante*, Paris, Plon, 1995 ; G. M. Edelman et G. Tononi, *Comment la matière devient conscience*, Paris, Éditions Odile Jacob, 2001.
8 J. R. Searl, 《Consciousness》, *Ann. Rev. Neurosci.*, 23, 2000, p. 557-578.
9 L. Descarries *et al.*, 《What ? Where? When? How? Why?》, in 《Consciousness at the frontiers of neurosciences》, H. Jasper *et al.*, éd., *Advances in Neurology*, 77, 1998, p. XII-XVI.
10 H. Ey, *La Conscience*, Paris, DDB, 1963.
11 *Ibid.*
12 A. Fessard, *Nervous Integration and Conscious Experience*, Symposium Sainte-Marguerite, Londres, Blackwell, 1954 ; G. M. Edelman et G. Tononi, *op. cit.*
13 S. Gallagher, 《Philosophical conceptions of the self : implications for cognitive

science》, *TINS*, 4, 2000, p. 14-21.
14 P. Ricœur, *Soi-même comme un autre*, Paris, Seuil, 1990.
15 J. Monod, *Le Hasard et la Nécessité, op. cit.*〔モノー『偶然と必然』、渡辺格・村上光彦訳、みすず書房、1972 年〕
16 R. Llinas, *I of the Vortex*, Cambridge, Mass., Bradford-MIT Press, 2001.
17 F. Varela, 《Resonant cell assemblies : a new approach to cognitive functions and neuronal synchrony》, *Biol., Res.*, 28, 1995, p. 81-95.
18 H. Ey, *op. cit.*
19 L. Althusser, *Philosophie et philosophie spontanée des savants*, Paris, Maspéro, 1974.
20 H. Bergson, *Œuvres*, Paris, PUF, 1959 ; J. Taylor, *The Race of Consciousness*, Cambridge, Mass., MIT Press, 1999.
21 J. H. Jackson, *Selected Writings*, New York, Basic Books, 1958.
22 J. Barresi et C. Moore, 《Intentional relation and social understanding》, *Behav., Brain Sc.*, 19, 1996, p. 107-154.
23 P. R. Zelazo et P. D. Zelazo, 《The emergence of consciousness》, in *Consciousness : at the Frontiers of Neuroscience, op. cit.*, 1998.
24 B. J. Baars, *op. cit.*
25 S. Dehaene, M. Kerszberg et J.-P. Changeux, 《A neuronal model of a global workspace in effortful cognitive tasks》, *op. cit.*
26 M. Jouvet, *Le sommeil et le rêve*, Paris, Éditions Odile Jacob, 1992 ; B. Jones, 《The neural basis of consciousness across the sleep-waking cycle》, *Consciousness : at the Frontiers of Neurosciences, op. cit.* ; J. A. Hobson, 《Sleep and dreaming》, *Fundamental Neuroscience*, M. Zigmond *et al.*, éd., 1999, p. 1207-1227 ; T. Paus, 《Functional anatomy of arousal and attention systems in the human brain》, *Prog. Brain Res.*, 126, 2000, p.65-77.
27 R. Llinas *et al.*, 《The neuronal basis of consciousness》, *Phil. Trans. Roy. Soc. Lond. B.*, 353, 1998, p. 1841-1849 ; R. Llinas, 2001, *op. cit.*
28 F. Crick et C. Koch, 《Some refelxions on visual awareness》, *Cold Spring Harbour Symp. Quant. Biol.*, 55, 1990, p. 956-962.
29 H. Jasper, 《Diffuse projection systems. The integrative action of the thalamic reticular system》, *Electroencephalogr. Clin. Neurophysiol.*, 1, 1949, p. 405-420 ; M. Steriade et R. Llinas, 《The functional states of the thalamus and the associated neuronal interplay》, *Physiol. Rev.*, 68, 1988, p. 649-742 ; M. Steriade et R. W. McCarley, *Brain Stem Control of Wakefulness and Sleep*, New York, Plenum, 1990 ; B. Jones, *op. cit.*
30 R. Llinas, 2001, *op. cit.*
31 G. Moruzzi et H. W. Magoun, 《Brain stem reticular formation and activation of the

EEG⟩, *EEG Clin. Neurophysiol.*, I, 1949, p. 455-473 ; H. Ey, *op. cit.*

32 H. Ey, *op. cit.*
33 B. Jones, *op. cit.* ; J. A. Hobson, *op. cit.*
34 C. Léna *et al.*, *op. cit.*
35 Z. Xiang *et al.*, ⟨Cholinergic switching within neocortical inhibitory neurons⟩, *Science*, 281, 1998, p. 985-988.
36 R. Llinas, 2001, *op. cit.*
37 E. Pöppel *et al.*, ⟨Residual visual function after brain wounds involving the central visual pathways in man⟩, *Nature*, 243, 1973, p. 295-296.
38 L. Weiskrantz, *Consciousness Lost and Found : a Neuropsychological Exploration*, New York, Oxford University Press, 1997.
39 A. Cowey et P. Stoerig, ⟨Blindsight in monkeys⟩, *Nature*, 373, 1995, p. 247-249.
40 S. Dehaene et L. Naccache, ⟨Toward a cognitive neuroscience of consciousness : basic neuroscience and a workspace of consciousness⟩, *Cognition*, 79, 2001, p.1-37.
41 S. Dehaene *et al.*, ⟨Imaging unconscious semantic priming⟩, *Nature*, 395, 1998, p. 597-600. L. Naccache et S. Dehaene, ⟨The priming method : imaging unconscious repetition priming reveals an abstract representation of number in the parietal lobes⟩, *Cereb. Cortex*, 11, 2001, p. 966-974.
42 C. M. Mcleod, ⟨Half a century of research on the Stroop effect : an integrative review⟩, *Psychol. Bull.*, 109, 1991, p. 163-203.
43 J. Fuster, *op. cit.* ; P. Goldman-Rakic, ⟨Topography of cognition : parallel distributed networks in primate associative cortex⟩, *Ann. Rev. Neurosci.*, 11, 1996, p. 137-156.
44 R. Knight et M. Grabovecky, ⟨Escape from linear time : prefrontal cortex and conscious experience⟩, *The Cognitive Neuroscience*, M. Gazzaniga éd., Cambridge, Mass., Bradford-MIT Press, 1996.
45 *Ibid.*
46 T. Shallice, *op. cit.*
47 F. Lhermitte, ⟨Utilization behavior and its relation to lesions of the frontal lobes⟩, *Brain*, 106, 1983, p. 237-255.
48 A. Luria, *Higher Cortical Functions in Man*, Londres, Tavistock, 1966.
49 R. Cooper et T. Shallice, ⟨Contentions scheduling and the control of routine activities⟩, *Cog. Neuropsy.*, 17, 2000, p. 297-338.
50 O. Sabouraud, *Le Langage et ses maux*, Paris, Éditions Odile Jacob, 1995.
51 K. M. Heilman *et al.*, ⟨Possible mechanisms of anosognosia, a defect in self-awareness⟩, *Phil. Trans. R. Soc. Lond. B.*, 353, 1998, p. 1903-1909.
52 A. R. Damasio, *Le Sentiment même de soi*, Paris, Éditions Odile Jacob, 1999.
53 J. K. Hietanen et D. J. Perrett, ⟨Motion sensitive cells in the macaque superior

temporal polysensory area. 1. Lack of response to the sight of the animal's own limb movement》, *Exp. Brain Res.*, 93, 1993, p. 117-128.

54 K. Shima *et al.*, 《Two movement-related foci in the primate cingulate cortex observed in signal-triggered and self-paced forelimb movements》, *J. Neurophysiol.*, 65, 1991, p. 188-202.

55 C. Frith et U. Frith, 《Interacting worlds, a biological basis》, *Science*, 286, 1999, p. 1692-1695.

56 S. Dehaene, M. Kerszberg et J.-P. Changeux, *op. cit.*

57 J. R. Searle, 2000, *op. cit.*

58 B. J. Baars, *op. cit.*

59 S. Dehaene et J.-P. Changeux, 《A simple model of prefrontal cortex function in delayed-response tasks》, *J. Cognitive Neurosci.*, 1, 1989, p. 244-261 ; 《The Wisconsin card sorting test : theoretical analysis and simulation of a reasoning task in a model neuronal network》, *op. cit.* ; 《A hierarchical neuronal network for planning behavior》, *op. cit.*, 29, p. 1045-1074.

60 G. M. Edelman et G. Tononi, *op. cit.*

61 S. Dehaene, M. Kerszberg et J.-P. Changeux, *op. cit.*

62 C. F. von Economo, *The Cytoarchitectonics of the Human Cerebral Cortex*, Londres, Oxford University Press, 1929 ; V. B. Mountcastle, *Perceptual Neuroscience : the Cerebral Cortex*, Cambridge, Mass., Harvard University Press, 1998.

63 R. Llinas, 2001, *op. cit.*

64 E. D. Lumer *et al.*, 《Neural dynamics in a model of the thalamocortical system. 1. Layers, loops and the emergence of fast synchronous rhythms》, *Cereb. Cortex*, 7, 1997, p. 207-227.

65 S. Dehaene *et al.*, 1998, *op. cit.*

66 *Ibid.*

67 J.-P. Changeux, T. Heidmann et P. Patte, 《Learning by selection》, in *The Biology of Learning*, P. Marler et H. S. Terrace éds, Berlin, Springer-Verlag, 1984, p. 115-133.

68 M. Posner et S. Petersen, 《The attention system of the human brain》, *Ann. Rev. Neurosci.*, 13, 1990, p. 25-42.

69 S. Dehaene et J.-P. Changeux, 1991, *op. cit.*

70 S. Dehaene et J.-P. Changeux, 1997, *op. cit.*, 94, p. 13293-13298.

71 P. Goldman-Rakic, *op. cit.*

72 R. Llinas, 2001, *op. cit.*

73 F. Varela *et al.*, 《The brainweb : phase synchronisation and large scale integration》, *op. cit.*

74 T. Paus, *op. cit.* ; C. M. Portas *et al.*, 《Auditory processing across the sleep-wake

cycle : simultaneous EEG and fMRI monitoring in humans⟩, *Neuron*, 28, 2000, p. 991-999.
75 R. Llinas, 2001, *op. cit.*
76 P. Fiset *et al.*, ⟨Brain mechanisms of propofol induced loss of consciousness in humans : a positron emission tomographic study⟩, *J. Neurosci.*, 19, 1999, p. 5506-5513.
77 C. M. Portas *et al.*, *op. cit.*
78 J. D. Cohen *et al.*, ⟨Temporal dynamics of brain activation during a working memory task⟩, *Nature*, 386, 1997, p. 604-608 ; J. V. Pardo *et al.*, ⟨The anterior cingulate cortex mediates processing selection in the Stroop attentional conflict paradigm⟩, *Proc. Natl. Acad. Sci. USA*, 87, 1990, p. 256-259.
79 M. E. Raichle *et al.*, ⟨Practice-related changes in human brain functional anatomy during nonmotor learning⟩, *Cereb. Cortex*, 4. 1994, p. 8-25.
80 S. Dehaene *et al.*, ⟨Localization of neural system for error detection and compensation⟩, *Psychol. Sci.*, 5, 1994, p. 303-305.
81 S. Dehaene *et al.*, 1998, *op. cit.*
82 T. Paus, *op. cit.*
83 J. Duncan et A. M. Owen, ⟨Common regions of the human frontal lobe recruited by diverse cognitive demands⟩, *TINS*, 23, 2000, p. 475-482 ; J. Fuster, *op. cit.*
84 J. Rower *et al.*, ⟨The prefrontal cortex response selection or maintenance within working memory⟩, *Science*, 288, 2000, p. 1656-1660.
85 T. S. Kilduff et C. Peyron, ⟨The hypocretin / orexin ligand-receptor system : implications for sleep and sleep disorders⟩, *TINS*, 23, 2000, p. 359-365.
86 N. P. Franks et W. R. Lieb, ⟨Anesthesics set their sites on ion channels⟩, *Nature*, 408, 1997, p. 334-335.
87 S. Castner *et al.*, ⟨Reversal of antipsychotic-induced working memory deficits by short term dopamine D1 receptor stimulation⟩, *Science*, 287, 2000, p. 2020-2022.
88 S. Granon *et al.*, ⟨Nicotinic and muscarinic receptors in the rat prefrontal cortex : differential roles in working memories, response selection and effortfull processing⟩, *Psychopharmacology*, 119, 1995, p. 139-144.
89 J.-P. Changeux et S. Edelstein, ⟨Allosteric receptors after 30 years⟩, *op. cit.*
90 M. Jouvet, *op. cit.*
91 E. Perry *et al.*, ⟨Acetylcholine in mind : a neurotransmitter correlate of consciousness⟩, *TINS*, 22, 1999, p. 273-280.
92 *Ibid.*
93 S. F. Berkovic et O. K. Steinlein, ⟨Genetics partial epilepsies⟩, *Adv. Neurol.*, 1999, 79, p. 375-381.

94　M. Cordero-Erausquin *et al.*, *op. cit.*
95　G. Celesia *et al.*, 《Acetylcholine released from the cerebral cortex in relation to its state of activation》, *Neurobiology*, 16, 1966, p. 1053-1064.
96　D. A. Silbersweig *et al.*, 《A functional neuroanatomy of hallucinations in schizophrenia》, *Nature*, 378, 1995, p. 176-179.
97　D. L. Schachter éd., *Memory Distortion*, Cambridge, Mass., Harvard University Press, 1995 ; D. L. Schachter, *The Seven Sins of Memory*, Boston et New York, Houghton Mifflin, 2001. フランス語訳はまもなくオディル・ジャコブ社から出版予定。
98　D. L. Schachter *et al.*, 《Memory, consciousness and neuroimaging》, *Phil. Trans. Roy. Soc. Lond. B.*, 353, 1998, p. 1861-1878.
99　Kossyln *et al.*, *op. cit.*
100　H. Tomita *et al.*, 《Top down signal from prefrontal cortex in executive control of memory retrieval》, *Nature*, 401, 1999, p. 699-703.
101　I. Hasegawa *et al.*, 《Callosal window between prefrontal cortices : cognitive interaction for trophic factors》, *Proc. Natl. Acad. Sci. USA*, 94, 1998, p. 814-818.
102　B. Kast, 《Decisions, decisions ...》, *Nature*, 411, 2001, p. 471-488.
103　R. Cooper et T. Shallice, *op. cit.*
104　T. Gisiger *et al.*, 《Computational models of association cortex》, *Curr. Opin. Neurobiol.*, 10, 2000, p. 250-259 ; F. Anceau, *Vers une étude objective de la conscience*, Paris, Hermès, 1999.
105　P. R. Zelazo et P. D. Zelazo, *op. cit.*
106　*Ibid.*
107　J. Barresi et C. Moore, *op. cit.*
108　J. Fuster, *op. cit.*

第4章

1　O. Sabouraud, *op.cit.*, p. 86.
2　L. Lichtheim, 《On aphasia》, *Brain*, 7, 1885, p. 443-484.
3　P. Bloom, 《Some issues in the evolution of language and thought》, *The Evolution of Mind*, D. D. Cummins et C. Allen éd., Oxford, Oxford University Press, 1998.
4　O. Saboraud, *op. cit.*
5　*Ibid.*
6　*Ibid.*
7　B. M. Mazoyer *et al.*, 《The cortical representation of speech》, *J. Cognitive Neurosci.*, 4, 1997, p. 467-479.

8   M. Dapretto et al.,《Formal content : dissociationg syntax and semantics in sentence comprehension》, Neuron, 24, 1999, p.47-432.
9   B. M. Mazoyer et al., op. cit.
10 M. Novak et al.,《The evolution of syntactic communication》, Nature, 404, 2000, p. 495-498.
11 C. E. Shannon et W. Weaver, *The Mathematical Theory of Communication*, Chicago, Illinois University Press, 1949.〔『コミュニケーションの数学的理論』、長谷川淳、井上光洋訳、明治図書〕
12 J.-P. Changeux et P. Ricœur, *La Nature et la règle. Ce qui nous fait penser*, Paris, Éditions Odile Jacob, 1998.
13 D. Sperber et D. Wilson, op. cit.
14 L. Vygotsky, *Thought and Language*, Cambridge, MIT Press, 1962.〔『思考と言語』、柴田義松訳、新読書社、2001 年〕
15 H. P. Grice,《Meaning》, Philosophical Rev., 66, 1957, p. 377-388.
16 Ibid.; D. Sperber et D. Wilson, op. cit.
17 J.-P. Changeux et S. Dehaene,《Neuronal models of cognitive functions》, op. cit.
18 G. Rizzolatti et al.《Neurones related to reaching-grasping arm movements in the rostral part of area 6》, Exp. Brain Res., 82, 1990, p.337-350 ; G. Rizzolatti et M. A. Arbib,《Language within our grasp》, Trends Neurosci., 21, 1998, p.188-194.
19 G. Rizzolatti et al.,《Language within our grasp》, op. cit., p.189-193.
20 S. Alexander, *Space, Time and Deity. The Gifford Lectures, Glasgow, 1916-1918*, Londres, McMillan, 1927. この作品を教えてくれたアンヌ・ファゴ＝ラルジョーに感謝したい。
21 C. Frith et U. Frith, op. cit.
22 J. Barresi et C. Moore, op. cit.
23 D. C. Dennett, *The Intentional Stance*, Cambridge, Mass., Bradford-MIT Press, 1987; C. Frith et U. Frith, op. cit
24 P. R. Zelazo et P. D. Zelazo, op. cit.
25 A. Baron-Cohen,《Mechanical, behavioral and intentional understanding of picture stories in autistic children》, Brit. J. Dev. Psychol., 4, 1986, p. 113-125.
26 C. Frith et U. Frith, op. cit.
27 A. R. Damasio, op. cit.
28 P. Ruby et J. Decety,《Effect of subjective perspective taking during simulation of action : a PET investigation of agency》, Nat. Neurosci., 4, 2001, p. 546-550.
29 C. Frith et U. Frith, op. cit.
30 J. K. Hietanen et D. I. Perrett, op. cit.
31 K. Shima et al. ; C. Frith et U. Frith, op. cit.

32 M. Jeannerod, 《Neural simulation of action : a unifying mechanism for motor cognition》, *Neuroimage*, 14, 2001, p. 103-109.
33 H. P. Grice, 《Logic and conversation》, *Syntax and Semantics 3 : Speech Acts*, P. Cole et al. éd., New York, Academic Press, 1975, p. 41-58.
34 A. Lwoff, *Jeux et combats*, Paris, Fayard, 1981.
35 D. L. Cheney et R. M. Seyfarth, *How Monkeys See the World*, Chicago, Chicago University Press, 1990.
36 J-P. Changeux et A. Danchin, 《A selective stabilization of developing synapses as a mechanism for the specification of neuronal networks》, 1976, *op. cit.*, p. 2974-2978.
37 J.-P. Changeux, 2001, Annuaire du Collège de France, Cours 2000-2001.
38 B. de Boysson-Bardies, *Comment la parole vient aux enfants*, Paris, Éditions Odile Jacob, 1996.
39 *Ibid.*
40 F. Ramus *et al.*, 《Language discrimination by human newborns and by cotton-top tamarin monkeys》, *Science*, 288, 2000, p. 349-351.
41 P. D. Eimas, 《Auditory and phonetic coding of the cues for speech : discrimation of the [r-l] distinction by young infants》, *Perception and Psycho-physics*, 18, 1975, p. 341-347.
42 P. Kuhl *et al.*, 《Linguistic experience alters phonetic perception in infants by six months of age》, *Science*, 255, 1992, p. 606-608 ; A. J. Doupe et P. Kuhl, 《Bird song and human speech : common theories and mechanismes》, *Annu. Rev. Neurosci.*, 22, 1999, p. 567-631.
43 P. Marler et S. Peters, 《Developmental overproduction and selective attribution: new process in the epigenesis of bird song》, *Dev. Psychobiol.*, 15, 1982, p. 369-378; J.-P. Changeux, *L'Homme neuronal*, *op. cit.*; S. Dehaene *et al.*, 《Neural networks that learn temporal sequences by selection》, *Proc. Natl. Acad. Sci. États-Unis*, 84, 1987, p. 2727-2731 ; A. J. Doupe et P. Kuhl, *op. cit.*
44 J.-P. Changeux *et al.*, 《A theory of the epigenesis of neural networks by selective stabilization of synapses》, *Proc. Natl. Acad. Sci. USA*, 70, 1973, p. 2974-2978 ; J.-P. Changeux et A. Danchin, *op. cit*
45 E. Spelke et S. Hespos, 《Continuity, competence and the object concept》, *Language, Brain and Cognitive Development*, E. Dupoux éd., Cambridge, Mass., MIT Press, 2001, p.325-341(仏訳版はÉditions Odile Jacobから刊行予定); P. Bloom, *op cit.*
46 N. Herschkowitz *et al.*, *op. cit.*
47 *Ibid.*
48 M. Tomasello, *The Cultural Origins of Human Cognition*, Cambridge, Harvard University Press, 1999.

49 *Ibid.* p. 222
50 B. de Boysson-Bardies, *op. cit.*
51 L. Rizzi, 《Learning by forgetting in syntax》, *Language, Brain and Cognitive Development*, E. Dupoux éd., Cambridge, Mass., MIT Press, 2001 (仏訳版は 2002 年に Éditions Odile Jacob より刊行予定)
52 P. Churchland et T. Sejnowski, *op. cit.*
53 M. Kerszberg et J.-P. Changeux, この論文は公刊されていない。
54 S. Dehaene, J.-P. Changeux et J.-P. Nadal, *op. cit.*
55 A. M. Leslie, 《The Perception of causality in infants》, *Perception*, 11, 1982, p. 173-186.
56 D. Premack, 《The infant's theory of self-propelled objects》, *Cognition*, 36, 1990, p. 1-16.
57 D. Davidson, *Actions and Events*, Oxford, Oxford University Press, 1984.
58 D. Dennett, *op. cit.*
59 L. Weiskrantz éd., *Thought without Language*, Oxford, Clarendon, 1988.
60 S. Dehaene et J.-P. Changeux, 《Development of elementary numerical abilities : a neuronal model》, *op. cit.*
61 S. Dehaene et L. Cohen, 《Two mental calculation systems : a case study of severe acalculia with preserved approximation》, *Neuropsychologia*, 29, 1991, p. 1045-1047.
62 *Ibid.*
63 G. Ifrah, *Histoire universelle des chiffres*, Paris, Seghers, 1981 ; S. Dehaene, *La Bosse des maths*, Paris, Éditions Odile Jacob, 1987.
64 G. F. Marcus et al., 《Rule learning in seven-month-old infants》, *Science*, 283, 1999, p. 77-80.
65 S. Dehaene et J.-P. Changeux, 《The Wisconsin card sorting test : theoretical analysis and simulation of a reasoning task in a model neuronal network》, *op. cit.*
66 S. Dehaene et J.-P. Changeux, 《A hierarchical neuronal network for planning behavior》, *op. cit.*
67 S. Dehaene, M. Kerszberg et J.-P. Changeux, 《A neuronal model of a global workspace in effortful cognitive tasks》, *op. cit.*
68 S. Dehaene et al., 《Neural networks that learn temporal sequences by selection》, op. cit.
69 I. Meyerson, *Existe-t-il une nature humaine?*, Paris, Les Empêcheurs de penser en rond, 2000.
70 D. Davidson, *op. cit.*
71 J.-P. Changeux et P. Ricœur, *La Nature et la règle, op. cit.*

第5章

1 J. C. Venter et coll., 《The sequence of the human genome》, *Science*, 291, 2001, p.1304-1351. E. Lander et coll., 《Initial sequence and analysis of the human genome》, *Nature*, 409, 2001, p. 860-921.
2 N. Chomsky, *Language and the Brain*, Conférence sur les sciences cognitives, Sienne, 1999. [この講演は出版されていない]
3 A. Goffeau *et al.*, 《Life with 6000 genes》, *Science*, 274, 1996, p. 546, 563-567.
4 The Arabidopsis Genome Initiative, 2001.
5 The *C. Elegans* Sequencing Consortium, 1998.
6 M. Adams *et al.*, 《The genome sequence of *Drosophila* melanogaster》, *Science*, 287, 2000, p. 2185-2195.
7 A. Goffeau *et al.*, *op.cit.*; The *C. Elegans* Sequencing Consortium, 1998 ; M. Adams *et al.*, *op. cit.*
8 IHGSC 2001.
9 *Ibid.*
10 R. De Rosa *et al.*, 《Hoxgenes in brachiopods and priapulids, and protostomes evolution》, *Nature*, 399, 1999, p. 772-776.
11 J.-P. Changeux, 《Concluding remarks on the "singularity" of nerve cells and its ontogenesis》, *op. cit.*
12 *Ibid.*
13 *Ibid.* et V. Mountcastle, *op. cit.*
14 B. Dutrillaux, 《Chromosomal evolution of the great apes and man》, *The Great Apes of Africa*, R. V. Short et B. Weir .éd., Colchester et Londres, Journals of Reproduction and Fertility Ltd, 1980 ; J. Yunis et O. Prakash, 《The origin of man : a chromosomal prictorial legacy》, *Science*, 215, 1982, p. 1525-1530.
15 H. Kaessmann *et al.*, 《Extensive nuclear DNA sequence diversity among chimpanzees》, *Science*, 286, 1999, p. 1159-1162 ; A. Gibbons, 《Which of our genes make us human ?》, *Science*, 281, 1998, p. 1432-1434.
16 J.-P. Changeux, *L' Homme neuronal*, *op. cit.*; M. Hauser, *The Evolution of Communication*, Cambridge, Mass., MIT Press, 1996 ; F. Aboitiz *et al.*, 《The evolutionary origin of the language areas in the human brain. A neuroanatomical perspective》, *Brain Res. Rev.*, 25, 1997, p. 381-396.
17 J. P. Rauschecker *et al.*, 《Processing of complex sounds in the macaque non primary auditory cortex》, *Science*, 268, 1995, p. 111-114 ; F. Aboitz *et al.*, *op. cit.* ; T. Deacon, *The Symbolic Species*, New York, Norton, 1997.

18 R. Holloway,《Toward a synthetic theory of human brain evolution》, *Origins of the Human Brain*, J.-P. Changeux et J. Chavaillon éd., Oxford, Oxford University Press, 1995 ; M. Hauser, *op. cit.*
19 P. Lawrence, *The Making of the Fly*, Boston, Blackwell, 1992 ; W. Driever et C. Nüsslein-Volhard, 《The bicoid protein determines position in the *Drosophila* embryo in a concentration dependent manner》, *Cell*, 54, 1988, p. 83-93.
20 P. Lawrence, *op. cit.*
21 J. C. Venter, *op. cit.*
22 D. Arendt *et al.*, 《Comparison of early nerve cord development in insects and in vertebrates》, *Development*, 126, 1999, p. 2309-2325.
23 R. Beddington *et al*, 《Axis development and early asymmetry in mammals》, *Cell*, 96, 1999, p. 195-209.
24 D. Arendt *et al.*, *op. cit.*
25 *Ibid.*
26 D. Arendt *et al.*, 《Dorsal or ventral : similarities in fate maps and gastrulation patterns in annelids, arthropods and chordates》, *Mechanisms of Development*, 61, 1997, p. 7-21.
27 D. Arendt *et al.*,1999, *op. cit.*
28 R. Beddington *et al.*, *op. cit.*
29 J.-M. Claverie, 《What if there are only 30 000 genes ?》, *Science*, 291, 2001, p. 1255-1257.
30 A. Turing, 《The chemical basis of morphogenesis》, *Phil. Trans. Roy. Soc. B.*, 237, 1952, p. 37-72.
31 R. Meinhardt *et al.*, 《Application of the theory of biological pattern formation based on lateral inhibition》, *J. Celle. Sci.*, 15, 1974, p. 321-346 ; M. Freeman, 《Feedback control of intercellular signalling in development》, *Nature*, 389, 2000, p. 334-335.
32 J. Monod et F. Jacob, 《Concluding remarks》, *Symp. Quant. Biol., Cold Spring Harbor*, 1961.
33 J. Monod, J.-P. Changeux et F. Jacob, 《Allosteric proteins and cellular control systems》, *J. Mol. Biol, 6*, 1963, p. 306-329.
34 C. Bell *et al.*, 《A closer view of the conformation of the Lac repressor bound to operator》, *Nature Structural Biology*, 7, 2000, p. 209-214.
35 M. Mannervic *et al.*, 《Transcriptional coregulators in development》, *Science*, 284, 1999, p 77-80.
36 M. Kerszberg et J.-P. Changeux, 《A model for motor endplate morphogenesis : diffusible mrophogens, transmembrane signalling and compartmentalized gene expression》, *Neural Comput.*, 5, 1993, p. 341-358 ; 《A model for reading morphgenetic gradients :

autocatalysis and competition at the gene level》, *Proc. Natl. Acad. Sci. USA*, 91, 1994a, p. 5823-5827 ;《A Simple molecular model of neurulation》, *BioEssays*, 20, 1998, p. 758-770.
37   M. Kerszberg et J.-P. Changeux, 1993, *op. cit.*
38   J.-P. Changeux et S. Eldestein,《Allosteric receptors after 30 years》, *op. cit.*
39   L. Schaeffer *et al.*,《Implication of a multisubunit Ets-related transcription factor in synaptic expression of the nicotinic accetylcholine receptor》, *EMBO J.*, 17, 1998, p. 3078-3090.
40   M. Kerszberg et J.-P. Changeux, 1993, *op. cit.*
41   M. Freeman, *op. cit.*
42   C. M. Child, *Patterns and Problems of Development*, Chicago, Chicago University Press, 1941.
43   P. A. Lawrence, *op. cit.*; W. Driever *et al.*, *op. cit.*
44   M. Kerszberg et J.-P. Changeux, 1994a, *op. cit.*; 1994b, *op. cit.*
45   M. Kerszberg et J.-P. Changeux, 1994, *op. cit.*; R. White,《Homeotic genes seek partners》, *Curr. Biol.*, 4, 1994, p. 751-758.
46   P. Smolen *et al.*,《Mathematical modeling of gene networks》, *Neuron*, 26, 2000, p. 567-580.
47   M. Mannervik *et al.*, *op. cit.*; A. Carmena *et al.*,《Combinatorial signalling codes fort he progressive determination of cell fates in the *Drosophilia* embryonic mesoderm》, *Genes and Development*, 12, 1998, p. 3910-3922 ; S. Halfon *et al.*,《Ras pathway sepcificity is determined by the integreation of multiple signal-activated and tissu-restricted transcription factors》, *Cells*, 103, 2000, p. 63-74.
48   M. Hoch *et al.*,《Gene expression mediated by cis-acting sequences of the Kruppel gene in response to the *Drosophilia* morphogens bicoid and hunchback》, *EMBO J.*, 10, 1991, p. 2267-2278.
49   M. Fromont-Racine *et al.*,《Genome wide protein interactions screens reveal functional networks involving Sm-like-proteins》, *Yeast*, 17, 2000, p. 95-110.
50   P. Smolen *et al.*, *op. cit.*
51   J. Lisman *et al.*,《What maintains memories》, *Science*, 283, 1999, p. 339-340 ; M. Freeman, *op. cit.*
52   S. Chervitz *et al.*,《Comparison of the complete protein sets of worm and yeast : orthology and difference》, *Science*, 282, 1998, p. 2022-2028.
53   J. C. Venter, *op. cit.*
54   J.-P. Changeux, 1983, *op. cit.*
55   M. Kerszberg et J.-P. Changeux, 1998, *op. cit.*
56   *Ibid.*, et M. Freeman, *op. cit.*

57 M. Kerszberg et J.-P. Changeux, 1998, *op. cit.*
58 G. M. Edelman, *Topobiology : an Introduction to Molecular Embryology*, New York, Basic Books, 1988.
59 J.-P. Changeux, 1983, *op. cit.*; V. Mountcastle, *op. cit.*
60 A. Rockell *et al.*, 《The basic uniformity in structure of the neocortex》, *Brain*, 103, 1980, p. 430-433.
61 P. Rakic, 《Specifications of cerebral cortical areas》, *Science*, 241, 1988, p 170-176.
62 J.-P. Changeux, 1983, *op. cit.*
63 T. Inoue *et al.*, 《Fate mapping of the mouse prosencephalic neural plate》, *Developmental Biology*, 219, 2000, p. 373-383.
64 G. Rubin *et al.*, 《Comparative genomics of the eukaryotes》, *Science*, 287, 2000, p. 2204-2215.
65 IHGSC, 2001 ; J. C. Venter, *op. cit.*
66 J. Nathan *et al.*, 《Molecular genetics of human colour vision : the genes encoding blue, green, and red pigments》, *Science*, 232, 1986, p. 193-202.
67 L. Young *et al.*, 《Increased affiliative response to vasopression in mice expressing the V1a receptor form a monogamous vole》, *Nature*, 400, 1999, p. 766-768 ; T. Insel *et al.*, 《Neuropeptides and the evolution of social behavior》, *Curr. Op. Neurobiol.*, 10, 2000, p. 784-789.
68 D. Sperber et D. Wilson, *op. cit.*
69 S. E. Fisher *et al.*, 《A quantitavie-trait-locus on chromosome 6p influences different aspects of developmental dyslexia》, *Am. J. Hum. Genet.*, 64, 1999, p 146-156 ; J. Gayan *et al.*, 《Quantitative-trai locus for specific language and reading deficits on chromosome 6p》, *Am. J. Hum. Genet.*, 64, 1999, p. 157-164.
70 S. Pinker, *L'instinct du langage*, Paris, Éditions Odile Jacob, 2000.
71 B. Wood, 《Human evolution》, *Bio. Essays*, 18, 1996, p. 945-954.
72 N. Hershkowitz *et al.*, *op. cit.*
73 M. Johnson *et al.*, *op. cit.*
74 E. Spelke *et al.*, 《Infant's knowledge of object motion and human action》, *Causal Cognition*, D. Sperber, D. Premack et A. Premack éd., Oxford, Clarendon, 1995, p. 44-78.
75 M. Hauser *et al.*, 《Building a cognitive creature from a set primitives》, *The Evolution of Mind*, S. Delarosa Cummis et C. Allen éd., New York, Oxford, Oxford University Press, 1998, p.51-106.
76 A. M. Leslie, 《A theory of agency》, *Causal Cognition*, *op. cit.*; D. Premack *et al.*, 《Intention as psychological cause》, *ibid.*
77 P. Kuhl *et al.*, 《Linguistic experience alters phonetic perception in infants by six

months of age》, *Science*, 25, 1992, p. 606-608.
78   B. de Boysson-Bardies, *Comment la parole vient aux enfants*, op. cit.
79   R. Lewontin, 《An invitation to cognitive science》, *Thinking*, vol. 3, D. N. Osherson et E. E. Smith, Cambridge, Mass., MIT Press, 1990.

第6章

1   J.-P. Changeux *et al.*, 《A theory of the epigenesis of neural networks by selective stabilization of synapses》, *op. cit.* ; G. Edeleman, *The Mindful Brain*, *op. cit.* ; J. Lichtman et H. Colman, 《Synapse elimination and memory》, *Neuron*, 36, 2000, p. 204-268.
2   「遺伝学 génétique」という用語を1905年に導入したのはW・ベイトソンであり、この用語はこの遺伝学という学問の最初の会議の1907年に採用された。
3   S. J. Gould, *La Mal-Mesure de l'homme*, Paris, Éditions Odile Jacob, 1997.
4   M. K. Hasnain *et al.*, 《Intersubject variability of functional areas in the human visual cortex》, *Human Brain Mapping*, 6. 1998, p. 301-315.
5   H. Steinmetz *et al.*, 《Brain asymmetry in monozygotic twins》, *Cereb. Cortex*, 5, 1995, p. 296-300.
6   M. J. Traino *et al.*, 《Brain size, head size and intelligence quotient in monozygotic twins》, *Neurobiology*, 50, 1998, p. 1246-1252 ; D. W. Kee *et al.*, 《Multi task analysis of cerebral hemisphere specialization in monozygotic twins discordant for handedness》, *Neuropsychology*, 12, 1998, p.468-478.
7   *Ibid.*
8   E. Macagno *et al.*, 《Structural development of neuronal connections in isogenic organisms : variations and similarities in the optic system of *Daphnia magna*》, *Proc. Natl. Acad. Sci. USA*, 70, 1973, p. 57-61 ; F. Levinthal *et al.*, 《Anatomy and development of identified cells in isogenic organisms》, *Cold Spring Harbor Symp. Quant. Biol.*, 40, 1976, p. 321-331.
9   F. Levinthal *et al.*, *op. cit.*
10 V. Drescher *et al.*, 《*In vitro* guidance of retinal ganglion cell axons by RGS a 25 kDa tectal protein related to ligands for Eph receptor tyrosine kinases》, *Cell*, 82, 1995, p. 359-370 ; D. O'Leary *et al.*, 《Molecular development of sensory maps : representing sights and smells in the brain》, *Cell*, 96, 1999, p. 255-269.
11 K. Brose *et al.*, 《Slit proteins : key regulators of axon guidance, axonal branching and cell migration》, *Curr. Opin. Neurobiol.*, 10, 2000, p. 59-102.
12 J.-P. Bourgeois et P. Rakic, 《Changes in synaptic density in the primary visual cortex of the macaque monkey from fetal to adult stage》, *J. Neurosci.*, 13, 1993, p.

2801-2820 ; J.-P. Bourgeois,《Synaptogenesis in the neocortex of the new born : the ultimate frontier for individuation》, *The Newborn Brain*, M. Hanson *et al.*, 印刷中 ; P. Huttenlocher *et al.*, 《Regional difference in synaptogenesis inhuman cerebral cortex》, *J. Comp. Neurol.*, 387, 1997, p. 167-178.

13 M. Barinaga, 《A critical issue for the brain》, *Science*, 288, 2000, p. 2116-2119.

14 V. Hamburger, 《Cell death in the development of the lateral motor column of the chick embryo》, *J. Comp. Neurol.*, 160, 1975, p. 535-546.

15 K. Kuida *et al.*, 《Decreased apotosis in the brain and premature lethality in CPP32-deficient mice》, *Nature*, 384, 1996, p. 368-372 ; K. Kuida *et al.*, 《Reduced apotosis and cytochrome c-mediated caspase activation in mice lacking caspase 9》, *Cell*, 94, 1998, p. 325-337.

16 J. C. Venter, *op. cit.*

17 P. Nicotera *et al.*, 《Neuronal cell death : a demise with different shapes》, *Trends Pharmacol.*, 20, 1999, p. 46-51.

18 P. Benoît et J.-P. Changeux, 《Consequences of tenotomy on the evolution of multi-innervation in developing rat soleus muscle》, *Brain Res.*, 99, 1975, p. 354-358 ; P. Benoît et J.-P. Changeux, 《Consequences of blocking nerve activity on the evolution of multi-innervation at the regenerating neuromuscular junction of the rat》, *Brain Res.*, 149, 1978, p. 89-96 ; J. Lichtman et H. Colman, *op. cit*, p. 269-278.

19 P. Purves et J. W. Lichtman, 《Elimination of synapses in the developing nervous system》, *Science*, 20, 1980, p. 153-157.

20 F. Crépel *et al.*, 《Evidence for a multiple innervation of Purkinje cells by climbing fibres in the immature rat cerebellum》, *J. Neurobiol.*, 7, 1976, p. 567-578 ; J.-P. Changeux et M. Mikoshiba, 《Genetic and 'epigenetic' factors regulating synapse formation in vertebrate cerebellum and neuromuscular junction》, *Prog. Brain Res.*, 48, 1978, p. 43-64 ; M. Kano *et al.*, 《Persistent multiple climbing fiber innervation of cerebellar Purkinje cells in mice lacking mGluR 1》, *Neuron*, 18, 1997, p. 71-79.

21 M. Kano *et al.*, *op. cit.*

22 T. N. Wiesel et D. Hubel, 《Effects of visual deprivation on morphology and physiology of cells in the cat's lateral geniculate body》, *J, Neurophysiol.*, 26, 1963, p. 978-993.

23 L. C. Katz et C. J. Shatz, 《Synaptic activity and the construction of cortical circuits》, *Science*, 274, 1996, p. 1133-1138.

24 *Ibid.* ; D. W. Sretavan et C. J. Shatz, 《Prenatal development of retinal ganglion cell axons : segregation into eye-specific layers within the cat's lateral geniculate nucleus》, *J. Neurosci.*, 6, 1986, p. 234-251.

25 L. C. Katz et C. J. Shatz, *op. cit.*

26 R. Levi-Montalcini, 《The nerve growth factor : thirty five years later》, *Science*, 237, 1987, p. 1154-1162.
27 *Ibid.* ; Y. A. Barde, 《The nerve growth factor family》, *Progr. Growth Factor Res.*, 2, 1990, p. 237-248 ; H. Thoenen, 《Neurotrophins and neuronal plasticity》, *Science*, 270, 1995, p. 593-598 ; L. I. Zhang *et al.*, 《A critical windows for cooperation and competition among retinotectal synapses》, *Nature*, 395, 1998, p.37-44.
28 L. Maffei *et al.*, 《Nerve growth factor (NGF) prevents the shift in ocular dominance distribution of visual cortical neurons in monocularly deprived rats》, *Dev. Psychobiol.*, 12, 1992, p. 4651-4662 ; R. J. Cabelli *et al.*, 《Inhibition of ocular dominance column formation by infusion of NT 4/5 or BDNF》, *Science*, 267, 1995, p. 380-400.
29 *Ibid.*
30 A. M. Lohof *et al.*, 《Potentiation of developing neuromuscular synapses by the neurotrophins NT-3 and BDNF》, *Nature*, 363, 1993, p. 350-353.
31 Q. T. Nguyen *et al.*, 《Hyperinnervation of neuromuscular junctions caused by GDNF overexpression in muscle》, *Science*, 279, 1998, p. 1725-1729.
32 H. Thoenen, *op. cit.* ; A. F. Schinder et M.-M. Poo, 《The neurotrophic hypothesis for synaptic plasticity》, *TINS*, 23, 2000, p. 639-645.
33 J.-P. Changeux, 1983, *op. cit.*
34 M. Verhage *et al.*, 《Synaptic assembly of the brain in the absence of neurotransmitter secretion》, *Science*, 287, 2000, p. 864-869.
35 J.-P. Changeux, P. Courrège et A. Danchin, *op. cit.* ; J.-P. Changeux, 1983, *op. cit.* ; M. Kerszberg et J.-P. Changeux, 《A model for reading morphogenetic gradients: autocatalysis and competition at the gene level》, *op. cit.* ; A. E. Harris *et al.*, 《A model of ocular dominance column development by competition for trophic factors》, *Proc. Natl. Acad. Sci. USA*, 94, 1997, p. 9944-9949 ; T. Elliott et N. R. Shabold, 《Competition for neurotrophic factors mathematical analysis》, *Neural Computation*, 10, 1998, p. 1939-1981 ; K. Miller, 《Equivalence of a sprouting-and-retraction model and correlation-based plasticity models of neural development》, *Neural Computation*, 10, 1998, p. 529-547.
36 J.-P. Changeux, 1983, *op. cit.*
37 J.-P. Changeux et A. Danchin, *op. cit.* ; J.-L. Gouzé *et al.*, 《Selective stabilization of muscle innervation during development : a mathematical model》, *Biol. Cybern.*, 46, 1983, p. 207-215 ; Q. T. Nguyen *et al.*, *op. cit.* ; P. R. Montague *et al.*, 《Spatial signaling in the development and function of neural connections》, *Cereb. Cortex*, 1, 1991, p. 199-220.
38 A. F. Schinder et M. M. Poo, *op. cit.*

39 E. Bienenstock et al.,《Theory for the development of neuron selectivity : orientation specificity and binocular interaction in visual cortex》, *J. Neurosci.*, 2, 1982, p. 32-48.
40 E. Quinlan et al., op. cit.
41 M. Kerszberg, S. Dehaene et J.-P. Changeux, 《Stabilization of complex input-output functions in neural clusters formed by synapse selection》, *Neural Networks*, 5, 1992, p. 403-413.
42 R. Durbin et G. Mitchison, 《A dimension reduction framework for understanding cortical maps》, *Nature*, 343, 1990, p. 644-647 ; O. Sporns et al., 《Reentrant signaling among simulated neuronal groups leads to coherency in their oscillatory activity》, op. cit. ; G. Tononi et al., op. cit. ; E. D. Lumer et al., op. cit.
43 M. Kerszberg, S. Dehaene et J.-P. Changeux, op. cit.
44 T. Hensch et al., 《Local gaba circuit control of experience-dependent plasticity in developing visual cortex》, *Science*, 282, 1998, p. 1504-1508.
45 E. Kandel et al., 《Mechanisms of prolonged heterosynaptic facilitation》, op. cit.
46 J.-P. Changeux, P. Courrège et A. Danchin, op. cit. ; J.-P. Changeux, *L'Homme neuronal*, op. cit.[『ニューロン人間』]
47 G. M. Edelman et G. Tononi, *Comment la matière devient conscience*, op. cit.
48 T. Shallice, op. cit.
49 J. Fodor, *La Modularité de l'esprit*, op. cit.
50 N. Chomsky, 《Language and nature》, *Mind*, 104, 1995, p. 1-61.
51 J. Fodor, op. cit.
52 J.-P. Changeux, *L'Homme neuronal*, op. cit.
53 P. Marler et S. Peters, 《Developmental overproduction and selective attrition : new process in the epigenesis of bird song》, *Dev. Psychobiol.*, 15, 1982, p. 369-378.
54 A. J. Doupe et P. Kuhl, op. cit.
55 P. D. Eimas, op. cit.
56 P. Kuhl et al., 《Linguistic experience alters phonetic perceptions in infants by six months of age》, op. cit.
57 B. de Boysson-Bardies, *Comment la parole vient aux enfants*, op. cit.
58 *Ibid.*
59 S. Dehaene et al., 《Anatomical variability in the cortical representation of first and second language》, *NeuroReport*, 17, 1997, p. 3775-3778.
60 K. Kim et al., 《Distinct cortical areas associated with native and second languages》, *Nature*, 388, 1997, p. 171-174.
61 A. Castro-Caldas et al., 《The illiterate brain》, *Brain*, 121, 1998, p. 1053-1063.
62 A. Castro-Caldas et A. Reis, 《Neurological substrates of illiteracy》, *The*

Neuroscientist, 6, 2000, p. 475-482.
63 A. Castro-Caldas *et al.*, *op. cit.*
64 T. Shallice, *op. cit.*
65 A. Castro-Caldas *et al.*, *op. cit.*
66 N. Sadato *et al.*,《Activation of the primary visual cortex by Braille reading in blind subject》, *Nature*, 380, 1996, p. 526-528.
67 *Ibid.*
68 R. Hamilton et A. Pascual-Leone,《Cortical plasticity associated with Braille learning》, *Trends Cognit. Sci.*, 2, 1998, p. 168-174.
69 Ibid.
70 J. Lichtman et H. Colman, *op. cit.*, 25, p. 269-278.
71 J. Mehler,《Connaître par désapprentissage》, in *L'Unité de l'homme*, E. Morin et M. Piatelli-Palmarini éd., Paris, Seuil, 1974, p. 187-319.

第7章

1 K. Popper,《Natural selection and the emergence of mind》, *Dialectica*, 22, 1978, p.339-355.
2 J.-P. Changeux et P. Ricœur, *La Nature et la règle*, *op. cit.*
3 J. Grange, *Augusute Comte. La politique et la science*, Paris, Éditions Odile Jacob, 2000.
4 H. Conklin,《The relation of Hanunoo culture to the plant world》, thèse de doctorat, Yale University, 1954.
5 B. Berlin *et al.*, *Principles of Tzeltal Plant Classification*, New York, Academic Press, 1974.
6 B. Berlin et P. Kay, *Basic Color Terms : Their Universality and Evolution*, Berkeley, University of California Press, 1969.
7 S. Zéki, *op.cit.*
8 C. Lévi-Strauss, *La Pensée sauvage*, Paris, Plon, 1962, p.24.〔『野生の思考』、大橋保夫訳、みすず書房、20頁〕
9 D. Sperber,《Anthropology and psychology : toward an epidemiology of representation》, *Man*, 20, 1985, p.73-89.
10 J. Goody, *The Domestication of the Savage Mind*, Cambridge, Cambridge University Press, 1977.
11 D. et A. Premack,《Intention as psychological cause》, *Causal Cognition, op. cit.*, p.185-200.

12 J. L. Barrett, 《Exploring the natural foundations of religion》, *Trends in Cognitive Sciences*, 4, 2000, p.107-154.
13 P. Boyer, *Et l'homme créa les dieux*, Paris, Robert Laffont, 2001, p.9.
14 *Ibid.*
15 G. Lloyd, 《Les concepts de la vérité en Grèce ancienne et en Chine ancienne : perspectives et implications comparatives》, in *La Vérité dans les sciences*, Colloque du Collège de France, 2001.
16 R. K. Merton, *The Sociology of Science*, Chicago, Chicago University Press, 1973.
17 S. Toulmin, *Human Understanding*, Oxford, Oxford University Press, 1972; K. Popper, *La Connaissance objective*, *op. cit.*[『客観的知識』、森博訳、木鐸社]; D. Campbell. 《Blind variation and selective retention in creative thought as in other knowledge processes》, *Psychological Reviews*, 67, 1960, p.380-400 ; D. Hull, *Science as a Process. An Evolutionary Account of the Social and Conceptual Development of Science*, Chicago, Chicago University Press, 1988.
18 J. Blamont, *Le Chiffre et le Songe*, Paris, Éditions Odile Jacob, 1993.
19 L. Canfora, *La Véritable Histoire de la bibliothèque d'Alexandrie*, Paris, Desjonquè-res, 1988.
20 H. Poincaré, *Science et Méthode*, Paris, Flammarion, 1908.[『科学と方法』岩波文庫]
21 A. Miller, *op. cit.*
22 E. Duclaux, *Recherches sur les substances colloïdales*, Paris, Laval, 1904.
23 L. Pauling et C. Niemann, 《The structure of proteins》, *J. Am. Chem. Soc.*, 61, 1939, p.1860-1867.
24 J.-P. Changeux, 《The feedback control mechanism of biosynthetic L-threosine desaminase by L-isoleucine》, *Cold Spring Harbor Symp. Quant. Biol.*, 1961, p.313-318; J. Monod *et al.*, 《Allosteric proteins and cellular control systems》, *op. cit.* ;《On the nature of allosteric transitions : a plausible model》, *J. Mol. Biol.*, 12, 1965, p.88-118.
25 D. Koshland *et al.*, 《Comparison of experimental binding data and theoretical model in protein containing subunits》, *Biochemistry*, 5, 1966, p.365-385.
26 J.-P. Changeux et S. Edelstein, 《Allosteric receptors after 30 years》, *op. cit.*
27 M. Perutz, *op. cit.* ; C. P. Macol, H. Tsuruta, B. Stec et E.R. Kantrowitz,《Direct structural evidence for a concerted allosteric transition in *Escherichia coli* aspartate transcabamoylase》, *Nat. Struct. Biol.*, 8, 2001, p.423-426.
28 J.-P. Changeux et S. Edelstein, *op. cit.*
29 J. L. Arsuaga, *Le Collier de Néandertal*, Paris, Éditions Odile Jacob, 2001.
30 P. Boyer, *op.cit.*
31 J.-P. Changeux et P. Ricœur, *op. cit.*
32 G. Minois, *L' Église et la Science*, Paris, Fayard, 1990.

第 8 章

1 F. Ewald et D. Lecourt, 《Les OGM et les nouveaus vandales》, *Le Monde*, 4 septembre 2001.
2 J. Eccles, *op. cit.*
3 J.-P. Changeux, 《David Nachmansohn : a pioneer of neuro-chemistry 》, *Molecular Basis of Nerve Activity*, J.-P. Changeux *et al.* éd., Berlin, De Gruyter, 1985, p.1-32.
4 G. Radnitzky, *Entre Wittgenstein et Popper. Détours vers la découverte : le vrai, le faux, l'hypothèse*, Paris, Vrin, 1987 ; J.-P. Changeux et A. Connes, *op. cit.* ; J.-M. Besnier, *Les Théories de la connaissance*, Paris, Flammarion, 1996.
5 J. Hadamard, *Essai sur l'invention mathématique*, Paris, Blanchard, 1959.
6 I. Lakatos, 《The methodology of scientific research programmes》, *Philosophical Papers*, vol. I, Cambridge, Cambridge University Press, 1978.
7 C. Nicolle, *Biologie de l'invention*, Paris, Alcan, 1932.
8 J.-P. Changeux et A. Connes, *op.cit.*
9 M. Besson et D. Schon, 《Comparison between language and music》, *Ann. N. Y. Acad. Sci.*, 930, 2001, p.232-258.
10 E. Bienenstock *et al., op. cit.*
11 S. Dehaene et J.-P. Changeux, 《 The Wisconsin card sorting test : theoretical analysis and simulation of a reasoning task in a model neuronal network》, *op. cit.*
12 F. Crick, *op. cit.*; G. M. Edelman et G. Tononi, *Comment la matière devient conscience, op. cit.*
13 S. Dehaene et J.-P. Changeux, *op. cit.*
14 P. Churchland et T. Sejnowski, *op. cit.*
15 J.-P. Changeux et P. Ricœur, *op.cit.*
16 J.-P. Changeux et S. Edelstein, 《Allosteric receptors after 30 years》, *op. cit.*
17 M. Rubin et J.-P. Changeux, 《Allosteric interactions with aspartate transcarbamylase : interpretation of the experimental data in terms of the model of Monod, Wyman and Changeux》, *Biochemistry*, 7, 1968, p.553-561
18 S. Edelstein *et al.*, 《Single binding vs single channel recordings : a new approach to study ionotropic receptors》, *Biochemistry*, 36, 1997, p. 13755-13760.
19 P. Faure et H. Korn, 《Is there chaos in the brain? 1. Concepts of non-linear dynamics and methods of investigation》, *C. R. Acad. Sci. Paris, Life Science*, 324, 2001, p. 773-793.
20 A. Fagot-Largeault, *Médecine et probabilités*, Paris, Université Paris-XIII-Didier

Érudition, 1982 ; *Logique de la recherche, éthique de la recherche*, Cours du Collège de France, 2001.
21 M. Perutz,《Will biomedicine outgrow support ?》, *Nature*, 399, 1999, p. 299-301.
22 F. Jacob et J. Monod, 《Concluding remarks》, *Cold Spring Harbor Symp. Quant. Biol.*, 26, 1961, p.187-194.
23 C. Debru, *L' Esprit des protéines*, Paris, Hermann, 1983.
24 K. Popper, *La Connaissance objective*, *op. cit.* ; D. Campbell, *op. cit.*
25 D. Sperber, 《 Anthropology and psychology : toward an epidemiology of representation》, *op. cit.*
26 R. Dawkins, *Le Gène égoïste*, Paris, Éditions Odile Jacob, 1996.[『利己的な遺伝子』、日高敏隆ほか訳、紀伊國屋書店]
27 J. Ellul, *La Technique ou l'Enjeu du siècle*, Paris, Armand Colin, 1954.
28 G. Simondon, *Du mode d'existence des objets techniques*, Paris, Aubier, 1969.
29 J.-P. Changeux, *For a World Ethics Committee*, UNESCO-Human Rights in Perspective, Paris, 1998, p.137-141.
30 *Ibid.*

結論

1 P. Ricoeur, *op. cit.*
2 D. Diderot, *op. cit.*

参 考 文 献

ABELES M., *Corticonics. Neuronal Circuits of the Cerebral Cortex*, Cambridge, Cambridge University Press, 1991.
ABOITIZ F. et GARCIA R., « The evolutionary origin of the language areas in the human brain. A neuroanatomical perspective », *Brain Res. Rev.*, 25, 1997, p. 381-396.
ADAMS M. et al., « The genome sequence of *Drosophila melanogaster* », *Science*, 287, 2000, p. 2185-2195.
AGNATI L. F. et al., « Intercellular communication in the brain : wiring vs volume transmission », *Neuroscience*, 69, 1995, p. 711-726.
ALEXANDER S., *Space, Time and Deity. The Gifford Lectures, Glasgow, 1916-1918*, Londres, McMillan, 1927.
ALLPORT D. A., « Distributed memory, modular systems and dysphasia », *in* S. K. Newman and R. Epstein, *Current Perspectives in Dysphasia*, Édimbourg, Churchill Livington, 1985.
ALTHUSSER L., *Philosophie et philosophie spontanée des savants*, Paris, Maspero, 1974.
ANCEAU F., *Vers une étude objective de la conscience*, Paris, Hermes, 1999.
APEL K. O., *Die Erklären − Verstehen Kontroverse in transzendentalpraglatischer Sicht*, Francfort, Suhrkamp Verlag, 1979.
ARBIB M., ERDI P. et SZENTAGOTHAI J., *Neural Organization : Structure, Function and Dynamics*, Cambridge, Mass., MIT Press, 1998.
ARENDT D. et NÜBLER-JUNG K., « Dorsal or ventral : similarities in fate maps and gastrulation patterns in annelids, arthropods and chordates », *Mechanisms of Development*, 61, 1997, p. 7-21.
ARENDT D. et NÜBLER-JUNG K., « Comparison of early nerve cord development in insects and invertebrates », *Development*, 126, 1999, p. 2309-2325.
ARIELI A., SHOHAM D., HILDESHEIM R. et GRINVALD A., « Coherent spatiotemporal patterns of ongoing activity revealed by realtime optical imaging coupled with single unit recording in the cat visual cortex », *J. Neurophysiol.*, 73, 1995, p. 2072-2093.

ARIELI A., STERKIN A., GRINVALD A. et AERTSEN A., « Dynamics of ongoing activity : explanation of the large variability in evoked cortical responses », *Science,* 273, 1996, p. 1868-1871.
ARSUAGA J. L., *Le Collier de Néandertal,* Paris, Éditions Odile Jacob, 2001.
BAARS B. J., *A Cognitive Theory of Consciousness,* Cambridge, Cambridge University Press, 1998.
BACHELARD G., *Le Matérialisme rationnel,* Paris, PUF, 1953, p. 20.
BARDE Y. A., « The nerve growth factor family », *Progr. Growth Factor Res.,* 2, 1990, 237-248.
BARINAGA M., « A critical issue for the brain », *Science,* 288, 2000, p. 2116-2119.
BARON-COHEN A., LESLIE M. et FRITH U., « Mechanical, behavioral and intentional understanding of picture stories in autistic children », *Brit. J. Dev. Psychol.,* 4, 1986, p. 113-125.
BARRESI J. et MOORE C., « Intentional relation and social understanding », *Behav. Brain Sc.,* 19, 1996, p. 107-154.
BARRETT J. L., « Exploring the natural foundations of religion », *Trends in Cognitive Sciences,* 4, 2000, p. 29-34.
BEARS M., CONNORS B. et PARADISO M., *Neuroscience-Exploring the Brain,* Baltimore, Williams and Wilkins, 2000.
BEDDINGTON R. et ROBERTSON E., « Axis development and early asymmetry in mammals », *Cell,* 96, 1999, p. 195-209.
BELL C. et LEWIS M., « A closer view of the conformation of the Lac repressor bound to operator », *Nature Structural Biology,* 7, 2000, p. 209-214.
BENOÎT P. et CHANGEUX J.-P., « Consequences of tenotomy on the evolution of multi-innervation in developing rat soleus muscle », *Brain Res.,* 99, 1975, p. 354-358.
BENOÎT P. et CHANGEUX J.-P., « Consequences of blocking nerve activity on the evolution of multi-innervation at the regenerating neuromuscular junction of the rat », *Brain Res.,* 149, 1978, p. 89-96.
BERGER H., « Über das Electroenkephalogram des Menschen », I, in *Archiv für Psychiatrie und Nervenkrankheiten,* 87, 1929, p. 527-570.
BERGER H., « Hans Berger on the electroencephalogram of man. The fourteen original reports on the human electroencephalogram », *Electroenceph. Clin. Neurophysiol.,* suppl. 28, 1969.
BERGSON H., *Œuvres,* Paris, PUF, 1959.
BERGSTROM R., « Electrical parameters of the brain during ontogeny », in R. J. Robinson éd., *Brain and Early Behavior,* New York, Academic Press, 1969, p. 15-42.
BERKOVIC S. F. et STEINLEIN O. K., « Genetics partial epilepsies », *Adv. Neurol,* 79, 1999, p. 375-381.
BERLIN B. et KAY P., *Basic Color Terms : Their Universality and Evolution,* Berkeley, University of California Press, 1969.

BERLIN B., BREEDLOVE D. et RAVEN P., *Principles of Tzeltal Plant Classification*, New York, Academic Press, 1974.
BERRIDGE M. et RAPP P. E., « A comparative survey of the function, mechanisms and control of cellular oscillations », *J. Exp. Biol.*, 81, 1979, p. 217-280.
BERTHOZ A., *Le Sens du mouvement*, Paris, Éditions Odile Jacob, 1997.
BESNIER J. M., *Les Théories de la connaissance*, Paris, Flammarion, 1996.
BESSON M. et SCHON D., « Comparison between language and music », *Ann. N. Y. Acad. Sci.*, 930, 2001, p. 232-258.
BIENENSTOCK E., COOPER L. et MUNRO P., « Theory for the development of neuron selectivity : orientation specificity and binocular interaction in visual cortex », *J. Neurosci.*, 2, 1982, p. 32-48.
BLAMONT J., *Le Chiffre et le Songe*, Paris, Éditions Odile Jacob, 1993.
BLISS T. et COLLINGRIDGE G. L., « A synaptic model of memory : long-term potentiation in the hippocampus », *Nature*, 361, 1993, p. 31-39.
BLISS T. et LOMO T., « Long lasting potentiation of synaptic transmission in the dentate area of the anaesthetized rabbit following stimulation of the prefront path », *J. Physiol.*, 232, 1973, p. 331-356.
BLOOM P., « Some issues in the evolution of language and thought », *in* D. D. Cummins et C. Allen éd., *The Evolution of Mind*, Oxford, Oxford University Press, 1998.
BOAKES R., *From Darwin to Behaviorism. Psychology and the Minds of Animals*, Cambridge, Cambridge University Press, 1984.
BOLLACK J., *Empédocle II*, « Les origines », Paris, Gallimard, coll. « Tel », 1992.
BOURDIEU P., *Réponses*, Paris, Seuil, 1992.
BOURGEOIS J.-P., « Synaptogenesis in the neocortex of the new born : the ultimate frontier for individuation », *in* M. Hanson et H. Lagerkrantz éd., *The Newborn Brain* (sous presse).
BOURGEOIS J.-P. et RAKIC P., « Changes in synaptic density in the primary visual cortex of the macaque monkey from fetal to adult stage », *J. Neurosci.*, 13, 1993, p. 2801-2820.
BOURGEOIS J.-P., « Synaptogenesis, heterochrony and epigenesis in the mammalian neocortex », *Acta Pædiatr.*, suppl., 422, 1997, p. 27-33.
BOYER P., *Et l'homme créa les dieux*, Paris, Robert Laffont, 2001, p. 9.
BOYSSON-BARDIES B. DE, *Comment la parole vient aux enfants*, Paris, Éditions Odile Jacob, 1996.
BREJC K., DIJK W. VAN, KLAASSEN R., SCHUURMANS M., OOST J. VAN DER, SMIT A. B. et SIXMA T. K., « Crystal structure of AChBP reveals the ligand-binding domain of nicotinic receptors », *Nature*, 411, 2001, p. 261-268.

BROCA P., « Nouvelle observation d'aphémie produite par lésion de la 3ᵉ circonvolution frontale », *Bull. soc. anatomie*, 6 (2ᵉ série), 1861, p. 398-407.
BRODMANN K., *Vergleichende Lokalisationslehre der Groshirnrinde*, Leipzig, Barth, 1909.
BROSE K. et TESSIER-LAVIGNE M., « Slit proteins : key regulators of axon guidance, axonal branching and cell migration », *Curr. Opin. Neurobiol.*, 10, 2000, p. 95-102.
CABELLI R. J., HOHN A. et SHATZ C. J., « Inhibition of ocular dominance column formation by infusion of NT4/5 or BDNF », *Science*, 267, 1995.
CAMPBELL D., « Blind variation and selective retention in creative thought as in other knowledge processes », *Psychological Reviews*, 67, 1960, p. 380-400.
CANFORA L., *La Véritable Histoire de la bibliothèque d'Alexandrie*, Paris, Desjonquères, 1988.
CAREY S., *Conceptual Changes in Childhood*, Cambridge, Mass., MIT Press, 1985.
CARMENA A., GISSELBRECHT S., HARRISON J., JIMENEZ F. et MICHELSON A., « Combinatorial signaling codes for the progressive determination of cell fates in the *Drosophila* embryonic mesoderm », *Genes and Development*, 12, 1998, p. 3910-3922.
CARMIGNOTO G., CANELLA R., CANDEO P., CORNELLI M. C. et MAFFEI L., « Effects of nerve growth factor on neuronal plasticity of the kitten visual cortex », *J. Physiol.*, 464, 1993, p. 343-360.
CASSIRER E., *La Philosophie des formes symboliques*, Paris, Éditions de Minuit, 1976.
CASTELO-BRANCO M., GOEBEL R., NEUENSCHWANTER S. et SINGER W., « Neural synchrony correlates with surface segregation rules », *Nature*, 405, 2000, p. 685-689.
CASTNER S., WILLIAMS G. et GOLDMAN-RAKIC P., « Reversal of antipsychotic-induced working memory deficits by short term dopamine D1 receptor stimulation », *Science*, 287, 2000, p. 2020-2022.
CASTRO-CALDAS A. et REIS A., « Neurological substrates of illiteracy », *The Neuroscientist*, 6, 2000, p. 475-482.
CASTRO-CALDAS A., PETERSON K. M., REIS A., STONE-ELANDER S. et INGVAR M., « The illiterate brain », *Brain*, 121, 1998, p. 1053-1063.
CELESIA G. et JASPER H. H., « Acetylcholine released from the cerebral cortex in relation to its state of activation », *Neurobiology*, 16, 1966, p. 1053-1064.
CHANGEUX J.-P., « The feedback control mechanism of biosynthetic L-threonine desaminase by L-isoleucine », *Cold Spring Harbor Symp. Quant. Biol.*, 26, 1961, p. 313-318.
CHANGEUX J.-P., *Raison et Plaisir*, Paris, Éditions Odile Jacob, 1967.

CHANGEUX J.-P., « A PhD with Jacques Monod : the prehistory of allosteric proteins », in A. Lwoff, A. Ullmann éd., *Origins of Molecular Biology : a Tribute to Jacques Monod*, New York, Academic Press, 1979.

CHANGEUX J.-P., « Concluding remarks on the "singularity" of nerve cells and its ontogenesis », *Prog. Brain Res.*, 58, 1983, p. 465-478.

CHANGEUX J.-P., *L'Homme neuronal*, Paris, Fayard, 1983.

CHANGEUX J.-P., « David Nachmansohn : a pioneer of neurochemistry », in J.-P. Changeux, F. Hucho, A. Maelicke, E. Neumann éd., *Molecular Basis of Nerve Activity*, Berlin, De Gruyter, 1985, p. 1-32.

CHANGEUX J.-P., *For a World Ethics Committee*, Paris, UNESCO – Human Rights in Perspective, 1998, p. 137-141.

CHANGEUX J.-P., Cours : *Jeux de langage et épigenèse neuronale*, Annuaire du Collège de France, Paris, 2001.

CHANGEUX J.-P. et CONNES A., *Matière à pensée*, Paris, Éditions Odile Jacob, 1989.

CHANGEUX J.-P. et CONNES A., *Conversations on Mind, Matter and Mathematics*, Édité et traduit par M. B. de Bevoise, Princeton, Princeton University Press, 1995.

CHANGEUX J.-P., COURRÈGE P. et DANCHIN A., « A theory of the epigenesis of neural networks by selective stabilization of synapses », *Proc. Natl. Acad. Sci. USA*, 70, 1973, p. 2974-2978.

CHANGEUX J.-P. et DANCHIN A., « Selective stabilization of developing synapses as a mechanism for the specification of neuronal networks », *Nature*, 264, 1976, p. 705-712.

CHANGEUX J.-P. et DEHAENE S., « Neuronal models of cognitive functions », *Cognition*, 33, 1989, p. 63-109.

CHANGEUX J.-P. et DEHAENE S., « Hierarchical neuronal modeling of cognitive functions : from synaptic transmission to the Tower of London », *C. R. Acad. sci. Paris*, 321, 1998, p. 241-247.

CHANGEUX J.-P. et EDELSTEIN S., « Allosteric receptors after 30 years », *Neuron*, 21, 1998, p. 959-980.

CHANGEUX J.-P., HEIDMANN T. et PATTE P., « Learning by selection », in *The Biology of Learning*, P. Marler et H. S. Terrace éd., Berlin, Springer-Verlag, 1984, p. 115-133.

CHANGEUX J.-P. et MIKOSHIBA M., « Genetic and "epigenetic" factors regulating synapse formation in vertebrate cerebellum and neuromuscular junction », *Prog. Brain Res.*, 48, 1978, p. 43-64.

CHANGEUX J.-P. et RICŒUR P., *La Nature et la Règle. Ce qui nous fait penser*, Paris, Éditions Odile Jacob, 1998.

CHANGEUX J.-P. et RICŒUR P., *What Makes Us Think*, Princeton, Princeton University Press, 2000.

CHAO L., HAXBY J. et MARTIN A., « Attribute-based neural substrates in temporal cortex for perceiving and knowing about objects », *Nature Neuroscience*, 2, 1999, p. 913-919.
CHENEY D. L. et SEYFARTH R. M., *How Monkeys See the World*, Chicago, Chicago University Press, 1990.
CHERVITZ S. *et al.*, « Comparison of the complete protein sets of worm and yeast : orthology and difference », *Science*, 282, 1998, p. 2022-2028.
CHICUREL M., « Data basing the brain », *Nature*, 406, 2000, p. 822-825.
CHILD C. M., *Patterns and Problems of Development*, Chicago, Chicago University Press, 1941.
CHOMSKY N., « Language and nature », *Mind*, 104, 1995, p. 1-61.
CHOMSKY N., *Language and the Brain*, Intervention à la Conférence européenne sur les sciences cognitives du 27 au 30 octobre 1999.
CHURCHLAND P. et SEJNOWSKI T., *The Computational Brain*, Cambridge, Mass., Bradford, MIT Press, 1992.
CLAVERIE J. M., « What if there are only 30 000 human genes », *Science*, 291, 2001, p. 1255-1257.
CLIFFORD J., « After writing culture », *American Anthropologist*, 101, 3, 1999, p. 643-651.
COHEN J. D., PERLSTEIN W. M., BRAVER T. S., NYSTROM L. E., NOLL D. C., JONIDES J. et SMITH E. E., « Temporal dynamics of brain activation during a working memory task », *Nature*, 386, 1997, p. 604-608.
COMTE A., *Cours de philosophie positive*, Paris, Schleicher, 1830.
COMTE A., *Leçons de philosophie positive*, Paris, Garnier, 1830.
COMTE A., *Catéchisme positiviste*, Paris, Garnier, 1852.
CONDILLAC E. B., *Traité des sensations*, Paris, Fayard, 1984.
CONKLIN H., « The relation of Hanunoo culture to the plant world », thèse de doctorat, Université de Yale, 1954.
CONNES A., *Triangle de pensée*, Paris, Éditions Odile Jacob, 1999.
COOPER J., BLOOM F. et ROTH R., *The Biochemial Basis of Neuropharmacology*, Oxford, New York, Oxford University Press, 1986.
COOPER R. et SHALLICE T., « Contentions scheduling and the control of routine activities », *Cog. Neuropsy.*, 17, 2000, p. 297-338.
COPLESTON F., *A History of Philosophy*, New York, Image Books, 1985.
CORDERO-ERAUSQUIN M., MARUBIO, L. KLINK R. et CHANGEUX J.-P., « Nicotinic function : new perspectives from knockout mice », *Trends Pharmacol. Sci.*, 21, 2000, p. 211-217.
COULOUBARITSIS L., « "Matière pensante" : une introduction historique », *in* J. N. Missa, *Matière pensante*, Paris, Vrin, 1999, p. 1-40.
COWEY A. et STOERIG P., « Blindsight in monkeys », *Nature*, 373, 1995, p. 247-249.

CRÉPEL F., MARIANI J. et DELHAYE-BOUCHAUD N., « Evidence for a multiple innervation of Purkinje cells by climbing fibres in the immature rat cerebellum », *J. Neurobiol.*, 7, 1976, p. 567-578.
CRICK F., *L'Hypothèse stupéfiante*, Paris, Plon, 1995.
CRICK F. et KOCH C., « Some reflexions on visual awereness », *Cold Spring Harbor Symp. Quant. Biol.*, 55, 1990, p. 953-962.
DAMASIO A., *Le Sentiment même de soi*, Paris, Éditions Odile Jacob, 1999.
DAPRETTO M. et BOOKHEIMER S., « Formal content : dissociating syntax and semantics in sentence comprehension », *Neuron*, 24, 1999, p. 47-432.
DARWIN C., *L'Origine des espèces*, Paris, Flammarion, coll. G.F., 1992.
DARWIN C., *L'Expression des émotions*, Londres, J. Murray, 1872.
DAVIDSON D., *Actions et événements*, Paris, PUF, 1993.
DAVIDSON D., *Enquêtes sur la vérité et l'interprétation*, Nîmes, J. Chambon, 1993.
DAWKINS R., *Le Gène égoïste*, Paris, Éditions Odile Jacob, 1996.
DE ROSA R., GRENIER J., ANDREEVA T., COOK C. E., ADOUTE A., AKAMI M., CAROLL S. et BALAVOINE G., « Hoxgenes in brachiopods and priapulids and protostomes evolution », *Nature*, 399, 1999, p. 772-776.
DEACON T., *The Symbolic Species*, New York, W.W. Norton and Co, 1997.
DEBRU C., *L'Esprit des protéines*, Paris, Hermann, 1983.
DEHAENE S., *La Bosse des maths*, Paris, Éditions Odile Jacob, 1987.
DEHAENE S. et CHANGEUX J.-P., « A simple model of prefrontal cortex function in delayed-reponse tasks », *J. Cognitive Neurosci.*, 1, 1989, p. 244-261.
DEHAENE S. et CHANGEUX J.-P., « The Wisconsin card sorting test : theoretical analysis and simulation of a reasoning task in a model neuronal network », *Cerebral Cortex*, 1, 1991, p. 62-79.
DEHAENE S. et CHANGEUX J.-P., « Development of elementary numerical abilities : a neuronal model », *J. Cognitive Neurosci.*, 5, 1993, p. 390-407.
DEHAENE S. et CHANGEUX J.-P., « A hierarchical neuronal network for planning behavior », *Proc. Natl. Acad. Sci. USA*, 94, 1997, p. 13293-13298.
DEHAENE S. et COHEN L., « Two mental calculation systems : a case study of severe acalculia with preserved approximation », *Neuropsychologia*, 29, 1991, p. 1045-1074.
DEHAENE S. et NACCACHE L., « Toward a cognitive neuroscience of consciousness : basic neuroscience and a workspace of consciousness », *Cognition*, 2002.
DEHAENE S., CHANGEUX J.-P. et NADAL J.-P., « Neural networks that learn temporal sequences by selection », *Proc. Natl. Acad. Sci. USA*, 84, 1987, p. 2727-2731.

DEHAENE S., DUPOUX E., MEHLER J., COHEN L., PAULESU E., PERANI D., VAN DE MOORTELE F. P., LÉHÉRICY S. et LE BIHAN D., « Anatomical variability in the cortical representation of first and second language », *NeuroReport*, 17, 1997, p. 3775-3778.

DEHAENE S., KERSZBERG M. et CHANGEUX J.-P., « A neuronal model of a global workspace in effortful cognitive tasks », *Proc. Natl. Acad. Sci. USA*, 95, 1998, p. 14529-14534.

DEHAENE S., NACCACHE L., LE CLERC'H G., KOECHLIN E., MUELLER M., DEHAENE-LAMBERTZ G., VAN DE MOORTELE P. F. et LE BIHAN D., « Imaging unconscious semantic priming », *Nature*, 395, 1998, p. 597-600.

DEHAENE S., POSNER M. I. et TUCKER D. M., « Localization of neural system for error detection and compensation », *Psychol. Sci.*, 5, 1994, p. 303-305.

DELAGE Y., *Le Rêve, étude psychologique, philosophique et littéraire*, Paris, PUF, cité dans S. Herculano-Houzel et Y. Delage, « Neuronal assemblies, synchronous oscillations, and Hebbian learning in 1919 », *The Neuroscientist*, 5, 1999, p. 321-345.

DENNETT D. C., *The Intentional Stance*, Cambridge, Mass., Bradford, MIT Press, 1987.

DENTON D., SHADE R., ZAMARIPPA F., EGAN G., BLAIR-WEST J., MCKINLEY M. et FOX P., « Correlation of regional cerebral blood flow and change of plasma sodium concentration during genesis and satiation of thirst », *Proc. Natl. Acad. Sci. USA*, 96, 1999, p. 5304-5309.

DESCARRIES L., CASTELLUCCI V. et ROSSIGNOL S., Préface : « What ? where ? when ? how ? why ? », in « Consciousness at the frontiers of neurosciences », *Advances in Neurology*, 77, 1998, p. XIII-XVI.

DESCARTES R., *Traité de l'Homme*, Paris, Gallimard, Bibl. de la Pléiade, 1953, p. 844.

DI CHIARA G., « Drug addiction as dopamine-dependent associative learning disorder », *Europ. J. Pharmacol.*, 375, 1999, p. 13-30.

DIAMOND A., « Difference between adult and infant cognition : is the crucial variable presence or absence of language ? », *in Thought without Language*, Oxford, Clarendon, 1988.

DIDEROT D., *Le Rêve de d'Alembert*, Paris, Garnier-Flammarion, 1990, p. 70.

DOUPE A. J. et KUHL P., « Bird song and human speech common theories and mechanisms », *Annu. Rev. Neurosci.*, 22, 1999, p. 567-631.

DRESCHER V., KRENOSER C., HANDWERKER C., LOSCHINGER J., NODA M. et BONHOEFFER F., « In vitro guidance of retinal ganglion cell axons by RAGS a 25 kDa tectal protein related to ligands for Eph receptor tyrosine kinases », *Cell*, 82, 1995, p. 359-370.

DRETSKE F., *Naturalizing the Mind*, Cambridge, Mass., MIT Press, 1995.
DRIEVER W. et NÜSSLEIN-VOLHARD C., « A gradient of bicoid protein in *Drosophila* embryos », *Cell*, 54, 1988, p. 83-93.
DRIEVER W. et NÜSSLEIN-VOLHARD C., « The bicoid protein determines position in the *Drosophila* embryo in a concentration dependent manner », *Cell*, 54, 1988, p. 95-104.
DUCLAUX E., *Recherches sur les substances colloïdales*, Paris, Laval, 1904.
DUNCAN J. et OWEN A. M., « Common regions of the human frontal lobe recruited by diverse cognitive demands », *TINS*, 23, 2000, p. 475-482.
DURBIN R. et MITCHISON G., « A dimension reduction framework for understanding cortical maps », *Nature*, 343, 1990, p. 644-647.
DURKHEIM E., *Formes élémentaires de la vie religieuse*, Paris, PUF, 1990.
DURKHEIM E., ref. *in* C. Tarot, *De Durkheim à Mauss. L'invention symbolique — sociologie et science et religions*, Paris, La Découverte, 1999.
DUTRILLAUX B., « Chromosomal evolution of the great apes and man », *in* R. V. Short et B. Weir, *The Great Apes of Africa*, Colchester, London, Journals of Reproduction and Fertility Ltd, 1980.
ECCLES J., *The Physiology of Synapses*, Berlin, Springer Verlag, 1964.
ECCLES J., *Evolution of the Brain : Creation of the Self Knowledge*, New York, Basic Book, 1989.
EDELMAN G., *The Mindful Brain : Cortical Organization and the Group — Selective Theory of Higher Brain Function*, G. M. Edelman et V. Mountcastle, éd., Cambridge, Mass., MIT, 1978, p. 51-100.
EDELMAN G., *Neural Darwinism*, New York, Basic Book, 1987.
EDELMAN G., *Topobiology : an Introduction to Molecular Embryology*, New York, Basic Books, 1988.
EDELMAN G. et TONONI G., *Comment la matière devient conscience*, Paris, Éditions Odile Jacob, 2000.
EDELSTEIN S. et al., « Single binding vs single channel recordings : a new approach to study ionotropic receptors », *Biochemistry*, 36, 1997, p. 13755-13760.
EIMAS P. D., « Auditory and phonetic coding of the cues for speech : discrimination of the [r-1] distinction by young infants », *Perception and Psychophysics*, 18, 1975, p. 341-347.
ELLIOTT T. et SHADBOLT N. R., « Competition for neurotrophic factors : mathematical analysis », *Neural Computation*, 10, 1998, p. 1939-1981.
ELLUL J., *La Technique ou l'Enjeu du siècle*, Paris, Armand Colin, 1954.
ENGELHARDT H. T., *The Foundation of Ethics*, Oxford, Oxford University Press, 1996.
EWALD F. et LECOURT D., « Les OGM et les nouveaux vandales », *Le Monde*, 4 septembre 2001.
EY H., *La Conscience*, Paris, Desclée de Brouwer, 1963.

FABER D. S. et KORN H., *Neurobiology of the Mauthner Cell*, New York, Raven Press, 1978.

FAGOT-LARGEAULT A., *Médecine et Probabilités*, Paris, Université de Paris XII et Didier Érudition, 1982.

FAGOT-LARGEAULT A,, *Logique de la recherche, éthique de la recherche*, Cours Collège de France, 2001.

FAGOT-LARGEAULT A. et BELLIVIER F., « Génétique et psychiatrie », Questions éthiques, *Psychiatrie française*, 2, 2000, p. 75-82.

FAURE P. et KORN H., « A nonrandom dynamic component in the synaptic noise of a central neuron », *Proc. Natl. Acad. Sci. USA*, 94, 1997, p. 6506-6511.

FAURE P. et KORN H., « Is there chaos in the brain ? » I. « Concepts of nonlinear dynamics and methods of investigation », *C.R. Acad. sci. Paris, Life Science*, 324, 2001, p. 773-793.

FEDRIGO G., *Valéry et le cerveau dans les cahiers*, Paris, L'Harmattan, 2000.

FELLEMAN D. J. et VAN ESSEN D. C., « Distributed hierarchical processing in the primate cerebral cortex », *Cerebral Cortex*, 1, 1991, p. 1-47.

FESSARD A., *Nervous Integration and Conscious Experience*, Symposium Sainte-Marguerite, Londres, Blackwell, 1954.

FISCHER R. A., « Has Mendel's work been rediscovered », *Annals of Science*, 1, 1936, p. 115-137.

FISET P. *et al.*, « Brain mechanisms of propofol induced loss of consciousness in humans : a positron emission tomographic study », *J. Neurosci.*, 19, 1999, p. 5506-5513.

FISHER S. E., MARLOW A. J., LAMB J., MAESTRINI E., WILLIAMS D. F., RICHARDSON A. J., WEEKS D. E., STEIN J. F. et MONACO A. P., « A quantitative-trait locus on chromosome 6p influences different aspects of developmental dyslexia », *Am. J. Hum. Genet.*, 64, 1999, p. 146-156.

FODOR J., *The Language of Thought*, Hassocks, UK, Harvester Press, 1976.

FODOR J., *La Modularité de l'esprit*, Paris, Éditions de Minuit, 1986.

FODOR J., « Fixation of beleif and concept acquisition », *in* M. Piattelli-Palmarini éd., *Language and Learning*, Cambridge, Mass., Harvard University Press, 1980, p. 149.

FODOR J. et PYLYSHYN Z., « Connections and cognitive architecture : a critical analysis », *Cognition*, 28, 1988, p. 3-71.

FRANKS N. P. et LIEB W. R., « Anesthesics set their sites on ion channels », *Nature*, 389, 1997, p. 334-335.

FREEMAN M., « Feedback control of intercellular signalling in development », *Nature*, 408, 2000, p. 313-319.

FREGE G. F., *Idéographie*, trad. C. Besson, Paris, Vrin, 1999, p. 43.

FREUD S., *Zur Auffassung der Aphasien*, Vienne, Deuticke, 1891.

FRIES P., ROELFSEMA P. R., ENGEL A. K., KÖNIG P. et SINGER W., « Synchronization of oscillatory responses in visual cortex correlates with perception in interocular rivalry », *Proc. Nat. Acad. Sc. USA*, 94, 1997, p. 12699-12704.

FRISTON K., TONONI G., REEKE G. N., SPORNS O. et EDELMAN G., « Value-dependent selection in the brain : simulation in a synthetic neural model », *Neuroscience*, 59, 1994, p. 229-243.

FRITH C. et FRITH U., « Interacting worlds : a biological basis », *Science*, 286, 1999, p. 1692-1695.

FROMONT-RACINE M., MAYER A., BRUNET-SIMON A., RAIN J.-C., COLLEY A., DIX I., JOLY N., BEGGS J. et LEGRAIN P., « Genome wide protein interactions screens reveal functional networks involving Smlike-proteins », *Yeast*, 17, 2000, p. 95-110.

FULTON J., *The Physiology of the Nervous System*, London, Oxford University Press, 1943.

FUSTER J., *The Prefrontal Cortex*, New York, Raven Press, 1989.

GALL F. J., *Sur les fonctions du cerveau et sur celles de chacune de ses parties*, Paris, Baillière (6 vol.), 1822-1825.

GALLAGHER S., « Philosophical conceptions of the self : implications for cognitive science », *TICS*, 4, 2000, p. 14-21.

GAYÁN J., SMITH S. D., CHERNY S. S., CARDON L. R., FULKER D. W., BROWER A. M., OLSON R. K., PENNINGTON B. F. et DEFRIES J. C., « Quantitative trait locus for specific language and reading deficits on chromosome 6p », *Am. J. Hum. Genet.*, 64, 1999, p. 157-164.

GEHRING W., *La Drosophile aux yeux rouges*, Paris, Édition Odile Jacob, 1999.

GERNERT D., « Toward a closed description of observation processes », *BioSystems*, 54, 2000, p. 165-180.

GIBBONS A., « Which of our genes make us human ? », *Science*, 281, 1998, p. 1432-1434.

GISIGER T., DEHAENE S. et CHANGEUX J.-P., « Computational models of association cortex », *Curr. Opin. Neurobiol.*, 10, 2000, p. 250-259.

GOFFEAU A., BARRELL B. G., BUSSEY H., DAVIS R. W., DUJON B., FELDMANN H., GALIBERT F., HOHEISEL J. D., JACQ C., JOHNSTON M., LOUIS E. J., MEWES H. W., MURAKAMI Y., PHILIPPSEN P., TETTELIN H. et OLIVER S. G., « Life with 6 000 genes », *Science*, 274, 546, 1996, p. 563-567.

GOLDMAN-RAKIC P., « Topography of cognition : parallel distributed networks in primate associative cortex », *Ann. Rev. Neurosci.*, 11, 1988, p. 137-156.

GOLDMAN-RAKIC P. S., « Prefrontal cortex revisited : a multiple-memory domain model of human cognition », *in* R. Caminiti, K. P. Hiffman, F. Locquaniti et J. Altman, éd., *Vision and*

Movement Mechanisms in the Cerebral Cortex, Strasbourg, HFSP, 1996, p. 162-172.

GOODY J., *The Domestication of the Savage Mind*, Cambridge, Cambridge University Press, 1977.

GOULD S. J., *La Mal-Mesure de l'homme*, Paris, Éditions Odile Jacob, 1996.

GOUZÉ J. L., LASRY J. M. et CHANGEUX J.-P., « Selective stabilisation of muscle innervation during development : a mathematical model », *Biol. Cybern.*, 46, 1983, p. 207-215.

GRANGE J., *Auguste Comte. La politique et la science*, Paris, Éditions Odile Jacob, 2000.

GRANON S., PONCET B., THINUS-BLANC C., CHANGEUX J.-P. et VIDAL C., « Nicotinic and muscarinic receptors in the rat prefronal cortex : differential roles in working memories, response selection and effortfull processing », *Psychopharmacology*, 119, 1995, p. 139-144.

GRAY C. M., KÖNIG P., ENGEL A. K. et SINGER W., « Oscillatory responses in cat visual cortex exhibit inter-columnar synchronisation which reflects global stimulus properties », *Nature*, 338, 1989, p. 334-337.

GREENOUGH W., « Enduring effects of differential experience and training », *in* M. R. Rosenzweigh et E. L. Bennett éd., *Neural Mechanisms of Learning and Memory*, Cambridge, Mass., MIT Press, 1976, p. 255-278.

GRICE H. P., « Meaning », *Philosophical Rev.*, 66, 1957, p. 377-388.

GRICE H. P., « Logic and conversation », *in* P. Cole et J. Morgan, éd., *Syntax and Semantics 3 : Speech Acts*, New York, Academic Press, 1975, p. 41-58.

HACKING I., « The looping effect of human kinds », *in* D. Sperber, D. Premack et A. J. Premack éd., *Causal Cognition*, a Fyssen Fondation Symposium, Oxford, Clarendon, 1995, p. 351-394.

HADAMARD J., *Essai sur l'invention mathématique*, Paris, Blanchard, 1959.

HALFON M. S., CARMENA A., GISSELBRECHT S., SACKERSON C. M., JIMENEZ F., BAYLIES M. K. et MICHELSON A. M., « Ras pathway specificity is determined by the integration of multiple signal-activated and tissue-restricted transcription factors », *Cell*, 103, 2000, p. 63-74.

HAMBURGER V., « Cell death in the development of the lateral motor column of the chick embryo », *J. Comp. Neurol.*, 160, 1975, p. 535-546.

HAMILTON R. et PASCUAL-LEONE A., « Cortical plasticity associated with Braille learning », *Trends Cognit. Sci.*, 2, 1998, p. 168-174.

HANSEL D. et SOMPOLINSKY H., « Synchronisation and computation in a chaotic neural network », *Phys. Rev. Lett.*, 68, 1992, p. 718-721.

HARRINGTON A., *The Placebo Effect : an Interdisciplinary Exploration*, Cambridge, Mass., Harvard University Press, 1997.
HARRIS A. E., BARD ERMENTRONT G. et SMALL S. L., « A model of ocular dominance column development by competition for trophic factors », *Proc. Natl. Acad. Sci. USA*, 94, 1997, p. 9944-9949.
HASEGAWA I., FUKUSHIMA T., IHARA T. et MIYAHSITA Y., « Callosal window between prefrontal cortices : cognitive interaction to retreive long-term memories », *Science*, 281, 1998, p. 814-818.
HASNAIN M. K., FOX P. T. et WOLDORFF M., « Intersubject variability of functional areas in the human visual cortex », *Human Brain Mapping*, 6, 1998, p. 301-315.
HAUSER M., *The Evolution of Communication*, Cambridge, Mass., MIT Press, 1996.
HAUSER M. et CAREY S., « Building a cognitive creature from a set of primitives », *in* D. Dellarosa Cummins et C. Allen éd., *The Evolution of Mind*, Oxford, New York, Oxford University Press, 1998, p. 51-106.
HEBB D., *The Organization of Behavior*, New York, Wiley, 1949.
HEIDEGGER M., *Essais et conférences*, Paris, Gallimard, 1958.
HEIDMANN T. et CHANGEUX J.-P., « Un modèle moléculaire de régulation d'efficacité d'une synapse chimique au niveau postsynaptique », *C.R. Acad. sci. Paris*, 295, 1982, p. 665-670.
HEILMAN J. M., BARRET A. M. et ADAIR J., « Possible mechanisms of amosognosia, a defect in self-awareness », *Phil. Trans. R. Soc. London B*, 353, 1998, p. 1903-1909.
HENSCH T., FAGLIONI M., MATAGA N., STRYKER M., BAEKKESKOV S. et KASH S. F., « Local gaba circuit control of experience-dependent plasticity in developing visual cortex », *Science*, 282, 1998, p. 1504-1508.
HERSCHKOWITZ N., KAGAN J. et ZILLES K., « Neurological bases of behavioral development in the first year », *Neuropediatrics*, 28, 1997, p. 296-306.
HERSCHKOWITZ N., KAYAN J. et ZILLES K., « Neurobiological bases of behavioral development in the second year », *Neuropediatrics*, 30, 1999, p. 221-230.
HIETANEN J. K. et PERRETT D. I., « Motion sensitive cells in the macaque superior temporal polysensory area. I. Lack of response to the sight of the animal's own limb movement », *Exp. Brain Res.*, 93, 1993, p. 117-128.
HOBSON J. A., « Sleep and dreaming », *in* M. Zigmond, F. Bloom, S. Landis et L. Squire éd., *Fundamental Neuroscience*, New York, Academic Press, 1999, p. 1207-1227.
HOCH M., SEIFERT E. et JÄCKLE H., « Gene expression mediated by cis-acting sequences of the Kruppel gene in response to the

Drosophila morphogens bicoid and hunchback », *EMBO J.*, 10, 1991, p. 2267-2278.

HÖKFELT T., JOHANSSON O., LJUNGDAHL A., LUNDBERG J. et SCHULTZBERG M., « Peptidergic neurons », *Nature*, 284, 1980, p. 515-521.

HOLLOWAY R., « Toward a synthetic theory of human brain evolution », in J.-P. Changeux et J. Chavaillon éd., *Origins of the Human Brain*, Oxford, Oxford University Press, 1995, p. 42-60.

HOUDÉ O., ZAGO L., MELLET E., MONTIER S., PINEAU A., MAZOYER B. et TZOURIO-MAZOYER N., « Shifting from the perceptual brain to the logical brain : the neural impact of cognitive inhibition training », *J. Cogn. Neurosci.*, 12, 2000, p. 721-728.

HULL D., *Science as a Process. An Evolutionary Account of the Social and Conceptual Development of Science*, Chicago, University Chicago Press, 1988.

HUTTENLOCHER P. et DABHOLKAR A., « Regional difference in synaptogenesis in human cerebral cortex », *J. comp. Neurol.*, 387, 1997, p. 167-178.

IFRAH G., *Histoire universelle des chiffres*, Paris, Seghers, 1981.

INOUE T., NAKAMURA S. et OSUMI N., « Fate mapping of the mouse prosencephalic neural plate », *Developmental Biology*, 219, 2000, p. 373-383.

INSEL T. et YOUNG L., « Neuropeptides and the evolution of social behavior », *Curr. Op. Neurobiol.*, 10, 2000, p. 784-789.

JACKSON J. H., *Selected Writings*, J. Taylor éd., Londres, Hodder and Stroughton, 1932.

JACOB F. et MONOD J., « Concluding remarks », *Cold Spring Harbor Symp. Quant. Biol.*, 26, 1961, p. 187-194.

JACOBSEN C. F., « Function of frontal association cortex in primates », *Arch. Neurol. Psychiatry*, 33, 1935, p. 558-560.

JAMES W., *The Principles of Psychology*, New York, Dover, 1890, réédité en 1950.

JASPER H., « Diffuse projection systems. The integrative action of the thalamic reticular system », *Electroencephalogr. Clin. Neurophysiol.*, 1, 1949, p. 405-420.

JASPER H. et al., « Sensory information and conscious experience », *Advances in Neurology*, 77, 1998, p. XII-XVI.

JEANNEROD M., « Neural simulation of action : a unifying mechanism for motor cognition », *Neuroimage*, 14, 2001, p. 103-109.

JOHNSON M. et MORTON J., *Biology and Cognitive Development. The Case for Face Recognition*, Oxford, Blackwell, 1991.

JONES B., « The neural basis of consciousness across the sleep-waking cycle », in H. Jasper, L. Descarries, V. F. Castellucci and S. Rossignol éd., « Consciousness : at the frontiers of neuroscience »,

Advances in Neurology, 77, Philadelphia, Raven Press, 1998, p. 75-94.
JOUVET M., *Le Sommeil et le Rêve,* Paris, Éditions Odile Jacob, 1992.
KAESSMANN H., WIEBE V. et PÄÄBO S., « Extensive nuclear DNA sequence diversity among chimpanzees », *Science,* 286, 1999, p. 1159-1162.
KAGAN J., *Des idées reçues en psychologie,* Paris, Éditions Odile Jacob, 2000.
KANDEL E. et TAUC L., « Mecanisms of prolonged laterosynaptic facilitation », *Nature,* 202, 1964, p. 145-147.
KANDEL E., SCHWARTZ J. et JESSELL T., *Essentials of Neural Science and Behavior,* Stamford, Conn., Appleton and Lange, 1995.
KANO M., HASHIMOTO K., KURIHARA H., WATANABE M., INOUE Y., AIBA A. et TONEGAWA S., « Persistent multiple climbing fiber innervation of cerebellar Purkinje cells in mice lacking mGluR1 », *Neuron,* 18, 1997, p. 71-79.
KANT E., *Anthropologie,* Paris, Vrin, 1994.
KAST B., « Decisions, decisions... », *Nature,* 411, 2001, p. 126-128.
KATZ B. et SCHMITT O. H., « Electric interaction between two adjacent nerve fibres », *J. Physiol. (Lond.),* 97, 1939, p. 471-488.
KATZ L. C. et SHATZ C. J., « Synaptic activity and the construction of cortical circuits », *Science,* 274, 1996, p. 1133-1138.
KEE D. W., CHERRY B., NEALE P., MCBRIDE D. et SEGAL N., « Multi task analysis of cerebral hemisphere specialization in monozygotic twins discordant for handedness », *Neuropsychology,* 12, 1998, p. 468-478.
KEOPP M. J. *et al.,* « Evidence for striatal release during a video game », *Nature,* 393, 1998, p. 266-268.
KERSZBERG M. et CHANGEUX J.-P., « A model for motor endplate morphogenesis : diffusible morphogens, transmembrane signalling and compartmentalized gene expression », *Neural Comput.,* 5, 1993, p. 341-358.
KERSZBERG M. et CHANGEUX J.-P., « A model for reading morphogenetic gradients : autocatalysis and competition at the gene level », *Proc. Natl. Acad. Sci. USA,* 91, 1994, p. 5823-5827.
KERSZBERG M. et CHANGEUX J.-P., « Partners make patterns in morphogenesis », *Curr. Biol.,* 4, 1994, p. 1046-1047.
KERSZBERG M. et CHANGEUX J.-P., « A simple molecular model of neurulation », *BioEssays,* 20, 1998, p. 758-770.
KERSZBERG M., DEHAENE S. et CHANGEUX J.-P., « Stabilization of complex input-output functions in neural clusters formed by synapse selection », *Neural Networks,* 5, 1992, p. 403-413.
KILDUFF T. S. et PEYRON C., « The hypocreatin/orexin ligand-receptor system : implications for sleep diseases », *TINS,* 23, 2000, p. 359-365.

KIM K., RELKIN N., LEE K. M. et HIRSCH J., « Distinct cortical areas associated with native and second languages », *Nature*, 388, 1997, p. 171-174.
KNIGHT R. et GRABOVECKY M., « Escape from linear time : prefrontal cortex and conscious experience », in M. Gazzaniga, *The Cognitive Neurosciences*, Cambridge, Mass., Bradford-MIT Press, 1996.
KOCH C., « The neuroanatomy of consciousness », *Advances in Neurology*, 77, 1998, p. 229-243.
KOCH C., *Biophysics of Computation : Information Processing in Single Neurons*, Oxford-New York, Oxford University Press, 1999.
KOEPP M. J., GUNN R. N., LAWRENCE A. D., CUNNINGHAM V. J., DAGER A., JONES T. BROOKS D. J., BENCH C. J. et GRASBY P. M., « Evidence for striatal release during a video game », *Nature*, 393, 1998, p. 266-268.
KOOB G. et LE MOAL M., « Drug abuse : hedonic homeostatic dysregulation », *Science*, 278, 1997, p. 52-58.
KOSHLAND D., NEMETHY G. et FILMER D., « Comparison of experimental binding data and theoretical model in protein containing subunits », *Biochemistry*, 5, 1966, p. 365-385.
KOSSLYN S., GANIS G. et THOMPSON G., « Neural fondations of imagery », *Nature Reviews-Neuroscience*, 2, 2001, p. 635-642.
KUHL P., WILLIAMS K., LACERDA F., STEVENS K. et LINDBLOM B., « Linguistic experience alters phonetic perception in enfants by six months of age », *Science*, 255, 1992, p. 606-608.
KUIDA K., HAYDAR T. F., KUAN C. Y., GU Y., TAYA C., KARASUYAMA H., SU M. S., RAKIC P. et FLAVELL R. A., « Reduced apoptosis and cytochrome c-mediated caspase activation in mice lacking caspase 9 », *Cell*, 94, 1998, p. 325-337.
KUIDA K., ZHENG T., NA S., KUAN C. Y., KARASUYAMA H., RAKIC P. et FLAVELL R. A., « Decreased apoptosis in the brain and premature lethality in CPP32-deficient mice », *Nature*, 384, 1996, p. 368-372.
KUHN T., *La Structure des révolutions scientifiques*, Paris, Flammarion, coll. « Champs », 1983.
KUSSMAUL A., « Die Störungen der Sprache », *Ziemssens Handbuch der Speziellen Pathologie und Therapie*, 12, 1877, p. 1-300.
LAKATOS I., « The methodology of scientific programmes », *Philophical Papers*, vol. I, Cambridge, Cambridge University Press, 1978.
LAMARCK J.-B. DE, *Philosophie zoologique*, Paris, Baillière, 1809.
LANDER E. et coll., « Initial sequence and analysis of the human genome », *Nature*, 409, 2001, p. 860-921.
LANGLEY J. N., « On the reaction of cells and of nerve-endings to certain poisons, chiefly as regards the reaction of striated muscle to nicotine and to curare », *J. Physiol. (Lond.)*, 33, 1905, p. 374-413.

LAPLANE D. et DUBOIS B., « Autoactivation deficit : a basal ganglia related syndrome », *Movement Disorders*, 16, 2001, p. 810-814.
LAUBACH M., WESSBERG J. et NICOLEDIS M., « Cortical ensemble activity increasingly predicts behaviour outcomes during learning of a motor task », *Nature,* 405, 2000, p. 567-571.
LAWRENCE P. A., *The Making of a Fly,* Boston, Blackwell, 1992.
LENA C., DE KERCHOVE D'EXAERDE A., CORDERO-ERAUSQUIN M., LE NOVÈRE N., ARROYO-JIMENEZ M. M. et CHANGEUX J.-P., « Diversity and distribution of nicotinic acetylcholine receptors in the locus ceruleus neurons », *Proc. Natl. Acad. Sci. USA,* 96, 1999, p. 12126-12131.
LESLIE A. M., « The perception of causality in infants », *Perception,* 11, 1982, p. 173-186.
LESLIE A. M., « A theory of agency », *in* D. Sperber, D. Premack et A. Premack, *Causal Cognition,* Oxford, Clarendon, 1995, p. 121-149.
LEVI-MONTALCINI R., « The nerve growth factor : thirty five years later », *Science,* 237, 1987, p. 1154-1162.
LEVINTHAL F., MACAGNO E. et LEVINTHAL L., « Anatomy and development of identified cells in isogenic organisms », *Cold Spring Harbor Symp. Quant. Biol.,* 40, 1976, p. 321-331.
LEVI-STRAUSS C., *La Pensée sauvage,* Paris, Plon, 1962.
LEWONTIN R., « An invitation to cognitive science », *in* D. N. Osherson et E. E. Smith éd., *Thinking,* vol. 3, Cambridge, Mass., MIT Press, 1990.
LHERMITTE F., « Utilization behavior and its relation to lesions of the frontal lobes », *Brain,* 106, 1983, p. 237-255.
LICHTHEIM L., « Über Aphasie », *Deutscher Archiv. für Klinische Medizin,* 36, 1884, p. 204-268.
LICHTMAN J. et COLMAN H., « Synapse elimination and memory », *Neuron,* 25, 2000, p. 269-278.
LISMAN J. et FALLON J. F., « What maintains memories », *Science,* 283, 1999, p. 339-340.
LISSAUER H., « Einfaull von Seelenblindheit nebst einem Beitrag zur Theorie derselben », *Archiv für Psychiatrie,* 21, 1890, p. 222-270.
LLINAS R., *I of the Vortex,* Cambridge, Mass., Bradford-MIT Press, 2001.
LLINAS R. et PARÉ D., « Of dreaming and wakefulness », *Neuroscience,* 44, 1991, p. 521-535.
LLINAS R., RIBARY V., CONTRERAS D. et PEDROARENA C., « The neuronal basis of consciousness », *Phil. Trans. Roy. Soc. Lond. B,* 353, 1998, p. 1841-1849.
LLOYD G., « Les concepts de la vérité en Grèce ancienne et en Chine ancienne : perspectives et implications comparatives », *in La Vérité dans les sciences,* Colloque du Collège de France, 2001.
LOCKE D., *Essai sur l'entendement humain,* Paris, Vrin, 1998.

LOHOF A. M., IP N.Y. et POO M.-m., « Potentiation of developing neuromuscular synapses by the neurotrophins NT-3 and BDNF », *Nature*, 363, 1993, p. 350-353.

LORENTE DE NÓ R., « Analysis of the activity of the chains of internuncial neurons », *J. Neurophysiol.*, 1, 1938, p. 207-244.

LUMER E. D., EDELMAN G. M. et TONONI G., « Neural dynamics in a model of the thalamocortical system ». 1. « Layers, loops and the emergence of fast synchronous rhythms », *Cereb. Cortex*, 7, 1997, p. 207-227.

LUMER E. D., EDELMAN G. M. et TONONI G., « Neural dynamics in a model of the thalamocortical system ». 2. « The role of neural synchrony tested through perturbations of spike timing », *Cereb. Cortex*, 7, 1997, p. 228-236.

LURIA A., *Higher Cortical Functions in Man*, Londres, Tavistock, 1966.

LWOFF A., *Jeux et combats*, Paris, Fayard, 1981.

MACAGNO E., LOPRESTI U. et LEVINTHAL C., « Structural development of neuronal connections in isogenic organisms : variations and similarities in the optic system of *Daphnia magna* », *Proc. Natl. Acad. Sci. USA*, 70, 1973, p. 57-61.

MACOL C. P., TSURUTA H., STEC B. et KANTROWITZ E. R., « Direct structural evidence for a concerted allosteric transition in *Escherichia coli* aspartate transcarbamoylase », *Nat. Struct. Biol.*, 8, 2001, P. 423-426.

MAFFEI L., BERARDI N., DOMENICI L., PARISI V. et PIZZORUSSO T., « Nerve growth factor (NGF) prevents the shift in ocular dominance distribution of visual cortical neurons in monocularity deprived rats », *J. Neurosci.*, 12, 1992, p. 4651-4662.

MANNERVIK M., NIBU Y., ZHANG H. et LEVINE M., « Transcriptional coregulators in development », *Science*, 284, 1999, p. 606-609.

MARCUS G. F., VIJAYAN S., BANDIHAO S. et VISHTON P. M., « Rule learning in seven-month-old infants », *Science*, 283, 1999, p. 77-80.

MARLER P. et PETERS S., « Developmental overproduction and selective attrition : new process in the epigenesis of bird song », *Dev. Psychobiol.*, 15, 1982, p. 369-378.

MARLER P. et TERRACE H. S., *The Biology of Learning*, P. Marler et H. S. Terrace éd., Berlin, Springer-Verlag, 1984.

MAZOYER B. M., DEHAENE S., TZOURIO N., FRAK V., MURAYAMA N., COHEN L., LEVRIER O., SALOMON G., SYROTA A. et MEHLER J., « The cortical representation of speech », *J. Cognitive Neurosci.*, 4, 1997, p. 467-479.

MCCARTHY R. et WARRINGTON E. K., *Cognitive Neuropsychology : a Clinical Introduction*, San Diego, CA, Academic Press, 1990.

MCCULLOCH W. S., « A heterarchy of values determined by the topology of neurons nets », *Bull. Math. Biophys.*, 19, 1945, p. 89-93.

MCLEOD C. M., « Half a century of research on the Stroop effect : an integrative review », *Psychol. Bull.*, 109, 1991, p. 163-203.
MEHLER J., « Connaître par désapprentissage », *in* E. Morin et M. Piatelli-Palmarini éd., *L'Unité de l'homme*, Paris, Seuil, 1974, p. 187-319.
MEINHARDT R. et GIERER A., « Application of a theory of biological pattern formation based on lateral inhibition », *J. Cell. Sci.*, 15, 1974, p. 321-346.
MERLEAU-PONTY M., *Phénoménologie de la perception*, Paris, Gallimard, 1945.
MERLO PICH E., CHIAMULERA C. et CARBONI L., « Molecular mecanisms of the positive renforcing effect of nicotine », *Behav. Pharmacol.*, 10, 1999, p. 587-596.
MERTON R. K., *The Sociology of Science*, Chicago, Chicago University Press, 1973.
MESULAM M. M., « From sensation to cognition », *Brain*, 121, 1998, p. 1013-1052.
MEYERSON I., *Existe-t-il une nature humaine ?*, Paris, Les Empêcheurs de penser en rond, 2000.
MILLER A., *Imaging in Scientific Thought Creating 20th Century Physics*, Cambridge, Mass., MIT Press, 1986.
MILLER E. et ASAAD W., « The prefrontal cortex : conjunction and cognition », *in* J. Grafman éd., *Handbook of Neuropsychology*, vol. 8, *The Frontal Lobes*, Amsterdam, Elsevier Press, 2e édition, 2000.
MILLER K., « Equivalence of a sprouting-and-retraction model and correlation-based plasticity models of neural development », *Neural Computation*, 10, 1998, p. 529-547.
MINOIS G., *L'Église et la Science*, Paris, Fayard, 1990.
MIYASHITA Y. et HAYASHI T., « Neural representation of visual objects : encoding and top-down activation », *Current Opinion in Neurobiology*, 10, 2000, p. 187-194.
MONOD J., *Le Hasard et la Nécessité*, Paris, Seuil, 1968.
MONOD J. et JACOB F., « Concluding remarks », *Symp. Quant. Biol.*, Cold Spring Harbor, 1961.
MONOD J., CHANGEUX J.-P. et JACOB F., « Allosteric proteins and cellular control systems », *J. Mol. Biol.*, 6, 1963, p. 306-329.
MONOD J., WYMAN J. et CHANGEUX J.-P., « On the nature of allosteric transitions : a plausible model », *J. Mol. Biol.*, 12, 1965, p. 88-118.
MONTAGUE P. R., GALLY J. A. et EDELMAN M. E., « Spatial signaling in the development and function of neural connections », *Cereb. Cortex*, 1, 1991, p. 199-220.
MORAIS-CABRAL J. *et al.*, « Energetic optimization of ion conduction rate by the K^+ selectivity filter », *Nature*, 414, 2001, p. 37-42.

MORUZZI G. et MAGOUN H. W., « Brain stem reticular formation and activation of the EEG », *EEG Clin. Neurophysiol.* I, 1949, p. 455-473.

MOUNTCASTLE V. B., *The Cerebral Cortex*, Cambridge, Mass., Harvard University Press, 1998.

MULLE C., BENOÎT P., PINSET C., ROA M. et CHANGEUX J.-P., « Calcitonin gene-related peptide enhances the rate of desensitization of the nicotinic acetylcholine receptor in cultured mouse muscle cells », *Proc. Nat. Acad. Sc. USA*, 85, 1988, p. 5728-5732.

NAGEL T., « What is it like to be a bat ? », *Philo. Rev.*, 83, p. 1974, p. 435-450.

NATHAN J., THOMAS D. et HOGNESS D., « Molecular genetics of human colour vision : the genes encoding blue, green and red pigments », *Science*, 232, 1986, p. 193-202.

NGUYEN Q. T., PARSADANIAN A. S., SNIDER W. D. et LICHTMAN J., « Hyperinnvervation of neuromuscular junctions caused by GDNF overexpression in muscle », *Science*, 279, 1998, p. 1725-1729.

NICOLLE Ch., *Biologie de l'invention*, Paris, Alcan, 1932.

NICOTERA P., LEIST M. et MANZO L., « Neuronal cell death : a demise with different shapes », *Trends Pharmacol.*, 20, 1999, 46-51.

NIMCHINSKY E. *et al.*, « A neuronal morphologic type unique to humans and greatapes », *Proc. Nat. Acad. Sc. USA*, 96, 1999, p. 5268-5273.

NOVAK M., PLOTKIN J., VINCENT A. et JANSEN A., « The evolution of syntactic communication », *Nature*, 404, 2000, p. 495-498.

O'LEARY D., YATES P. et MCLAUGHLIN T., « Molecular development of sensory maps : representing sights and smells in the brain », *Cell*, 96, 1999, p. 255-269.

OLDS J., « Self-stimulation of the brain », *Science*, 127, 1958, p. 315-324.

PACHERIE E., *Naturaliser l'intentionnalité*, Paris, PUF, 1993.

PARDO J. V., PARDO P. J., JANER K. W. et RAICHLE M. E., « The anterior cingulate cortex mediates processing selection in the Stroop attentional conflict paradigm », *Proc. Natl. Acad. Sci. USA*, 87, 1990, p. 256-259.

PAULING L. et NIEMANN C., « The structure of proteins », *J. Am. Chem. Soc.*, 61, 1939, p. 1860-1867.

PAULSEN O. et SEJNOVSKI T., « Natural patterns of activity and long-term synaptic plasticity », *Curr. Op. Neurosci.*, 10, 2000 p. 172-179.

PAUS T., « Functional anatomy of arousal and attention systems in the human brain », *Progr. Brain Res.*, 126, 2000, p. 65-77.

PAVLOV I., *Lectures on the Work of the Digestive Glands*, Saint-Pétersbourg, Kushneroff, 1897.
PAVLOV I., *Conditioned Reflex*, Oxford, Oxford University Press, 1927.
PEIRCE C., *Principles of Philosophy*, Cambridge, Mass., Hartshone and Weiss, 1931.
PEIRCE C., *Écrits sur le signe*, Paris, Seuil, 1978.
PENNARTZ C. M., « The ascending neuromodulatory systems in learning by reinforcement : comparing computational conjectures with experimental findings », *Brain Res. Rev.*, 21, 1995, p. 219-245.
PERRY E., WALKER M., GRACE J. et PERRY R., « Acetylcholine in mind : a neurotransmitter correlate of consciousness ? », *TINS*, 22, 1999, p. 273-280.
PERUTZ M., « Mechanisms of cooperativity and allosteric regulation in proteins », *Quaterly Rev. of Biophys.*, 22, 1989, p. 139-236.
PERUTZ M., « Will biomedicine outgrow support », *Nature*, 399, 1999, p. 299-301.
PICCIOTTO M. R., ZOLI M., RIMONDINI R., LÉNA C., MARUBIO L., MERLO-PICH E., FUXE K. et CHANGEUX J.-P., « Acetylcholine receptors containing beta2-subunit are involved in the reinforcing properties of nicotine », *Nature*, 391, 1998, p. 173-177.
PINKER S., *L'Instinct du langage*, Paris, Éditions Odile Jacob, 2000.
POINCARÉ H., *Science et Méthode*, Paris, Flammarion, 1908.
PÖPPEL E., HELD R. et FROST D., « Residual visual function after brain wounds involving the central visual pathways in man », *Nature*, 243, 1973, p. 295-296.
POPPER K., *La Logique de la connaissance scientifique*, Paris, Payot, 1982.
POPPER K., *La Connaissance objective*, Paris, Flammarion, 1998.
POPPER K., « Natural selection and the emergence of mind », *Dialectica*, 22, 1978, p. 339-355.
PORTAS C. M., KRAKOW K., ALLEN R., JOSEPHS O., ARMONY J. L. et FRITH C. D., « Auditory processing across the sleep-wake cycle : simultaneous EEG and fMRI monitoring in humans », *Neuron*, 28, 2000, p. 991-999.
POSNER M. et PETERSEN S., « The attention system of the human brain », *Ann. Rev. Neurosci.*, 13, 1990, p. 25-42.
PREMACK D., « The infant's theory of self-propelled objects », *Cognition*, 36, 1990 p. 1-16.
PREMACK D. et PREMACK A., « Intention as psychological cause », *in* D. Sperber, D. Premack et A. Premack éd., *Causal Cognition*, Oxford, Clarendon, 1995, p. 185-200.
PREUSS T. et KAAS J., « Human brain evolution », *in* M. Zigmond, F. Bloom, S. Landis, J. Roberts et L. Squire éd., *Fundamental Neuroscience*, San Diego, Academic Press, 1999, p. 1283-1311.

PREYER W., *Spezielle Physiologie des Embryos,* Leipzig, L. Fernau, Grieben, 1885.
PRIGOGINE I. et KONDEPUDI D., *Thermodynamique. Des moteurs thermiques aux structures dissipatives,* Paris, Éditions Odile Jacob, 1999.
PULVERMÜLLER F., « Hebb's concept of cell assemblies and the psychophysiology of word processing », *Psychophysiology,* 33, 1996, p. 317-333.
PURVES D. et LICHTMAN J. W., « Elimination of synapses in the developing nervous system », *Science,* 210, 1980, p. 153-157.
PYLYSHYN Z., « Is the imagery debate over ? If so, what was it about ? », *in* E. Dupoux éd., *Cognition,* Cambridge, Mass., MIT Press, 2001, p. 59-83.
QUARTZ S. R. et SEJNOWSKI T. J., « The neural basis of cognitive development : a constructivist manifesto », *Behav. Brain Sci.,* 20, 1997, p. 537-556.
QUINE W. V., *Ontological Relativity and Other Essays,* New York, Columbia University Press, 1969.
QUINE W. V., *The Pursuit of Truth,* Harvard, Harvard University Press, 1990, p. 45.
QUINLAN E., OLSTEIN D. et BEAR F., « Bidirectional, experience-dependent regulation of N-methyl D aspartate receptor subunit composition in the rat visual cortex during postnatal development », *Proc. Natl. Acad. Sci. USA,* 96, 1999, p. 12876-12880.
RADNITZKY G., *Entre Wittgenstein et Popper. Détours vers la découverte : le vrai, le faux, l'hypothèse,* Paris, Vrin, 1987.
RAICHLE M. E., FIEZ J. A., VIDEEN T. O., MACLEOD A. K., PARDO J. V., FOX P. T. et PETERSEN S. E., « Practice-related changes in human brain functional anatomy during nonmotor learning », *Cereb. Cortex,* 4, 1994, p. 8-26.
RAKIC P., « Specifications of cerebral cortical areas », *Science,* 241, 1988, p. 170-176.
RAMÓN Y CAJAL S., *Histologie du système nerveux de l'homme et des vertébrés,* Paris, Maloine, 1909, p. 90.
RAMUS F., HAUSER M., MILLER C., MORRIS D. et MEHLER J., « Language discrimination by human newborns and by cotton-top tamarin monkeys », *Science,* 288, 2000, p. 349-351.
RAUSCHECKER J. P., TIAN B. et HAUSER M. D., « Processing of complex sounds in the macaque non primary auditory cortex », *Science,* 268, 1995, p. 111-114.
REVONSUO A., « Can functional brain imaging discover consciousness in the brain ? », *J. Consciousness Studies,* 8, 2001, p. 3-50.
RICŒUR P., *Soi-même comme un autre,* Paris, Seuil, 1990.
RIPLEY K. et PROVINE R., « Neural correlates of embryonic mobility in the chick », *Brain Res.,* 45, 1972, p. 127-134.

RITTENHOUSE C. D., SHOUVAL H. Z., PARADISO M. A. et BEAR M. F., « Monocular deprivation induces homosynaptic long-term depression in visual cortex », *Nature*, 397, 1999, p. 347-350.

RIZZI L., « Learning by forgetting in syntax », *in Language, Brain and Cognitive Development*, E. Dupoux éd., Cambridge, Mass., MIT Press, 2001.

RIZZOLATTI G., GARTILUCCI M., CAMARDA R. M., GALLEX V., LUPPINO G., MATELLI M. et FOGASSI L., « Neurones related to reaching-grasping arm movements in the rostral part of area 6 (area 6a) », *Exp. Brain Res.*, 82, 1990, p. 337-350.

RIZZOLATTI G. et ARBIB M., « Language within our grasp », *TINS*, 21, 1998, p. 189-193.

ROCKELL A., HIORNS R. et POWELL T., « The basic uniformity in structure of the neocortex », *Brain*, 103, 1980, p. 221-224.

RODRIGUEZ R., GEORGE N., LACHAUX J.-P., MARTINERIE J., RENAULT B. et VARELA F. J., « Perception's shadow : long distance synchronisation of human brain activity », *Nature*, 397, 1999, p. 430-433.

ROSENZWEIG M. R. et BENNETT E. L., *Neural Mechanisms of Learning and Memory*, M. R. Rosenzweig et E. L. Bennett éd., Cambridge, Mass., MIT Press, 1976.

ROSKIES A., « The binding problem » et les articles suivants, *Neuron*, 24, 1999, p. 125.

ROWE J., TONI I., JOSEPHS O., FRACKOWIAK R. et PASSINGHAM R., « The prefrontal cortex response selection or maintenance within working memory », *Science*, 288, 2000, p. 1656-1660.

RUBIN M. et CHANGEUX J.-P., « On the nature of allosteric transitions : implications of non-exclusive ligand binding », *J. Mol. Biol.*, 21, 1966, p. 265-274.

RUBIN M. et CHANGEUX J.-P., « Allosteric interactions with aspartate transcarbamylase : interpretation of the experimental data in terms of the model of Monod, Wyman and Changeux », *Biochemistry*, 7, 1968, p. 553-561.

RUBIN G. *et al.*, « Comparative genomics of the eukaryotes », *Science*, 287, 2000, p. 2204-2215.

RUBY P. et DECETY J., « Effect of subjective perspective taking during simulation of action : a PET investigation of agency », *Nat. Neurosci.*, 4, 2001, p. 546-550.

SABAN R., « Image of the human fossil brain : endocranial, casts of the meningeal vessels in young and adult subjects », *in* J.-P. Changeux et J. Chavaillon, *Origins of the Human Brain*, Oxford, Oxford University Press, 1995.

SABOURAUD O., *Le Langage et ses maux*, Paris, Éditions Odile Jacob, 1995.

SADATO N., PASCUAL-LEONE A., GRAFMAN J., IBAÑEZ V., DEIBER M.-P., DOLD G. et HALLETT M., « Activation of the primary visual cortex by Braille reading in blind subject », *Nature*, 380, 1996, p. 526-528.
SANES J. R. et LICHTMAN J. W., « Development of the vertebrate neuromuscular junction », *Annu. Rev. Neurosci.*, 22, 1999, p. 389-442.
SAUSSURE F. DE, *Cours de linguistique générale*, Paris, Payot, 1979.
SCHACHTER D., BUCKNER R. et KONSTAAL W., « Memory consciousness and neuroimaging », *Phil. Trans. Roy. Soc. London B*, 353, 1998, p. 1861-1878.
SCHACHTER D. L., *Memory Distortion*, D. L. Schacter éd., Cambridge, Mass., Harvard University Press, 1995.
SCHACHTER D. L., *The Seven Sins of Memory*, Boston-New York, Houghton Mifflin, 2001 (trad. fr. à paraître aux Éditions Odile Jacob).
SCHAEFFER L., DUCLERT N., HUCHET-DYNAMUS M. et CHANGEUX J.-P., « Implication of a multisubunit Ets-related transcription factor in synaptic expression of the nicotinic acetylcholine receptor », *EMBO J.*, 17, 1998, p. 3078-3090.
SCHINDER A. F. et POO M.-M., « The neurotrophic hypothesis for synaptic plasticity », *TINS*, 23, 2000, p. 639-645.
SCHULTZ W., DAYAN P. et MONTAGUE P. R., « A neural substrate of prediction and reward », *Science*, 275, 1997, p. 1593-1599.
SCHULZ W. et DICKINSON A., « Neuronal coding of prediction errors », *Annu. Rev. Neurosci.*, 23, 2000, p. 473-500.
SEARLE J. R., *Le Mystère de la conscience*, Paris, Éditions Odile Jacob, 1999.
SEARLE J., « Consciousness », *Ann. Rev. Neurosci.*, 23, 2000, p. 557-578.
SHADLEN M. et MOVSHON A., « Synchrony unbound : a critical evaluation of the temporal binding hypothesis », *Neuron*, 24, 1999, p. 67-77.
SHALLICE T., *From Neuropsychology to Mental Structure*, Cambridge UK, Cambridge University Press, 1988.
SHANNON C. E. et WEAVER W., *The Mathematical Theory of Communication*, Chicago, Illinois University Press, 1949.
SHAPIN S., *A Social History of Truth in Civility and Science in Seventeenth-Century England*, Chicago, University of Chicago, 1994.
SHIMA K., AYA K., MUSHIAKE H., INASE M., AIZAWA H. et TANJI J., « Two movement-related foci in the primate cingulate cortex observed in signal-triggered and self-paced forelimb movements », *J. Neurophysiol.*, 65, 1991, p. 188-202.
SILBERSWEIG D. A., STERN E., FRITH C., CAHILL C., HOLMES A., GROOTOONK S., SEAWARD J., MCKENNA P., CHUA S. E., SCHNORR L., JONES T. et FRACKOWIAK R., « A functional neuro-

anatomy of hallucinations in schizophrenia », *Nature,* 378, 1995, p. 176-179.
SIMONDON G., *Du mode d'existence des objets techniques,* Paris, Aubier, 1969.
SINGER W. et GRAY C. M., « Visual feature integration and the temporal correlation hypothesis », *Annu. Rev. Neurosci.,* 18, 1995, p. 555-586.
SMOLEN P., BAXTER D. et BYRNE J., « Mathematical modeling of gene networks », *Neuron,* 26, 2000, p. 567-580.
SOMOGYI P., « Salient features of synaptic organization in the cerebral cortex », *Brain Res. Rev.,* 26, 1998, p. 113-135.
SPELKE E., « Principles of object perception », *Cognitive Science,* 14, 1990, p. 29-56.
SPELKE E. et HESPOS S., « Continuity, competence and the object concept », *in* E. Dupoux éd., *Language, Brain and Cognitive Development,* Cambridge, Mass., MIT Press, 2001, p. 325-341.
SPELKE E., PHILLIPS A. et WOODWARD A., « Infant's knowledge of object motion and human action », *in* D. Sperber, D. Premack et A. Premack éd., *Causal Cognition,* Oxford, Clarendon, 1995, p. 44-78.
SPENCER H., *Principles of Psychology* (1re édition), 1855.
SPERBER D., « Anthropology and psychology : toward an epidemiology of representation », *Man,* 20, 1985, p. 73-89.
SPERBER D. et WILSON D., *La Pertinence,* Paris, Éditions de Minuit, 1986.
SPERRY R. W., « Hemisphere deconnection and unity in conscious awereness », *Amer. Psychol.,* 23, 1968, p. 723-733.
SPORNS O. et EDELMAN G., « Modeling perceptual grouping and figure-ground segregation by means of active re-entrant connections », *Proc. Natl. Acad. Sci. USA,* 88, 1991, p. 129-139.
SPORNS O., GALLY J. A., REEKE G. N. et EDELMAN G. M., « Reentrant signaling among simulated neuronal groups leads to coherency in their oscillatory activity », *Proc. Natl. Acad. Sci. USA,* 86, 1989, p. 7265-7269.
SRETAVAN D. W. et SHATZ C. J., « Prenatal development of retinal ganglion cell axons : segregation into eye-specific layers within the cat's lateral geniculate nucleus », *J. Neurosci.,* 6, 1986, p. 234-251.
STEINMETZ H., HERGOZ A., SCHLANG G., HUANG Y. et JÄNCKE L., « Brain asymmetry in monozygotic twins », *Cereb. Cortex,* 5, 1995, p. 296-300.
STERIADE M. et LLINAS R., « The functional states of the thalamus and the associated neuronal interplay », *Physiol. Rev.,* 68, 1988, p. 649-742.
STERIADE M. et MCCARLEY R. W., *Brain Stem Control of Wakefulness and Sleep,* New York, Plenum, 1990.

SUTTON R. S. et BARTO A. G., *Reinforcement Leaning : an Introduction*, Cambridge, Mass., MIT Press, 1998.
TAINE H., *De l'intelligence*, Paris, Hachette, 1870.
TAYLOR J., *The Race of Consciousness*, Cambridge, Mass., MIT Press, 1999.
« The *Arabidopsis* Genome Initiative. Analysis of the genome sequence of the flowering plant *Arabidopsis thaliana* », *Nature*, 408, 2001, p. 796-815.
« The *C. elegans* Sequencing Consortium », *Science*, 282, 1998, p. 2011-2046.
THOENEN H., « Neurotrophins and neuronal plasticity », *Science*, 270, 1995, p. 593-598.
THOM R., *Paraboles et catastrophes*, Paris, Flammarion, 1983.
THORNDIKE E. L., « Animal intelligence : an experimental study of the associative processes in animals », *Psychological Rev.* (suppl. 8), 1898.
THORNDIKE E. L., *Animal Intelligence*, New York, MacMillan, 1911.
TOMASELLO M., *The Cultural Origins of Human Cognition*, Harvard, Harvard University Press, 1999.
TOMITA H., OHBAYASHI M., NAKAHARA K., HAGESAWA I. et MIYASHITA Y., « Top down signal from prefrontal cortex in executive control of memory retrieval », *Nature*, 401, 1999, p. 699-703.
TONEGAWA, « Somatic recombination and mosaic structure of immunoglobuline genes », *Harvey Lect.* 75, 1980, p. 61-83.
TONONI G. et EDELMAN G. M., « Consciousness and complexity », *Science*, 282, 1998, p. 1846-1851.
TONONI G., SPORNS O. et EDELMAN G. M., « Reentry and the problem of integrating multiple cortical areas : simulation of dynamic integration in the visual system », *Cereb. Cortex*, 2, 1992, p. 310-335.
TOULMIN S., *Human Understanding*, Oxford, Oxford University Press, 1972.
TRAINO M. J., LOFTUS W. C., STUKEL T. A., GREEN R. L., WEAVER J. B. et GAZZANIGA M. S., « Brain size, head size and intelligence quotient in monozygotic twins », *Neurobiology*, 50, 1998, p. 1246-1252.
TSODYKS M., KENET T., GRINVALD A. et ARIELI A., « Linking spontaneous activity of single cortical neurons and the underlying functions architecture », *Science*, 286, 1999, p. 1943-1946.
TURING A. M., « The chemical basis of morphogenesis », *Phil. Trans. Roy. Soc. B*, 237, 1952, p. 37-72.
VAADIA E., HAALMAN I., ABELES M., BERGMAN H., PRUT Y., SLOVIN H. et AERTSEN A., « Dynamics of neuronal interactions in monkey cortex in relation to behavioural events », *Nature*, 273, 1995, p. 515-518.

VANDENBERGHE R., PRICE C., WISE R., JOSEPHS O. et FRACKOWIACK R., « Functional anatomy of a common semantic system for words and pictures », *Nature*, 383, 1996, p. 254-256.
VARELA F., « Resonant cell assemblies : a new approach to cognitive functions and neuronal synchrony », *Biol. Res.*, 28, 1995, p. 81-95.
VARELA F., LACHAUX J. F., RODRIGUEZ E. et MARTINERIE J., « The brainweb : phase synchronisation and large scale integration », *Nature Reviews-Neuroscience*, 2, 2001, p. 229-238.
VENTER J. C. et coll., « The sequence of the human genome », *Science*, 291, 2001, p. 1304-1351.
VERHAGE M., MAIA A., PLOMP J., BRUSSAARD A. B., HEEROMA J., VERMEER H., TONNEN R. F., HAMMER R. E., VAN DEN BERG T. K., MISSLER M., GEUZE H. J. et SÜDHOF T. C., « Synaptic assembly of the brain in the absence of neurotransmitter secretion », *Science*, 287, 2000, p. 864-869.
VINCENT J.-D., *Biologie des passions*, Paris, Éditions Odile Jacob, 1986.
VINCENT J.-D., *La Chair et le Diable*, Paris, Éditions Odile Jacob, 1996.
VOLTAIRE, *Correspondance I*, Paris, Gallimard, « La Pléiade », 1733, p. 447.
VON ECONOMO C. F., *The Cytoarchitectonics of the Human Cerebral Cortex*, Londres, Oxford Med. Bull., 1929.
VYGOTSKY L., *Thought and Language*, Cambridge, Mass., MIT Press, 1962.
WEISKRANTZ L., *Consciousness Lost and Found : a Neuropsychological Exploration*, New York, Oxford University Press, 1997.
WEISKRANTZ L., *Thought without Language*, Oxford, Clarendon, 1988.
WERNICKE K., *Der aphasische Symptomenkomplex*, Breslau, 1874.
WESTFALL K., « Newton and the Fudge factor », *Science*, 179, 1973, p. 751-758.
WHITE R., « Homeotic genes seek partners », *Curr. Biol.*, 4, 1994, p. 48-50.
WIESEL T. N. et HUBEL D., « Effects of visual deprivation on morphology and physiology of cells in the cat's lateral geniculate body », *J. Neurophysiol.*, 26, 1963, p. 978-993.
WITTGENSTEIN L., *De la certitude*, Paris, Gallimard, 1987.
WITTGENSTEIN L., *Philosophical Investigations*, Oxford, Basil Blackwell, 1945-1949.
WOOD B., « Human evolution », *Bio Essays*, 18, 1996, p. 945-954.
XIANG Z., HUGUENARD J. R. et PRINCE D. A., « Cholinergic switching within neocortical inhibitory neurons », *Science*, 281, 1998, p. 985-988.
XUAN THUAN T., *The Secret Melody : and Man Created the Universe*, Oxford, Oxford University Press, 1995.

YOUNG L., NILSEN R., WAYMIRE K. G., MACGREGOR G. R. et INSEL T. R., « Increased affiliative response to vasopressin in mice expressing the V_{1a} receptor from a monagamous vole », *Nature,* 400, 1999, p. 766-768.
YUNIS J. et PRAKASH O., « The origin of man : a chromosomal pictorial legacy », *Science,* 215, 1982, p. 1525-1530.
ZÉKI S., *A Vision of the Brain,* Oxford, Blackwell, 1993.
ZELAZO P. R. et ZELAZO P. D., « The emergence of consciousness », *in* H. Jasper, L. Descarries, V. F. Castellucci et S. Rossignol, *Consciousness : at the Frontiers of Neuroscience. Advances in Neurology,* 77, Philadelphia, Raven Press, 1998, p. 149-163.
ZHANG, L. I., TAO H. W., HOLT C. E., HARRIS W. et POO M. M., « A critical window for cooperation and competition among retinotectal synapses », *Nature,* 395, 1998, p. 37-44.
ZIGMOND M., BLOOM F., LANDIS S., ROBERTS J. et SPIRE L., *Fundamental Neuroscience,* San Diego, Academic Press, 1999.

邦訳文献（本書出現順）
VYGOTSKY L. 1962. ──ヴィゴツキー、L『思考と言語』、柴田義松訳、新読書社．
WITTGENSTEIN L. 1945-1949. ──ウィトゲンシュタイン、L『哲学的探求』、黒崎宏訳、産業図書．
EY H. 1963. ──エー、アンリ『意識』、大橋博司訳、みすず書房．
KANT E. 1994. ──カント、イマヌエル『人間学』、坂田徳男訳、岩波文庫．
SHANNON C. E. et WEAVER W. 1949. ──シャノン、ヴィーヴァー共著『コミュニケーションの数学的理論』、長谷川淳、井上光洋訳、明治図書．
CHANGEUX J.-P. 1983. ──シャンジュー、ジャン＝ピエール『ニューロン人間』、新谷昌宏訳、みすず書房．
CHANGEUX J.-P. et CONNES A. 1989. ──シャンジュー、コンヌ共著『考える物質』、浜名優美訳、産業図書．
CHANGEUX J.-P. 1994. ──シャンジュー、ジャン＝ピエール『理性と美的快楽』岩田誠監訳、産業図書．
SAUSSURE F. DE, 1979. ──ソシュール、フェルディナン・ド『一般言語学講義』、小林英夫訳、岩波書店．
DARWIN C. 1992. ──ダーウィン、チャールズ『種の起源』、八杉龍一訳、岩波文庫．
DIDEROT D. 1990. ──ディドロ、ドニ『ダランベールの夢』、新村猛訳、岩波文庫．
DAWKINS R. 1996. ──ドーキンス、リチャード『利己的な遺伝子』、日高敏隆ほか訳、紀伊國屋書店．
POPPER K. 1998. ──ポパー、カール『客観的知識』、森博訳、木鐸社．
POINCARÉ H. 1908. ──ポワンカレ、アンリ『改訳　科学と方法』、吉田洋一訳、岩波文庫．
MERLEAU-PONTY M. 1945. ──メルロー＝ポンティ、モーリス『知覚の現象学』、竹内芳郎他訳、みすず書房．
MONOD J. 1968. ──モノー、ジャック『偶然と必然』、渡辺格、村上光彦訳、みすず書房．
LEVI-STRAUSS C. 1962. ──レヴィ＝ストロース、クロード『野生の思考』、大橋保夫訳、みすず書房．
LOCKE D. 1998. ──ロック、ジョン『人間悟性論』、加藤卯一郎訳、岩波文庫．

写真・図版のクレジット

Fig. 1 : © Photo RMN-Arnaudet. – Fig. 3g : Michael Arbib, Peter Erdi & Janos, *Neural Organization : Structure, Function and Dynamics*, © 1998 MIT Press. – Fig. 3hd : Reprinted with permission from *Nature*, 260, p. 799-802, 1976, Macmillan Magazines Limited. – Fig. 3b : Reprinted with permission from *Nature*, 336, p. 247-250, 1988, Macmillan Magazines Limited. – Fig. 4h : Reprinted with permission from *Nature*, 411, 2001, Macmillan Magazines Limited. – Fig. 4b : Reprinted with permission from *Nature*, 414, p. 37, 2001, Macmillan Magazines Limited. – Fig. 5B : From *Nature Structural Biology*, 1, n° 3, p. 179, © 1994, Nature America Inc. – Fig. 5C : From *The Embo Journal*, 19 (11), © Oxford University Press, 2000. – Fig. 5D : Reprinted from *Trends in Biochemical Sciences*, 26, n° 8, 2001, p. 461, with permission from Elsevier Science. – Fig. 6 : Dessin de Nicolas Le Novère (Institut Pasteur, Paris) d'après Linda Amos, « Focusing-in on Microtubules », in *Current Opinion in Sructural Biology*, 2000, et Dennis Bray, *Cell movements*, 2nd edition, Garland Publishing, New York, 2000. – Fig. 7 : Reprinted with permission from *Nature*, 391, p. 174, 1998, Macmillan Magazines Limited. – Fig. 8b : © Éditions scientifiques et médicales Elsevier, 1982. – Fig. 9 : © Lippencott-Raven Publishers, 1998. – Fig. 10 : © Photothèque des musées de la Ville de Paris/Cliché Andréani. – Fig. 11hd : From *Behavioural Pharmacology*, 10 (6-7), © Lippincott Williams & Wilkins. – Fig. 11hg : Reprinted with permission from *Science*, ©1958, American Association for the Advancement of Science. – Fig. 11bg : from *The Biochemical Basis of Neuropharmacology*, fifth edition by Jack Cooper, floyd Bloom and R. Roth, copyright 1970, 1974, 1978, 1982 by Oxford University Press, Inc. Used by permission of Oxford University Press, Inc. – Fig. 12 : Reprinted with permission from Nature Publishing Group, New York, © 1999. – Fig. 13 : © Churchill Livingstone, 1985. – Fig. 14 (1er p.) : Reprinted with permission from *Nature Reviews*, © 2001. – Fig. 14 (2^e p.) : © 1997, National Academy of Sciences, USA – Fig. 14h (3^e p.) : Reprinted with permission from *Nature*, 397, p. 391, 1999, Macmillan Magazines Limited. – Fig. 14 (3^e p.) : Reprinted from *Trends in Biochemical Sciences*, 5, n° 10, 2001, p. 419, with permission from Elsevier Science. – Fig. 15 : By permission of the Oxford University Press, © 1991. – Fig. 16h : Reprinted from *Neuroscience*, 44, n° 3, 1991, p. 521-35, with permission from Elsevier Science. – Fig. 17 : Reprinted with permission from Nature Publishing Group, New York, © 2001. – Fig. 18bd : From *The Journal of Neuroscience*, 8 (11), p. 4049-68, © 1998, Society for Neuroscience. – Fig. 19 : © 1998, National Academy of Sciences, USA. – Fig. 20 : © 1998, National Academy of Sciences, USA. – Fig. 21 : © 1998, National Academy of Sciences, USA. – Fig. 22 : Reprinted from *Neuron*. © 2001, with permission from Elsevier Science. – Fig. 23 : Reprinted with permission from *Nature*, 376 (6541), p. 549-50, 1995, Macmillan Magazines Limited. – Fig. 24 : Reprinted with permission from *Nature*, 401, p. 700, 1999, Macmillan Magazines Limited. – Fig. 25 : From Olivier Houde, Laure Zago, Emmanuel Mellet, Sylvain Moutier, Arlette Pineau, Bernard Mazoyer, Nathalie Tzourio-Mazoyer : « Shifting from the Perceptual Brain to the Logical Brain... » in *Journal of Neuroscience*, 12:5 (September 2000), p. 721-728, © 2000, by the Massachusetts Institute of Technology. – Fig. 26h : © Paris, Éditions du Seuil, 1978 (extrait de *Écrits sur le signe* de C. Peirce). – Fig. 26b : © Paris, Payot, 1916 et Éditions Payot & Rivages, 1995, p. 27 et 99. – Fig. 27h : © PUF, 1994. – Fig. 29h : Reprinted from *Neuron*., 24

(2), M. Dapretto, S. Y. Bookheimer, « Form an content : dissociating syntax and semantics in sentence comprehension », p. 292-3, © 1999 with permission from Elsevier Science. – Fig. 30d : Reprinted from *Experimental Brain Research*, 3, G. Rizzolati, L. Fadia, V. Gallese, L. Fogassi, « Premotor cortex and the recognition of motors actions », p 131-141, © 1996, with permission from Elsevier Science – Fig. 30g : Reprinted from *Experimental Brain Research*, 82, G. Rizzolati, M. Gartilucci, R. M. Camarda, V. Gallex, G. Luppino, M. Matelli, L. Fogassi, « Neurones related to reaching-grasping arm movements in the rostral part of area 6 » (area 6a), p. 337-50, © 1990, with permission from Elsevier Science. – Fig. 32 : Reprinted with permission from *Nature Publishing Group*, New York, © 2001. – Fig. 33, 34 : From D. Cheney & R. Seyfarth, *How monkeys see the world*, © 1984, The University Chicago Press. – Fig. 36b : © Photo RMN-Arnaudet. – Fig. 36b : Reprinted by permission of the publisher from *The Cultural Origins of Human Cognition*, by Michael Tomasello, p. 65, Cambridge, Mass. : Harvard University Press, © 1999, by Michael Tomasello. – Fig. 37 : © Librairie J. Vrin, 1999, (d'après *Idéographie* de G. F. Frege) – Fig. 38 : Reprinted with permission from *Science*, © 2001, American Association for the Advancement of Science. – Fig. 39 : By permission of the Oxford University Press, © 1995. – Fig. 41d : Reproduced from *The Journal of Cell Biology*, 1989, vol. 108 (3), p. 1025-37, by copyright permission of The Rockefeller University Press. – Fig. 41g : In *Physiological Review*, p. 339-68, 75 (2), © The American Physiological Society, 1995. – Fig. 42 : © Academic Press inc. (Elsevier Science). – Fig. 43B : © 1994 National Academy of Sciences, USA. – Fig. 43C : Reprinted with permission from *Science*, © 1999, American Association for the Advancement of Science. – Fig. 44 : © Raven Press, 1989. – Fig. 45h : By permission of the Oxford University Press, © 1995 and of Pr. Dr. Lutz Jäncke and Pr. Steinmetz. – Fig. 45b : From *Cold Spring Harbor Symposia on Quantitative Biology : Proceedings*, 40, p. 321-31, © 1976, Cold Spring Harbor Laboratory. – Fig. 46 : From *Acta Pædiatrica Supplement*, 422, p. 30, © 1997 Taylor & Francis Ltd. – Fig. 47h : From *Biological Cybernetics*, p. 209, 46, © 1983 Springer-Verlag. – Fig. 47g : © Librairie Arthème Fayard, 1983 (extrait de *L'Homme neuronal*, de Jean-Pierre Changeux). – Fig. 47bd : Reprinted from *Journal of Developmental Neuroscience*, 4, n° 5, 1986, p. 415-29, with permission from Elsevier Science. – Fig. 48 : © Paris, Éditions Odile Jacob, 1996. – Fig. 49h : By permission of the Oxford University Press, © 1998, and of Pr. Alexandre Castro-Caldas. – Fig. 50 : Städelsches Kunstinstitut, Frankfurt-am-Main. – Fig. 51 : © Fine Arts Museums of San Francisco, Gift of Mr Peter F. Young, 74.21.9. – Fig. 53 : © cliché Bibliothèque nationale de France, Paris. – Fig. 54 : © Jean Maïa (DR). – Fig. 55 : © musée de Grenoble, et Adagp, Paris, 2002.

訳者あとがき

　本書は Jean-Pierre Changeux, L' Womme de vérité, Édition Odile Jacob, 2002 の全訳である。

　ジャン゠ピエールシャン・ジューの著作は日本語では『分子と記憶』（塚田裕三他訳、同文書院）、『ニューロン人間』（新谷昌宏訳、みすず書房）、『考える物質』（浜名優美訳、産業図書）、『理性と美的快楽』（岩田誠監訳、産業図書）があり、とりわけ『ニューロン人間』が知られている。本書出版後も『科学における真理』（2003）、『遺伝子と文化』（2003）、『啓蒙時代の光と今日』（2005）などの著作がある。私としてはシャンジュー氏の著作の翻訳は『考える物質』『理性と美的快楽』に続いて3冊目ということになる。しかしシャンジュー氏の仕事をきちんと紹介してきたかと自分自身に問いかけてみて、今までの仕事だけでは十分でなかった気がする。今までにも何度もノーベル賞の候補になっているシャンジュー氏の業績は、実は本書によってこそよくわかるので、詳しいことは本書を読んでいただくことにするが、業績の重要な点を紹介しておきたい。

　20年前『ニューロン人間』で世界中の読者を驚かせたのは、意識や思考は物質的なニューロン・ネットワークといくつかの化学的分子に還元できるという主張であった。この衝撃的な主張は物議をかもしたが、今では沈静化している。というのもこの20年間の認知科学の発達には目を見張るものがあり、とりわけ磁気共鳴画像法による研究は脳画像を目に見えるかたちで示すことになったし、かつて別々に動いていたさまざまな学問領域（心理学、哲学、精神分析学、神経生物学、言語学、情報工学、論理学等）を結ぶことになったから

である。その基礎になるのがニューロンとシナプスの問題であって、これは今では意識と思考や言語の出現にとっての必要条件であり、間主観性や社会的相互作用にとっても必要条件となっている。

　原著の裏表紙には次のように書かれている。「意識に必要な神経生物学的プロセスを理解することは、知識の習得の理解のために決定的に重要なステップである。ある人にとって真であると見えるものが、実はほかの人の目には必ずしも真とは限らない。

　嘘をついている人は嘘をついているということを知っているが、そのメッセージを受け取る人は必ずしもそのことを知っているわけではない。真実を語るという能力が人類固有の特徴であるのはどうしてなのか。

　外界の出来事や事物と、私たちの脳の産物である思考の対象、内的な状態のあいだに存在しうる関係とはどのようなものなのか。それが一致するのはどうしてだろうか。それはどのように築かれるのか。それはどのようにして検証されるのか。それはどのように進化するのか。世界の現実に関する私たちの知識は、言葉を通して伝え、批判的な議論に委ねることによってでないとすれば、私たちの知識を世界の現実に適合させることは、いかにして有効なものとすることができるのか。そこに私たちの社会が真理の探究において発達させてきた専門的な活動、つまり科学の起源があるのではないか。

　こうしたことは大問題であり、この大問題に対してジャン＝ピエール・シャンジューは、脳研究の最新のデータをもとにして、本書『真理を求める人間』において新たな光を当てている。」

　ところで、「ヒトとチンパンジーのゲノムの違いは4％ほど。このうち、遺伝情報を示す文字にあたる塩基が一つだけ違うのはゲノム全体の1.23％だった。」これはアメリカのブロード研究所とワシントン大学の研究チームが発表したチンパンジーのゲノム解読の概要の一部である（朝日新聞2005年9月1日による）。ヒトに最も近いと言われるチンパンジーのゲノムが私たちと1.23％しか違わないという確認は、このわずかな差がヒトの特性を作り出しているという点でやはり衝撃的である。この世に存在するすべての動物のなかでもヒトの最大の特性はシャンジュー氏の言うように「嘘をつく」ということであろう。これは特に前頭前野皮質の発達による。前頭前野皮質には認知の部位があり、チンパンジーでは脳の面積の17％であるのに対し、ヒトでは29％と増

加している。

　こうした差異の基礎を分子レベル、ニューロン・ネットワークのレベルなど、生物の構成要素の最も小さい部分の研究から始めて、シャンジュー氏は世界の分子生物学者を驚愕させる発見を行なった。それがアロステリックタンパク質の発見である。これはある分子が特定のある部位に固着すると構造変換を起こして働きをまったく変えるというものである。『偶然と必然』で有名なジャック・モノーの指導のもとで研究していたときの発見である。そのようなミクロのレベルでの基本原理、すなわちアロステリック効果を発見したあと、シャンジュー氏は研究の範囲を次第に広げて、現在では神経生物学者として認知機能の一つである「意識」のレベル、さらにはもっと広く、文化や科学における真理の問題にまで研究範囲を広げてきている。その背景にあるのがヒトの脳のはたらき、すなわち高次機能の基礎となる分子やニューロンであるという「唯物論」である。こうした考え方が生まれるにはシャンジュー氏の哲学的素養の豊かさを挙げることができる。本書にもデカルトを初め、ディドロやコンディヤックのような18世紀の哲学者や現代のバシュラールやサールなどの名前がひんぱんに登場することからも、そのことは十分に推測できるし、2005年に啓蒙時代の哲学者を扱った本を編纂していることも証左の一つとすることができるだろう。

　本書の出版後に受けたあるインタビューでシャンジュー氏は「唯物論」について次のように答えている。「私の唯物論は素朴なものではなく、『学識のある唯物論』です。分子のある試験管を持っていて、その試験管に思考を産み出すように要求するというようなものではありません。そのような見方は私の唯物論のまさに対極にあります。私が説明しているのは、分子がいかにして互いの間で組織化され、細胞を形成するかということです。そしてその細胞が組織化されて、ネットワークを形成し、次にはネットワークのネットワークをいかに形成するかということです。そして次には人間という生物体がいかに組織化されて、一つの文化を創り出すか、また人間を現実のなかで検証し、世界における真理をいかに知るかということです。大事なのは、ニューロンそのものではなく、神経系の組織構造です。」（2002年）

　「意識の神経科学はまだ始まったばかりである」という本書の慎重な言明からもわかるように、シャンジュー氏は思考と真理の生理学の基礎を解明しよう

とする大胆な推論を展開していると言える。神経生物学者シャンジュー氏の仕事の最大の特徴は、理論的な総合と方法論的な慎重さではないだろうか。

その一例として、『テレラマ』に書評を書いたアリアヌ・プーランツアスが言うように、「思考と意識の原理そのものを取り出すことはできなくとも、それらが動員している脳のメカニズムの多様性を同定しようとすることはできる」という確信のもとにシャンジュー氏は議論を進めている。脳は受動的なコンピュータのような器官ではなく、「動機付けがある開放系の自己組織化システム」であり、可塑性を最大の特徴とするのである。

「人間の思考の主要な課題の一つ」として本書序文でシャンジー氏は次のように述べている。「確かに、私たちが持っている科学的なデータはまだ限定されている。にもかかわらず、脳について行なわれている研究と、脳研究の基礎となっている理論的仮説は、少なくとも、思考と真理の生理学の問題を新しい用語で定式化することを可能にしていることには変わらない。」

したがって、本書は、神経科学の最新の研究とその成果を提示し、各種の実験データ（とりわけ最新の磁気共鳴画像法による脳画像）と学際的な知見（言語学や認知心理学も含む）によって著者の唯物論的思考を精緻に展開するものとなっている。

記憶や言語や意識といった脳の高次機能に関心のある一般読者も、あるいは科学における真理の問題という大問題に関心のある専門家や一般読者も、シャンジュー氏の議論から刺激を受けずにはいられないだろう。

終わりに、本書の翻訳について一言記しておく。本書はシャンジュー氏の仕事に深い理解を示した産業図書社長であった江面竹彦氏が生前に企画し、すぐに出版する予定であったものだが、原著刊行からだいぶ時間が経ってしまった。この場を借りて故人のご冥福をお祈りし、お詫びも申し上げるとともに、江面氏の墓前に本書を捧げることにしたい。

翻訳は木村宣子、山本規雄、そして私が担当した。分担は序および第1章から第3章浜名（第1章については一部中山昌紀の協力を得た）、第4章山本、第5章と第6章木村、第7章と第8章山本、そして最後の結論浜名である。訳文の整理・統一は浜名が行なった。原著の注と参考文献は、参照の便宜を考慮してあえて訳さず原文のまま残した。

今回の編集作業では鈴木正昭氏にお世話になった。記して感謝の意を表しておきたい。

2005 年 9 月 13 日

　　　　　　　　　　　　　　　　　　訳者を代表して　　　浜名　優美

人名索引

ア

アインシュタイン　38, 235
アダマール，ジャック　235, 248, 249, 250, 251, 263
アブグラート　→ヒポクラテス
アリストテレス　2, 117, 158, 232, 233, 236
アレクサンダー，S.　135

ウ

ヴィーヴァー，ウォーレン　130
ウィーゼル，トーステン　201, 262
ヴィゴツキー，L.　130
ウィトゲンシュタイン，ルートヴィヒ　49, 50, 61, 117, 118, 142, 149, 256
ウィルソン，ディアドリ　37, 130, 131, 132, 135
ウェルトハイマー，マックス　235
ウェルニッケ　121, 126
ウォーリントン　124
ヴォルテール　10, 38
ウーデ，オリヴィエ　109

エ

エー，アンリ　76, 78, 90
エーヴリー　255
エックルス，ジョン　18, 247
エデルマン，ジェラルド　90
エビングハウス，ヘルマン　104

オ

エンペドクレス　2, 35

オールズ，J　45

カ

カサン，ルネ　243, 268, 270
カッツ，バーナード　247
ガリステル，シャルル　43
ガリレイ　4, 265
ガル，フランツ・ヨーゼフ　32, 120
ガルヴァーニ，ルイジ　13
カルナップ，ルドルフ　38, 253
ガレノス　230
カンギレーム，ジョルジュ　48
カント　30, 32, 74, 109, 233, 234, 235, 248, 272

キ

キャンベル，ドナルド　235
キャンベル，フィリップ　36
キュリー，ピエール　262
キュリー，マリー　262

ク

クーパー，レオン　205
グリーンフィールド，S.　83
クリック，フランシス　21, 91, 255, 262
クレージュ，フィリップ　204, 207
クーン，トマス　236

ケ

ケイ，ポール　222
ケクレ　249
ケルスツベルク，ミシェル　90, 174

コ

コシュランド，D.　238
コッホ，クリストファー　91
コペルニクス　236, 266
ゴールドスタイン，ジョー　262
コンディヤック，エティエンヌ・ボノ・ド　73, 74, 83, 90
コント，オーギュスト　33, 218, 219, 242, 243, 245, 248
コンドルセ　217
コンヌ，アラン　69, 248

サ

サイファース，ロバート　141, 142, 144
サバティーニ，デヴィッド　262
サール，ジョン　73, 90
サン゠ティレール，ジョフロワ　170

シ

ジェームズ，ウィリアム　77
シーナー，イブン　230, 231
シモンドン　269
ジャクソン，ジョン・ヒューリングズ　35, 78, 124, 126
ジャコブ，フランソワ　173, 241, 244, 262
ジャスパー，ハーバート　82, 104
ジャネ，ピエール　84
シャノン，クロード　130
シャリス　124
ジャンヌロー，マルク　140
ジュシック，ピーター　152

ス

スピノザ　3, 41, 218
スペリ，ロジャー　99
スペルベル，ダン　37, 130, 131, 132, 135, 223
スペンサー　74, 90

ソ

ソーンダイク，E. L　42, 43
ソシュール，フェルディナン・ド　117, 118, 120, 121, 123, 124, 132, 141

タ

ダーウィン　35, 42, 61, 74, 232, 237, 265
ダブレット　126
ダランベール　2, 124, 245, 269
ダンシャン，アントワーヌ　204, 207

チ

チーニー，ドロシー　141, 142, 144
チューリング，アラン　68, 172, 174, 181, 206
チョムスキー，ノーム　131, 144, 208

テ

デイヴィドソン，ドナルド　154, 157
ディオスコリデス　230, 231
ティツィアーノ　150
ディドロ　2, 10, 35, 38, 65, 124, 136, 218, 269, 276
ティンベルゲン，ニコラス　43
デカルト　3, 4, 5, 74, 158, 233, 254, 256
デジュリヌ　122
テーヌ，イッポリト　36, 218
デネット，ダニエル　135
デモクリトス　2, 9, 35
デュ・ボワ゠レーモン，エミール　13, 246
デュルケーム，エミール　239, 240, 242

人名索引

ト

ドエーヌ, スタニスラス　65, 90
利根川進　228
トノーニ, ジュリオ　90
トム, ルネ　21
ドラジュ, イヴ　55, 56
ド・レペ神父　211

ナ

ナジェル, トーマス　112
ナッハマンゾーン, デヴィッド　247

ニ

ニュートン　261
ニールセン　51

ハ

バーコヴィッチ　103
バーズ　91
パース, チャールズ・サンダース　117, 118, 120, 121, 123, 124, 142
バートレット　105
バーリン, ブレント　222
バシュラール, ガストン　9, 11, 216
パストゥール　248, 259
ハバーマス, ユルゲン　271
バビンスキー, ジョゼフ　89
パブロフ　25, 42
ハリントン, アン　1
バロン＝コーエン　136
ハンバーガー, ヴィクトール　198, 262

ヒ

ピアジェ, ジャン　70, 149, 235, 236
ビアンキ　128
ピータース, S.　208
ピタゴラス　230
ピッツ　253
ヒポクラテス　231
ヒューベル, デヴィッド　201, 262
ヒューム, デヴィッド　56, 73, 205, 233
ピンカー, スティーブン　188

フ

ブイヨー　120
ブーヴレス, ジャック　270
フォークナー　77
フォントネル　217
ブックハイマー　126
プッサン, ニコラ　76
プトレマイオス　235
プライヤー, ウィルヘルム　198
ブライユ, ルイ　213
ブラウン, マイケル　262
フラゴナール, ジャン・オノレ　44
プラトン　1
プリゴジン, イリヤ　34
ブルデュー, ピエール　214, 248
フレーゲ, ゴットロープ　158, 254
プレマック, デヴィッド　135
フレミング　259
フロイト, ジークムント　50, 84
ブローベル, ギュンター　262
ブロカ　120, 121, 124, 125, 165

ヘ

ベーコン, フランシス　233, 236, 245, 248, 266
ヘッブ, ドナルド　54, 56, 205
ヘラクレイトス　6
ベルグソン, アンリ　3, 25, 34
ヘルダー　41
ベルトロ　9
ベルナール, クロード　18, 21, 39, 218, 245, 246
ヘルバート・ヨハン・フリードリッヒ　83
ヘルムホルツ　246
ベルンシュタイン　246

ホ

ボーア　10
ポパー，カール　36, 235
ポーリング，ライナス　238
ボワイエ，パスカル　240
ポワンカレ，アンリ　235, 248, 250, 251

マ

マカロック　253
マクロード　255
マグーン，H.W.　82
マッカーティ　255
マッカーシー　124
マッハ，エルンスト　233
マティス，アンリ　251
マーラー，ピーター　43, 157, 208

ミ

ミル，ジョン・スチュアート　218

ム

ムンク　84

メ

メイエルソン，イニャス　157, 158
メルセンヌ神父　4
メルソン，リュック＝オリヴィエ　3
メンデル　255
メンデレーエフ　9

モ

モーガン　255
モートン，ジョン　65
モノー，ジャック　23, 36, 173, 235, 238, 262
モルッツィ，G.　82

ヤ

ヤング，J・Z　39

ラ

ラージー，アル　230
ライプニッツ　218
ラヴォアジエ　9
ラカトス　248
ラザフォード　10
ラッセル，バートランド　41, 71
ラマルク，ジャン＝バティスト　35, 39, 74, 90, 232, 236, 237
ラモン・イ・カハル，サンティアゴ　12, 25, 92, 204
ラングレイ，ジョン・ニューポート　19

リ

リクール，ポール　85, 140, 271
リサウアー，ハインリッヒ　50
リゾラッティ，ジャコモ　133, 134
リッツィ，ルイジ　152
リトレ　218
リナス　77
リヒトハイム　121, 122

ル

ルヴォフ，アンドレ　248
ルーズベルト，エレノア　243
ルソー，ジャン＝ジャック　268

レ

レヴィ＝ストロース，クロード　220, 223, 226, 241, 244
レーウィ，オットー　249
レーヴィ＝モンタルチーニ，リタ　202, 262
レルミット，フランソワ　87

ロ

ロイド，ジョフリー　228
ロスコ　76
ロック，ジョン　54, 65, 233

ワ

ワイマン　23, 238
ワトソン, ジェームズ　255, 262

事項索引

あ

アウストラロピテクス 165, 183
アクチン 186
アゴラ 228, 241
アセチルコリン 16, 17, 19, 23, 26, 28, 64, 68, 82, 102, 103, 174, 175, 176, 199, 238, 257
アセチルコリン受容体 16, 69, 83
アミノ酸 259
アメフラシ 206
アルギニン・バソプレッシン受容体 187
アルゴリズム 30
アルファベット 123, 124
アレクサンドリア図書館 233, 245
アロステリック 69
アロステリックタンパク質 21, 22, 173, 174
アロステリック特性 103, 222
暗点 84
アンフェタミン 47

い

イオン 13, 15
イオンチャネル 16, 17, 20, 21, 23, 69, 102, 186, 238, 239, 257
意識 36, 73, 74, 75, 76, 77, 78, 82, 83, 90, 102, 109, 128, 156, 196, 245, 252, 276
意識の起源 73, 75
意識の作業空間 78, 90
意識の発達 112, 113
意識領野 76
一次視覚野 192, 213
一次聴覚野 127
一卵生双生児 192, 193
遺伝子 12, 20, 161, 162, 165, 169, 188, 191
遺伝子イベント 167, 170, 189
遺伝子型 62
遺伝子の膜 162, 203, 208, 214
遺伝子発現 37, 161, 169, 171, 174, 176, 177, 179, 180, 183, 189
意図 132
意味 49, 116, 126
意味論 50, 129
意味論的点火現象 84
意味論的ネットワーク 52
意味論の神経的基盤 43
インターネット 124

う

ウィスコンシン・カード・ソーティング・テスト 66, 67, 98, 103, 156, 252
ウェルニッケ野 127, 165
運動神経 174
運動神経終板 174
運動前野 98
運動ニューロン 198

え

エキソン　163
X染色体脆弱　184
エフリン　186, 195
絵文字　224
塩化物　13

お

Orthodenticle遺伝子　168
オピオイドペプチド　186
オペロン説　263
オランウータン　165

か

回帰的意識　111
階層構造　30
外側紡錘状回　54
概念中枢　121, 123
海馬　105, 107
海馬傍回　98
開放系　33, 34
解剖学　36
カエル　169
顔認識　71
科学　9
科学共同体　262, 265
化学シナプス　16
化学信号　18
科学倫理国際諮問委員会　272
鍵　20
学習　64, 70, 252
学習行動　42
学習本能　43, 157
覚醒状態　56
カスパーゼ　198
下側頭皮質　107
可塑性　29
活動電位　13, 25
下頭頂　98

可変性　62
可変性の定理　207, 208
カリウム　13
カリウムイオン　17
カルシウム　13
カルシトニン関連タンパク（CGRP）　28
渇き　43, 44, 45
感覚運動野　63
感覚器官　79
眼窩前頭皮質　48
還元主義　255
還元主義的なアプローチ　38
感性　30, 32
広東語　209
観念　41
ガンマアミノ酸（GABA）　20, 102, 206
顔面刺激　189
関与特性　37

き

キイロショウジョウバエ　162
記憶　34, 105, 107
利き手の違い　193
記号　117
記号内容［シニフィエ］　118, 120, 122, 123, 141, 146, 152, 153
記号表現［シニフィアン］　118, 120, 122, 123, 141, 146, 152, 153
記号論　117
キナーゼ　179
機能　11, 36, 39
機能局在　32
機能主義　207
機能的磁気共鳴画像法　192
帰納法　233
基本文化表象　223
逆説睡眠　79, 81, 82, 104
境界　174
境界の形成　176

器用仕事　226, 244
ギリシャ神話　227
筋萎縮性側索硬化症　185
筋繊維　174, 177, 199
禁断症状　47
筋肉　18
筋肉繊維　167

く

偶然　259
クオリア　75, 76, 116
グリア　12
グリア細胞　13
グルタマート　102, 199
グルタマート受容体　205
グルタミン酸受容体　70
クロイツフェルト・ヤコブ病　185

け

警戒　102
警戒音声　144, 145
経験主義　65
芸術活動　275
形態形成　171, 174
形態形成素（モルフォゲン）　172, 177, 183
ゲノム　162, 163, 167, 171, 177, 179, 184, 206, 215, 216
幻覚　104
研究の自由　243
言語［ラング］　31, 41, 117, 120, 214, 253, 254, 255, 275
言語学　37, 130
言語活動［ランガージュ］　120, 124, 125
言語コミュニケーション　130, 135
言語の学習　209
言語の恣意性　222
言語の多様性　116, 123
言語野　193
原子　10
言表　125

こ

高温超電導　18
交感神経節　199
恒常系　39
構成主義　65
構造　36
後側頭葉　52
酵素の嚢　21
抗体　238
口蹄疫　258
勾配　176, 177
後発生説　35, 42, 65
後発生的　191
後発生的仮説　192
後発生的可塑性　124
後発生的規則　155, 156, 157, 159, 214, 250
後発生的進化　36
後部帯状回皮質　98
興奮性ニューロン　79, 205, 206
酵母　162, 163, 181, 185
コカイン　45, 46, 47
黒質　26
心の理論　111, 112, 135, 136, 138, 139, 140, 216, 225
後シナプスニューロン　62
悟性　30, 32
骨格筋繊維　174
骨相学　120
コード　130, 131
ことば遊び　61
コミュニケーション　118, 130, 131
ゴリラ　165
コリン作動性ニューロン　103
コンテクスト　125, 130, 152

さ

再帰的意識　136, 149
最小意識　111, 112

situs inversus（内臓逆位）遺伝子　171, 184
細胞　11
細胞骨格　21, 23, 27
細胞死　198, 199
細胞集合体　54
細胞体　21, 23
細胞板　183
細胞膜　13
作業記憶　66
作業空間　11
左右非対称　171, 184
サリーとアンの課題　136, 137, 138
サル　112, 183
散逸構造　34, 39

し

恣意的　117, 120, 123, 141, 153
視覚　31
視覚色素　167
視覚システム　30
自覚症欠如　89, 99
視覚認識　51
視覚皮質　54, 56, 60, 196, 201
視覚領第32野　30, 33
磁気共鳴画像法　1, 32, 48, 50, 51, 52, 71, 91, 99, 100, 104, 105, 109, 126, 138, 258, 263
軸索　12, 21, 23, 29, 82, 91
指向対象　120
自己言及性　125
自己刺激　43, 45, 47
自己組織化　34
自己組織化システム　33
視床　79, 98, 99
視床核　81
視床ニューロン　81, 83, 93
自然科学　256
自然淘汰　35, 42
失語症　121, 125, 126

失読症　188
失認証　50, 121
失明　187
自動機械　234
シナプス　12, 16, 18, 20, 21, 27, 64, 68, 171, 177, 193, 199, 202, 205, 207, 249
シナプス効率　205
シナプスの形成　195, 196
シナプスの選択的安定化　148, 200, 204, 213
シビレエイ　16
自閉症　138
死亡率　267
シャルコー・マリー・ツース病　185
習得的モデル　239, 256
樹状突起　12, 21, 23, 29, 193, 201, 202
受精卵　168
種の進化　15
受容体（レセプター）　17, 19, 21, 27, 179
手話　213
使用行動　87
ショウジョウバエ　165, 167, 168, 169, 174, 177, 178, 184, 195
常染色体優性てんかん　103
情緒障害　78
上側頭　98
上側頭溝　54
小胞　195
情報科学　130
情報工学　259
徐波睡眠　81
シロイヌナズナ *Arabidopsis*　162, 165
進化　36, 39, 113, 163, 170, 190, 203
真核生物　163
神経　18
神経インパルス　13, 15, 207, 254
神経科学　3, 10, 25, 75, 78, 117, 246, 252
神経芽細胞　169, 182, 183
神経管　169, 183, 195

神経基板　113
神経筋接合　199
神経系　39, 170, 182, 183, 186, 198, 199, 205
神経細胞　12, 13, 18, 19, 23, 25, 29, 140
神経社会学　227
神経修飾物質　102
神経信号　15
神経心理学　52, 125
神経成長因子　202
神経生物学　50, 249
神経節　182, 183
神経繊維　13
神経的基盤　89, 90
神経伝達物質　16, 19, 20, 21, 23, 27, 28, 47, 82, 256, 257, 258
神経胚形成　182
神経板　182
神経ペプチド　20, 28
人工知能　130
新生児　78, 109, 147, 148, 150, 189, 190
心的対象　49, 62, 109, 245, 254
心的表象　111, 128, 225
信念　41
真の観念　41
真理　1, 2, 3, 161, 230
心理的時間　18
真理の探究　39, 217, 219, 262, 264
神話　240
神話的思考　225, 240, 242

す

睡眠　102
推論的コミュニケーション　133, 134, 135, 140, 146, 149, 152
数学　230, 232
ストループ課題　86, 91, 96, 97, 100, 103, 109
スペクトリン　186
スペクトル特性　222

Slitタンパク質　195

せ

生化学　246
精神的報酬　45
精神的盲目　50
精神分析　83
生存競争　35
成長遺伝子　171, 172, 174, 177, 182, 183, 191, 195
青斑核　102
生物科学　73
生物物理学　252
生理学　2
脊椎動物　32, 168, 170, 182, 183, 186
セロトニン　82, 102
線条体　48
選択　64, 219
選択的安定化　209, 211
選択的モデル　256, 257
選択論的メカニズム　239
線虫 *Caenorhabiditis*　12, 162, 163, 171, 181, 186
先天性盲目　187
前頭前野　85, 88, 98, 100, 101, 103
前頭前野外背側皮質　98
前頭前野背側皮質　100
前頭前野皮質　30, 45, 49, 87, 90, 91, 98, 104, 105, 107, 112, 127, 128, 133, 138, 140, 149, 185, 196, 253
前頭前野腹側皮質　86
前頭葉　32, 101, 165
前頭葉（の）損傷　87, 88, 252
前頭葉皮質　66, 128
前部帯状回皮質　89, 99, 100
前－表象　61, 62, 63, 64, 77, 93, 107, 131, 132, 154

そ

創発　216

ゾウリムシ　39
側坐核　45, 49
側頭皮質　54
側頭葉平面　193, 194

た

第一次感覚領野　60
第一次視覚野　84
胎児　147
対象認識　51
対象認識障害　50
体性感覚野　89
ダイナマイト　268
大脳の損傷　125
大脳皮質　15, 30, 31, 60, 78, 79, 81, 82, 84, 91, 92, 183, 187, 193, 195, 196, 198, 222
大脳辺縁系　47
ダーウィン的なモデル　257
タコ　182
多細胞生物　162
ダルトン先天性色盲患者　188
短期記憶　206
単婚　188
単細胞生物　162
タンパク質　20, 21, 23, 69, 162, 186, 235, 237, 238, 257, 259
タンパク質チャネル　15, 18

ち

遅延反応　54, 56
遅延反応課題　66, 90, 108, 109, 111, 112, 149
知覚能力　147
知識　41, 43, 48, 71, 75, 113, 115, 128, 217, 219, 224, 225, 230, 243, 244, 256, 262, 266, 269, 275, 276
知識の獲得　214, 215
知識の進歩　261
知識のニューロン的表象　43

知識の有効性　42
知識欲　41
注意　102
中華料理店シンドローム　199
中枢神経系　162, 174, 187, 247
中側頭回　54
中脳　45, 48, 49
チューブリン　21, 25
中紡錘状回　54
チューリングモデル　171
聴覚イメージ　120
聴覚イメージ中枢　123
長期記憶　77, 83, 91, 95, 107, 140, 206, 248, 254
チンパンジー　112, 165, 183, 184, 189, 196

て

DNA　162, 163, 165, 167, 173, 266
DNAの二重らせん構造　259
DNAの発見　255
テイ・サックス病　184
哲学　2, 9
デュシエンヌ筋ジストロフィー　184
てんかん　78, 81, 198, 229
電気インパルス　25
電気シナプス　18
電気生理学　246, 263
点字　213
転写　167, 173
転写因子　21, 173, 174, 176. 177, 179, 181, 183, 215, 256
天文学　232

と

動機付け　33, 34, 43, 44, 47, 64, 91
統合失調症　104, 115, 138
統辞法　124, 125, 126, 128, 129
投射的様式　248
淘汰　36

事項索引　353

頭頂皮質　54
頭頂葉　165
ドーパミン　45, 47, 48, 64, 68, 240
ドーパミン性ニューロン　26, 45, 48, 49, 103
突然変異　168, 199
突然変異遺伝子　203
トップダウン　32, 33, 93

な

内的感情　39, 74, 90
ナトリウム　13
ナメクジウオAmphioxus　163
ナルコレプシー　102
喃語　190, 209

に

ニコチン　26, 45, 46, 69
ニコチン受容体　103
二次視覚野　213
二次聴覚野　127
日本語　209
乳酸デヒドロゲナーゼ　23
ニューレグリン　186
ニューロン　12, 13, 16, 18, 20, 21, 27, 29, 38, 45, 48, 54, 55, 60, 64, 65, 68, 70, 74, 76, 77, 79, 82, 89, 91, 95, 99, 100, 105, 121, 127, 128, 140, 149, 155, 163, 171, 183, 193, 196, 202, 207, 216, 249
ニューロン自我　109, 236
ニューロン的表象　52
ニューロン・ネットワーク　13, 18, 23, 29, 30, 34, 36, 37, 41, 62, 64, 65, 66, 71, 75, 111, 116, 118, 124, 128, 153, 156, 186, 188, 208, 253
ニューロン放電　56
認識　73
認識障害　51
認知　252
認知科学　1, 207, 219
認知学習　43
認知課題　71, 78, 91, 98, 252
認知機能　31, 196, 207
認知ゲーム　68
認知作用　32, 41, 43, 44, 61, 63, 71, 115, 145, 148, 149, 226, 240, 250
認知神経科学　72, 227, 253
認知心理学　72
認知モジュール　11

ぬ

沼スズメ　208

ね

ネアンデルタール人　240
ネットワーク　10, 11, 38, 39

の

脳　12, 15, 20, 29, 34, 36, 39, 41, 275, 276
脳幹　45, 48, 82, 83, 102
脳の可塑性　27, 123
脳の可変性　192, 258
脳の高次機能　10, 38
脳の進化　161, 166
脳波計　13
脳波検査　79
脳梁　89, 91, 99, 211
ノルアドレナリン　82
ノルエピネフリン　102

は

胚　26, 198
胚成長　167, 191, 195
背側前頭皮質　48
胚の形態　171
胚の形態形成　176
胚のデカルト座標　168
バイリンガル　209, 210
ハウスキーピングタンパク質　163, 167
ハエ　162, 169, 181, 186

バクテリア 39, 173
ハツカネズミ 162, 165, 167, 168, 169, 171, 178, 183, 184, 198, 202, 203, 206
ハヌノオ族 221
ハビトゥス 214, 248
ハロタン 102
反省的意識 111, 157

ひ

比較心理学 36, 42
比較分子発生学 169
光受容細胞 222
皮質視床ニューロン 82
皮質ニューロン 93
左利き 193
左大脳半球優位 193
ヒト 12, 112, 162, 165, 167, 171, 182, 183, 184, 191, 196, 209
ヒトゲノム 1, 113, 164, 167, 172, 186, 189, 195, 260, 275
ヒトゲノムの配列決定 161
ヒトの脳 161, 192, 214, 216
ヒドラ 172, 174
ヒナ鶏 167
ヒポクラテス学派 228, 229, 230
ヒポクレチン 102
表現型 38, 61
表象 49, 76, 116, 117
ピラミッド細胞 91

ふ

フェルマーの定理 251, 265
副腎白質ジストロフィー 185
腹側運動前野 133, 134
腹側前頭皮質 48
腹側被蓋領野 26
普遍性 123
フランス語 209
プリオン 258
プルキンエ細胞 199

ブロカ野 120, 126, 127, 134, 210
プロテオグリカン 186
ブロードマン野 192
プロポフォル 102
文化的進化 215, 227
分子 10, 11
分子遺伝学 167
分子振動計 25, 26
分子生物学 161, 246, 252
分子スイッチ 20, 177
分子の錠前 20
分子モーター 21, 25

へ

平均寿命 267
米国実験生物学会連合 261
平野ハタネズミ 187
ペニシリン 259
ペプチド 19, 187
ヘモグロビン 167
変異 35, 36, 219
扁桃体 47

ほ

報酬 42, 43, 47, 49, 64, 91, 95, 102, 107, 145, 148, 206
報酬システム 66
報酬ニューロン 46
報酬の先取り 48, 49, 70
報酬の分配 141, 145, 150, 152
報酬(の)メカニズム 45, 240
ホスファターゼ 179
保存 219
ボトムアップ 30, 33, 93
哺乳類 165
ホメオスタシス 21, 184
ホメオティック HOX遺伝子 168
ホモ・サピエンス 165, 183
ホモ・サピエンス・サピエンス 123, 189
ポリメラーゼ 173

ま

マカクサル 31, 32, 112
マグネシウム・イオン 70
間違いの処理 43, 48, 49
マヤ族 221

み

ミエリン鞘 186
ミオシン 167
右利き 193
ミジンコ 193
ミューラー細胞 193
ミラーニューロン 133, 134, 135, 140

む

無意識 248
ムスカリン性拮抗剤 103
無脊椎動物 170, 182, 183, 184, 186

め

メッセージ 130
免疫グロブリン 238
メンデルの法則 255

も

網膜 30, 32, 71, 187, 201, 222
盲目視 84
網様体 82, 86, 99
網様体ニューロン 82
文字 123
モジュール 32
モルヒネ 45
モルフォゲン →形態形成素
文盲 211, 212

や

薬物依存 43, 45
薬用植物 221
ヤツメウナギ 183
山ハタネズミ 187

ゆ

唯物論 9

よ

抑制性ニューロン 15, 79, 205, 206

ら

ラマルク的なモデル 257

り

理解 127
リガンド 238
理性 30, 32
リボ核酸（RNA） 167
倫理 272, 275

る

類人猿 12
ルイセンコ学説 266

れ

レチノイン酸 23
lefty遺伝子 171, 184
連合主義心理学 42

ろ

ロドプシン 167, 186
ロンドン塔テスト 66, 69, 98, 156

<訳者略歴>

浜名優美（はまな・まさみ）
1947年　群馬県生まれ
1977年　早稲田大学文学研究科フランス文学専攻博士後期課程満期退学
1991年　南山大学文学部教授
2000年　同大学総合政策学部教授
主な著書：『ブローデル「地中海」入門』（藤原書店、2000）、主な訳書、ブローデル『地中海』（全5巻、藤原書店、1991－95）、シャンジュー、コンヌ『考える物質』（産業図書、1991）ほか多数。

木村宣子（きむら・のぶこ）
1979年　南山大学文学部卒業
現　在　翻訳家
主な訳書：シャンジュー『理性と美的快楽』（産業図書、1999）

山本規雄（やまもと・のりお）
1967年、東京生まれ。出版社勤めなどを経て、2002年に有限会社ことふねを設立、編集・翻訳業。訳書にボワルドン他『世界は希望に満ちている──「友情と博愛」を紡ぐ23のストーリー』（共訳、2004、バジリコ）、ヴィヴィオルカ『娘と話すアウシュヴィッツってなに？』（2004、現代企画室）など。

真理を求める人間
──アロステリックタンパク質の発見から認知神経科学へ──

2005年11月30日　初　版

著　者　ジャン＝ピエール・シャンジュー
訳　者　浜名優美
　　　　木村宣子
　　　　山本規雄
発行者　飯塚尚彦
発行所　産業図書株式会社
　　　　〒102-0072 東京都千代田区飯田橋2-11-3
　　　　電　話 03（3261）7821（代）
　　　　FAX 03（3239）2178
　　　　http://www.san-to.co.jp
装　幀　戸田ツトム

平河工業社・小高製本工業

Masami Hamana
©Nobuko Kimura　2005
Norio Yamamoto
ISBN 4-7828-0156-4 C3045

考える物質	J.-P. シャンジュー，A. コンヌ 浜名優美訳	2730 円
理性と美的快楽 感性のニューロサイエンス	J.-P. シャンジュー 岩田誠監訳	2415 円
倫理は自然の中に根拠をもつか	J.-P. シャンジュー監修　M. キルシュ編 松浦俊輔訳	3780 円
デカルトなんかいらない？ カオスから人工知能まで，現代科学をめぐる 20 の対話	G. ペシス–パステルナーク (J.-P. シャンジュー他) 松浦俊輔訳	3360 円
ビジョン 視覚の計算理論と脳内表現	D. マー 乾敏郎，安藤広志訳	4410 円
神経回路網の数理 脳の情報処理様式	甘利俊一	4200 円
脳の計算理論	川人光男	5775 円
認知哲学 脳科学から心の哲学へ	P. M. チャーチランド 信原幸弘，宮島昭二訳	5145 円
認知の微視的構造 哲学，認知科学，PDP モデル	A. クラーク 野家伸也，佐藤英明訳	4725 円
心の階梯	A. スコット 伊藤源石訳	3150 円
心の社会	M. ミンスキー 安西祐一郎訳	4515 円
文化インフォマティックス 遺伝子・人種・言語	L. L. キャヴァリ＝スフォルツア 赤木昭夫訳	2940 円
遺伝的アルゴリズム①−④	北野宏明編	①② 4305 円　③ 4515 円　④ 5040 円
クローン，是か非か	M. C. ナスバウム，C. R. サンスタイン編 中村桂子，渡会圭子訳	2940 円
若々しい脳を保つ 老化制御と分子生物学	L. ホエーリー 赤木昭夫訳	2520 円
生命をみる 分子と生命の化学	P. ボール 赤木昭夫訳	2100 円
ダーウィン文化論 科学としてのミーム	R. アンジェ編 佐倉統，巌谷薫，鈴木崇史，坪井りん訳	3780 円
進化遺伝学	J. メイナード＝スミス 巌佐庸，原田祐子訳	5670 円
進化とゲーム理論 闘争の論理	J. メイナード＝スミス 寺本英，梯正之訳	3675 円
生物の社会進化	R. トリヴァース 中嶋康裕，福井康雄，原田泰志訳	6510 円

価格は税別